中　華
現代外科學全書

第　一　冊

基　本　外　科　學

林　天　祐　主　編

臺灣商務印書館發行

中　華
現代外科學全書

總主編　　林天祐

編　輯　委　員

林　天　祐	鄧　述　微	盧　光　舜
許　書　劍	施　純　仁	謝　有　福
洪　啓　仁	李　俊　仁	趙　繼　慶
耿　殿　棟		

中　華
現代外科學全書
總　目

序　言

這部外科學全書，是王雲五先生的科技大學叢書之一部。在國立臺灣大學醫學院病理科前主任葉曙教授的策動之下，組成編輯委員會，承各編輯委員的努力及各領域的權威著者羣共同執筆，乃告完成。

西洋醫學的中文醫學書籍，過去並非沒有；但是幾乎皆爲外語書的翻譯本。第二次世界大戰以後，近代外科學突飛猛進。順此潮流，我國的外科學，也在各領域的專家們努力之下，已達國際水準，且在某些方面，甚至有領先之處。因此，我們感覺到編輯本書的時機已經成熟，而且亦有其必要性。承蒙一百一十七位權威者的協助，終於完成了這部中華現代外科學全書。

本書的最大特色，乃是各領域的作者們，以親身的經驗與資料，作爲執筆基礎，並網羅了最新的知識，誠可作爲醫學生或各專家的參考。因爲這部外科學全書，是我國醫學人士首次寫成的中文醫書，爲了避免醫學用語的混亂，編輯委員會曾克服了種種困難，致力於統一。雖然如此，未達理想之處仍多，希望今後隨時修改之。

這部外科全書，共有十二冊，第一冊爲基本外科學（林天祐主編），第二冊痲醉學（趙繼慶主編），第三冊腦神經外科學（施純仁主編），第四冊胸部外科學（乾光宇主編），第五冊心臟、血管外科學（洪啓仁主編），第六冊一般外科學（上）（林天祐主編），第七冊一般外科學（中）（許書劍主編），第八冊一般外科學（下）（林天祐主編），第九冊骨科學（鄧述微主編），第十冊整形外科學（金毓鴻主編），第十一冊泌尿科學（謝有福主編），第十二冊臟器移植

學（李俊仁主編）。

　　由於今天一般科學、基礎醫學日新月異，進步神速；以此爲基礎的外科醫學，在未來，亦必有更驚人之發展。我們將隨時適應時代的改進與需要而予修訂。務使這本外科學全書，臻於充實而完美。

　　最後，謹向此次執筆、提供本身珍貴資料、使這部中華外科學全書，得以順利誕生的各位作者們敬致最深的謝意。

總主編　林　天　祐

70年 7 月15日

執筆者簡歷

林 天 祐　國立臺灣大學醫學院及附設醫院外科前教授
　　　　　　及主任

陳 楷 模　國立臺灣大學醫學院及附設醫院外科教授

郭 宗 波　私立高雄醫學院外科教授

陳 昱 瑞　長庚紀念醫院外科主治醫師

蔡 裕 銓　長庚紀念醫院外科主治醫師

陳 維 昭　國立臺灣大學醫學院及附設醫院外科副教授

陳 敏 夫　長庚紀念醫院外科主任

李 俊 仁　國立臺灣大學醫學院及附設醫院外科教授

劉 禎 輝　國立臺灣大學醫學院及附設醫院內科教授，
　　　　　　實驗診斷科主任

陳 秋 江　國立臺灣大學醫學院及附設醫院外科教授

朱 樹 勳　國立臺灣大學醫學院及附設醫院外科教授

盧 光 舜　國防醫學院教授、榮民總醫院外科部主任

張 寬 敏　私立臺北醫學院外科教授

「基本外科學」內容提要

本書乃中華現代外科全書之首冊，內容除了介紹外科發展史，並著述有關外科最基本的知識。

從事外科，首應瞭解損傷之原因，創傷癒合過程及治療原則，與感染之原因、症狀及治療等，此乃自古至今所謂外科離不開損傷，損傷又不能離開感染問題的道理。如果損傷大而又複雜，難免會引起大出血，導致液體的損失，電解質的不平衡，而發生休克，甚至死亡。如何進一步探討這些複雜性之大損傷，包括外來性或人為性的（如手術）所引起的人體病態、生理變化，及如何施予治療等，是為現代外科學所應極切認識，且不可忽視的課題。鑑此，我們將這些問題詳述於第2、3、4章及第8、9、10、11章中。

作為一個外科醫師必須徹底瞭解創傷、感染及其生理變化及補救辦法後，方能作進一步人為的用刀去施予各種外科手術治療。雖然，外科手術的對象很多且異，但總離不開各種創傷、感染、腫瘤、畸型及幾種寄生蟲疾病等範疇，在詳細瞭解發生於各臟器的外科疾病之前，本書僅先將有關外科疾病的概況、診斷及其治療法則，分述於第2、3、4、5、6、7章，藉供讀者有所認識。

外科醫師最後的使命，乃為外科手術，而外科手術技巧，隨著各基礎科學的進步，愈來愈複雜，術者也必須愈大膽去嘗試，亦即所謂要「膽大心細」。綜觀，外科手術的基本概念，不外乎，如何使病人不痛、不出血、不發炎、不發生休克等種種安全措施。關於「無痛」的問題已詳述於本全書第二冊痳醉學中，本冊不再贅及。至有關消

毒、手術的基本法則，及手術後病人與創傷的管理，則詳述於本書第12、13、14章中。

總之，本書除了著述外科發展史，還概括地論述外科不可或缺之最基本理論與臨床知識。醫學的進步，日新月異，本書將本著「力爭上游，不進則退」的格言，不斷的吸取新知，充實內容，精益求精，務求止於至善。

最後，希望本書能成為學生們喜愛的良伴，並對醫學教育略盡棉薄。

主編　林天祐

中華現代外科學全書〔第一冊〕

基本外科學　　目錄

第 一 章

外 科 發 展 史　　林天祐

　　「外科」一語，乃出自中國。如今韓國、日本也使用「外科」之
語。這是紀元 710 年左右，中國的「外科精要」、「外科精義」經由
韓國傳至日本而沿用至今的。當時「外科」一語，如文字本身，「外」
卽指處理身體外表的疾病，亦卽治療創傷、疔、癰等炎性疾病及表體
腫瘤而言。此「外」之「科」的外科，未料竟與西洋醫學的外科的語
源意義相同，實爲一趣。西洋醫學用語的「外科」：Chirurgie（法
語）、Chirurgy（德語）、Chiruigia（拉丁語）、Cirugia（西班牙
語）、Chirurgica（義大利語）、Surgery（美、英語），皆由西洋醫
學發源地希臘語中的 Cheirourgia 演變而來。在希臘語中, Cheir（手）
＋ergon（作業、工作），亦卽其意爲「手的工作」。此與中國的「外
之科」意義略同。今天的外科，卽現代外科，已非早期外表手的工
作，而已深及內部的腹胸部內臟、腦、心臟等手術，但是依然稱之爲
「外科」，「Surgery」、「Chirurgie」無所改變。

　　「外之科」、「手的工作」乃指原始時代，人類馳騁於山野之間，
以狩獵爲生，受了傷，爲了止血和治傷時所作的種種處置而言。當時
在無意識之中，覆以泥土、草、樹葉等等作爲治療處置。有的因而受
到感染而死亡，有的中了不自知的毒草而死，但亦有因而獲得止血的
效果，使創傷很快的治癒。或痲痺疼痛而使疼痛消失，從這些無意識
的經驗中，經過幾千年的累積，漸漸地認識到其有效性和有毒性之區

〔 1 〕

別。這便是經驗醫學的萌芽。 在文明較早開化的米索布達米亞、 埃及、印度、中國，早於紀元前五千年的上古時候已經有所存在了。

人類自古以來，對於無法應付之事情與疾病，常常求助於超自然之力。在原始時代，就已有魔法及祈禱，而更有了司此職務的人物，專爲病人驅邪祈禱。這種所謂的巫醫，在西洋、非洲土人、中國皆曾出現過。其中當然也有用手來醫治外表疾病者，這可謂爲最早的外科醫生。這些巫醫的工作，隨着宗教的發展，漸以轉向僧侶，米索布達米亞和古代埃及便產生了所謂的僧醫 (Priester-arzt)。

但在外科面貌上，雖同樣是處理外表的 ┕手的工作┑，中國與西洋的發展史卻有多少相異之處。在中國民間產生了所謂 ┕大夫┑ 的行醫者，像創傷、出血、骨折、脫臼、感染等， 都由身懷功夫的人來醫治。如今，在小城鎮，依然可見到 ┕跌打損傷┑ 的招牌。有中國功夫的人仍然像昔日做着舊式外科，而延用其名至今。西洋方面，僧醫逐漸地走向內科方面，外科治療就交由僧醫以外地位較低的治療師來做。一一六四年，奉羅馬教會之命，理髮師可兼作外科手術。在軍隊中有所謂的軍醫，除了綁縛創傷之外，也爲兵士理髮。這種理髮師的外科工作，其後繼續五百八十一年，到一七三一年法國設立 ┕皇家外科專門學校┑ (Acadèmie Royalc de Chirurgie) 之後，直到一七四五年才有了專門的外科醫生。

保守的英國，至今外科醫生仍不稱 Dr. (Dr. (專指內科醫生)，而稱之爲 Mr. 。今天的理髮店仍延用昔日的紅白繃帶的獨特標幟豎於門前，乃緣於此。

這種從原始時代無意識中得來的經驗，隨着年代的增加，漸漸地經驗豐富了，由於文明的演進，也出現了使用種種技術的智者。尤其上古時期的印度、埃及、中國都相當發達。自從發明以火鑄造金屬之

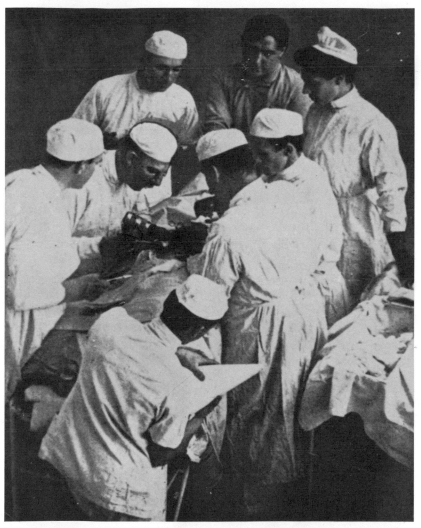

圖 1-1　1877年代的外科手術，雖然穿有手術衣，戴上帽子，但未配
　　　　戴口罩，消毒方面尚未臻標準。

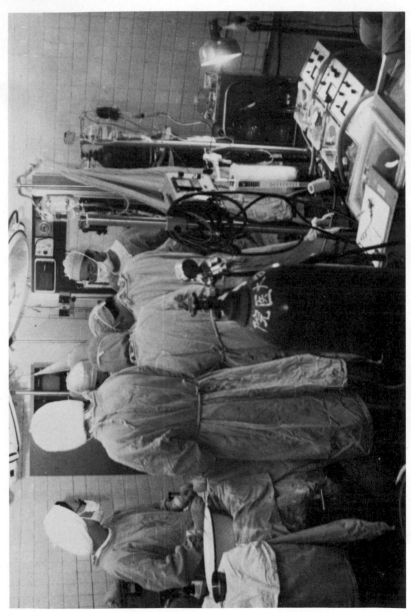

圖 1-2　現代的手術情形（台大開心手術）

後，便由石器時代的外科用器具的雛形製造了手術刀、針等。尤其紀元前十至五世紀印度的造鼻術、中國宦官的男子去勢術等都極爲有名。歷經各種經驗的醫術，其後漸次集成，愈來愈豐富，不過到此依然止於經驗醫術而已。而除此經驗醫術以外，再注重實驗、觀察以及記載的科學方法，把醫學建立成學問性的系統，則始於紀元前五世紀希臘的 Hippocrates。然而截至十五世紀，在中世紀黑暗時代籠罩之下，醫學並未有何躍進。只有在西元二百年左右，羅馬的 Galenus就外科創傷的治療過程，作了精密的觀察與記錄，傳至後世。同一時期，後漢末年的華陀，以麻沸湯（曼陀羅華）使全身在麻醉的狀態下進行手術。兩位皆爲著名的名醫。

現代醫學的萌芽乃自十五世紀的後半葉、文藝復興時代以後。Hippocrates 的實驗、觀察、記載教導（希坡克拉狄斯全典 Corpus Hippocraticum），隨着文藝復興精神活動的復興，雖說還是在理髮師兼外科醫生的時代，活潑地開始實踐了。其中重要成就，首推人體解剖。向來是以動物解剖來類推人體構造，而 A. Vesalius （1514～1564）在義大利的巴德瓦大學正式作人體解剖，一五四三年首次出版劃時代的人體解剖書，對外科發展有很大的貢獻。其二，爲外科器具的發明。法國的 Ambroise Parè （1510～1590）以重新精製血管鉗子開創結紮止血法，取代了一向所用切斷四肢等的燒灼止血法。到十七世紀，基礎醫學更加躍進，尤其是英國的 William Harvey （1578～1657），證明了血液乃從心臟通過動脈，再經由靜脈回到心臟的事實，奠定人體血液循環生理的基礎。一六○八年荷蘭的 Janssen 父子發明顯微鏡。隨後一六六五年 R. Hook 開拓了組織學。一七二八～一七九三年間英國的 John Hunter 就創傷治療，記錄了一次痙癒、發炎、化膿、血管新生、肉芽、潰瘍、瘢痕形成等以後，從此很多優

(3) 出血的抑制與體液的調整

從古代便以壓迫、緊縛、冷卻及燒灼來止血。但這些方法，僅對表面性的出血有效。對深部出血的抑制，並非如此容易。如今由於現代化電氣燒灼器的運用，使手術簡單化。但深部的止血及複雜的手術皆由前述 Parè 所發明的止血鉗子及結紮法才得到成功。此外，對於手術及外傷的出血，體液消失、體液調整絕對有其必要。一八七九年 Kronecker 和 Sander 以 0.6％食鹽水做爲血液之代用品，一八八六年 Landerer 以 0.7％食鹽水混入 3—5％的葡萄糖使用，當然對於大出血及大手術的體液而言，未必眞的有效，但總而言之，十九世紀已突破了阻礙外科學進步的厚壁。一八六九年 Gustar Simon 做了腎摘出，一八八一年 Theodor Billroth 因幽門癌而作胃切除，同年 A. Wolfler 作胃腸吻合術，一八八二年 Carl Langenbuch 施以膽囊摘取術。外科學除了一般外科之外，更分婦產科學、眼科學、耳鼻咽喉科學、骨科學、泌尿科學等專科。一八七二年第一屆德國外科學會在柏林召開，近代外科的基礎於焉乃告完成。

然而若體液不合理調整，就無法克服大手術中大量流血，自然會使手術後果惡化。解決此一問題而使今日的嚴重外傷治療及大手術變成可能者，乃是一九〇一年 K. Landsteiner 發現血型之後的功績。從此，一九一四年第一次世界大戰期間，用加有枸櫞酸鈉的血液，用於戰場的傷患輸血，具有相當的效果，進而發展成今日的血庫。

不過二十世紀的外科能有今日所見之規模：手術死亡率遞減，診斷技術大爲進步，尤其是腦的深部及心、肺等胸腔內部所有臟器都能手術，皆爲第二次世界大戰以後的努力。而最有助益於此者，首推抗生素的發明，其次是生體中血液、水分及電解質的平衡, 熱量（Calorie）的必須熱等被人所知曉，而在手術中、手術後能合理的管理，也很重要。尤其對休克的病態生理能清楚把握，於是一向困難的大量出血手術也變得可能了。第三是進一步地明瞭了呼吸、循環的生理，隨着優良麻醉藥及肌弛緩劑的出現，氣管內麻醉成爲安全可行，這也該算是一項功勳。第四是低體溫麻醉法及人工心肺的裝置、改進，對於近代外科的進步，居功匪淺。第二次世界大戰後，肺外科、食道外科，特別是開心手術、大血管手術能進行如平常，皆蒙其所賜。第五爲顯微鏡下手術（Microsurgery）的登場，由此可作斷離肢一指的再縫合，厚而大的游離皮脂片再殖入，中耳及腦深部手術也變得容易。第六是隨着化學工業的發達，種種人造物，如人造骨頭、人造血管、人造心膜的發明，一向被視爲不能手術的疾病，使用了此等代用的人造品，而變得可能了。第七尚不能稱之完全，這便是臟器的替換，亦卽器官移植。雖然排斥作用仍爲一大阻礙，但是移植免疫學的發達，增加了移植的可能性。目前腎臟移植在日常的臨床已被運用，其他心臟、肝臟、胰臟的移植也極具成功。

　　如上所述，幾千年來黑暗的經驗醫學能有今日之飛黃騰達，醫學之外的科學，由旁貢獻極大，固不待言。但主要也因對人體構造的理解、生理、病理、病源的理解、實驗、觀察、記載的科學手法使之逐步深入，再加上醫學家們，不分國內外地經由學會及醫學雜誌互通，彼此踴躍地相互研究，交換心得，促使今日醫學的進步。如今外科的學問，由其對象器官，逐步細分專門化，有眼科、耳鼻喉科、婦產科、口腔外科、骨科、泌尿科、腦神經外科、胸部外科、心臟大血管外科、消化器外科、小兒外科、整形外科、臟器移植外科等等，但是雖然如此專門化，亦有其外科學上共同的理論、原則，而其概要，卽爲此基本外科學。

第 二 章

損傷、創傷及創傷治療　　林天祐

　　人類從石器時代迄今，在其生活過程中，常因外力的侵襲，而造成身體上各種部位及不同深淺的創傷。因此，創傷乃是人類醫學史上最古老、也最重要的疾病之一。

　　在此所謂的「創傷」（Wound），乃指人體的組織（皮膚、皮下組織、肌肉、血管神經、骨、內臟等，任何之一）失卻相互間連結的狀態，而此狀態之所以發生，乃源由外力之侵襲，亦卽外傷（損傷）（Trauma）。損傷隨着人類生活形式的發展，種類日益增多，而且愈具複雜性。最古的損傷，不外乎是被掉落的岩石、木材或墜崖而招致的打撲、挫創，或和動物爭鬥而發生的咬創、擦創。然而隨着武力的鬥爭和戰爭中所使用武器的發達，創傷也開始有了切創、割創、刺傷、鎗彈創、爆炸創、灼傷、電擊創等機械性損傷，以及溫熱性、電氣性、化學性等各式各樣的組織損傷。由於損傷的威力，創傷的內容變得極為複雜。除了戰爭以外，今日複雜的都市生活，由於工業及交通的發達，在日常生活中，經常會遭受到種種事故而損傷。同時又因為外科手術的普遍，人為的手術切創，每天在世界上不知發生幾萬件，或許，這可以說是近代損傷的特色之一。

　　眾所周知，創傷與人類的生活有極密切的關係。其中有單純的創傷、複雜的創傷、個人單獨的損傷、集體大眾的損傷。因此在外科學上，首先認識損傷，學習創傷痊癒經過及其處理法的基本，是極為重

要的。

第一節　損傷的種類及其特徵

導致創傷的機械性損傷，在臨牀上分類如下：

I.　哆開性損傷 （Open injury）

創傷的創面，亦卽身體組織的斷離面哆開於外界，直接與外界接觸的損傷形態，謂之 L哆開性損傷〕。屬於這一類的創傷，有切創、割創、刺傷、挫創、裂創、咬創、搔創、碾鋸創、鎗彈創、爆炸創等。此類創傷在其形態上，形成創緣、創底、創面以及創隙（圖 2-1）。創隙佔有相當大的空間時，特稱之為「創腔」（Wound cavity）。哆開性損傷除了經過消毒的外科手術切創之外，由於創傷面哆開於外界，因之組織有損傷之外，又免不了為外界的異物及細菌所入侵，故感染的機會很大。

II.　非哆開性損傷 （Closed injury, Subcutanous injury）

由於打撲、墜落、投石、輾過等強烈的鈍性外力，雖使外表皮膚未有發生創傷，但損傷卻發生在下層的組織細胞。輕微者，如皮下組織、皮下小血管的斷裂，瘀斑（Petechia），血腫，無礙大事；但嚴重者，則往往引起深部組織、血管、肌肉、腱的斷裂和骨折（但不同於開放性損傷，因與外界無交通，細菌感染少）。於腹部則會引起內臟（肝、脾、腸管）的破裂與穿破，造成內出血、腹膜炎。又如受到強烈的爆氣，經由口腔、氣管而會傷及肺部。或經由肛門，其強大的壓力會造成大腸穿破。無論何者，其外表組織均無創傷，因此深部組織和內臟的嚴重損傷便容易被疏忽。所以要時時刻刻診查，並注意情況之變化。又，亦有可能在受傷當時雖非開放性損傷，但是由於血腫

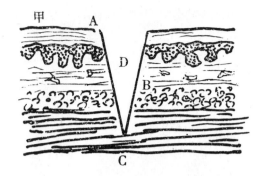

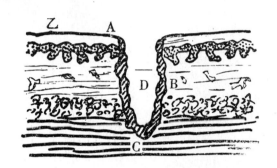

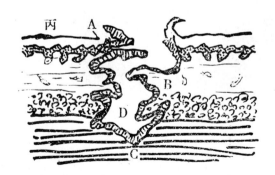

圖 2-1 創傷（甲、切創，乙、割創，

丙、挫創）的名稱。

(A)創緣、(B)創面、(C)創底、(D)創隙

（創隙空間大時、稱爲創腔）

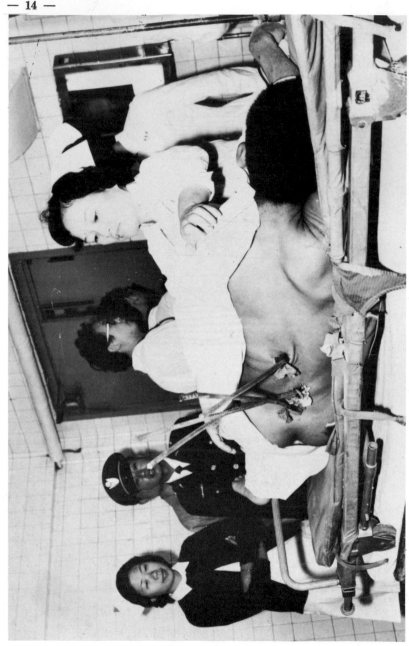

圖 2-2 圖示一工人從建築中的高樓摔下，地上幾根鋼筋從他背部貫穿至腹部。

壓迫，細菌感染，骨折端的壓迫或是繃帶繃得過緊，致使皮膚壞死脫落，而轉變成二次性的開放性損傷形態者，亦屢見不威。

III.　穿通性損傷 (Penetrated injury)

如刺傷、鎗彈傷等，其創傷乃從體表穿通體內，但對於反側未造成穿破口，此種不完全穿透，謂之「穿通性損傷」。（圖 2-2）又如腸管，從漿膜到肌層的組織雖斷裂，但粘膜尚正常，未受損傷，亦屬之。

IV.　穿破性損傷 (Perforated injury)

穿破性損傷，如鎗彈傷，子彈由一側進入，再由另一側穿出的完全穿破情況。或如腸管的腸壁全層完全斷裂，腸內物漏出，均屬之。

V.　間接性損傷 (Indirect injury) (Contrecoup)

組織的損傷，因外力的直接作用而引起，固理所當然，但往往也有因加諸於某一部位的外力，間接地損及另一部位組織的情形，例如跟腱 (Achilles tendon) 的皮下斷裂，乃由於跳躍等動作而引起腓腸

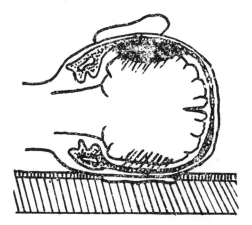

圖 2-3 頭部外傷中所謂對側傷情形。

肌等的異常收縮，而造成間接性的損傷。又如頭部外傷，所謂之 L對側傷⌐ (Contrecoup)者，乃在遭受外力的頭蓋骨的相反側，由於突發性轉位 (Abrupt dislocation) 所造成的腦損傷，也是屬於這類損傷。（圖 2-3）

第二節　創傷的分類

創傷因致傷之器具，及其使用時的狀態之不同而產生種種相異的病態，在治療態度上也因之各有所異。茲舉其重要者如下：

I. 切創 (Incised wound)

此乃由於銳利的器具（刀、玻璃破片、金屬破片等）所造成的開放性損傷。輕者，不過傷及皮膚、皮下組織；重者，則會切開肌肉、腱、大血管。若為強烈的刀傷，甚至連包括骨骼一起，四肢也會被切斷。此外，切創還可能深及胸腹部的內臟。

切創的特徵在於器具的銳利，因此(1)被切開的組織有鮮明的邊緣及平面；(2)由於沒有強烈的打擊力及打擊範圍，受傷組織的損傷範圍通常不會太廣大；(3)神經、血管切開的可能性很大，被切開的血管傷銳利，不會有像挫滅創般的血栓形成，所以出血量大。

切創通常少有感染。當然，任何創傷都有感染的危險，就是消毒過的外科手術的切創，也是難保絕對無菌，或許只能說是最乾淨的創傷 (Clean wound)。其他的切創因為都是開放性損傷，感染的機會是難以避免的。不過只要器具沒有受到特別污染，大致說來切創是比較清潔的。

II. 割創 (Cut wound)、挫創 (Contused wound)、輾創 (Crushed wound)

割創，乃受到鈍性的刀斧打擊而造成的。挫傷是因鈍器造成的。而輾創則是被火車輪等重力的器具輾過所造成的，均屬開放性創傷。這種創傷不同於切創，創緣組織的挫滅甚為明顯，周圍組織也廣受損傷，隨着組織的挫滅與滅死，極易受感染。這種創傷的創緣和創面不規則，凹凸不平，非常複雜，常有異物如路上的不潔物、衣服片、毛髮等進入，而且斷裂的血管也會因收縮而呈破碎狀態，因此不會有太多的出血。

骨折發生時，不會有銳利的骨折面，而多半為哆開骨折的形態。

III. 刺傷 (Stab wound)

此乃為尖刀、錐刀、鉛筆、鐵棒等刺入所造成的創傷，有穿通創和穿破創兩種。這類創傷的特徵，多半是外表皮膚傷口小而刺入深，常造成大血管、肺、心臟或腹部內臟的嚴重穿通或穿破創。因此刺傷的刺入口雖小，視其解剖的位置應慮及嚴重的深部組織及臟器創傷，尤其發生於腹部時，要無條件的馬上開腹。

IV. 鎗彈創 (Gun shot wound)

鎗彈急速飛馳時，沿着彈道的四周會產生強烈的震盪波 (Shock wave)。因此，子彈穿透組織時，組織緣由於彈道周圍的激烈震盪波 (Concussion wave) 所造成的創傷，要比子彈本身的傷害來得嚴重。

因此鎗彈創的內部和射出口都要比射入口為大，而慢速子彈的鎗彈創，又比急速子彈的鎗彈創顯著。

V. 爆炸創 (Explosion wound)

此乃因砲彈、炸彈等的爆炸、挾帶彈片和沙土的強烈爆裂震盪力而造成的創傷。肌肉、骨骼等等所有的組織都會嚴重地被拉曳露出外界。這種複雜的創傷的特徵，是組織的破壞壞死特別嚴重，而且彈片、沙土等異物以及細菌均會侵入內部。此時侵入之細菌不僅是普通的化

膿菌，而且多半會感染破傷風菌、嫌氣性細菌之危險。

VI. 灼傷（Burn injury）、凍傷（Cold injury）

此非機械性的損傷，是因溫熱性、化學性或電氣作用而引起，將於他項中再述，在此省略。

第三節　創傷與外物

嚴格說來，所謂 ㄥ無菌的創傷ㄒ（Aseptic wound），並不存在。例如經過完全消毒滅菌的手術切創，在開放於外界的瞬間就會受到空氣中細菌的污染。所差的不過是程度問題。當創面清潔無污物，在損傷的四一六小時內者，雖一律可稱爲 ㄥ清潔創傷ㄒ（Clean wound），不過只要接觸到外界的異物及細菌時，該創傷便稱爲 ㄥ污染創傷ㄒ（Contaminated wound）了。

哆開性損傷，其發生原因及創傷狀態愈複雜，污染率便愈高。再加上創傷後所造成的組織壞死和流出血液的積存，自然而然成爲培養細菌的溫床，於是創傷很快地變成了感染創傷（Infected wound）。一旦成了感染創傷，則馬上會有炎症（Inflammation）的症狀：創緣紅腫，創傷組織浮腫，化膿性分泌物出現等，也會有疼痛、發熱的現象。

創傷的外科處置原則，是儘早使感染創傷成爲清潔創傷。

第四節　創傷的痊癒進展

生體因爲損傷而造成組織斷裂，亦卽發生創傷時，創傷局部會發生傾向於創傷痊癒的組織反應，最后創傷會自然痊癒。動物受到損傷時，會長期間隱藏於穴洞之內靜養，以舌頭頻頻舔舐創傷面，使之清潔乾淨，一段期間過後，便自然痊癒，這是生體中有自然的創傷痊癒

能力的最佳例子。

　發生創傷時，生體的局部馬上會有兩種病態生理變化的出現：首先爲創傷的潔淨作業，次之爲修復作業。將這種創傷的顯微鏡下細胞病理的眞面目公諸於世的，是一八五八年 Virchow 及其後繼者 Marchand (1901)、Aschoff (1924) 等。總而言之，當組織發生創傷時，首先會引起：

(1)　細胞的損傷。

(2)　毛細血管的擴張。

(3)　傷害細胞的崩解。

(4)　增加毛細血管管壁的滲透性，滲出白血球、血漿。

(5)　由於纖維蛋白形成淋巴管的栓塞，而增加浮腫。

(6)　出現吞噬細胞 (Phagocites)、多形核細胞 (Polymorphonuclears)、巨噬細胞 (Macrophages)，開始除去細胞的崩壞產物。

(7)　毛細血管及淋巴管的內皮細胞芽開始進出。

(8)　同時開始形成纖維、創造肉芽組織。

(9)　上皮形成。

(10)　纖維形成終止之後，由於成纖維細胞 (Fibroblast) 而形成硬的瘢痕。

　以上(2)(3)(4)(5)(6)的變化是潔淨作業，(7)(8)(9)(10)則爲修復作業。潔淨作業又稱爲遲滯期 (Lag phase)、破壞期 (Period of demolition) 或分解期 (Catabolic phase)，後期的修復作業也稱爲瘢痕形成期 (Period of cicatrization)、組成期 (Anabolic phase)。以上兩種期 (phase) 都是以作業的目標而予以分類名稱，實質上，這些變化在創傷部位是單一連續的作業。

I.　潔淨作業（圖 2-4）

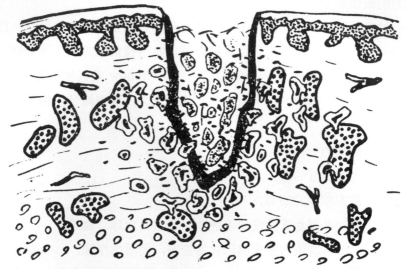

圖 2-4 潔淨作業: 圖中顯示毛細血管擴張、白血球等從毛細
血管中滲出、開始吞噬細菌、敗倒的白血球變成膿球
排出在創隙、毛細淋巴管都以纖維蛋白被栓塞。

　　在最初期所見到的變化，是生物具有的一種極大的生化學及生物
學的活動（Biochemical and biological activity）之一。創傷必然引
起的結果，乃是組織細胞的壞死。進入創傷的異物和細菌等都是痊癒
的障礙，如何迅速將其分解排出與清淨，是當務之急。擔任這項工作
的主角，是白血球、吞噬細胞、巨噬細胞等，這些細胞一流出血管，
馬上與細菌鬪爭，將其吞噬。卽白血球、吞噬細胞等大量地集中在局
部，以增強戰鬪力。因此，局部的毛細血管會擴張，血液量增加、血
流變緩慢，血管壁的滲透力也增加,使這些血球和血漿容易滲出管外。
另一方面，淋巴管以纖維蛋白栓塞，防止細菌侵入。這種病態生理性
變化，我們可以由臨床上創傷附近的浮腫及紅潮辨認而知。奉到緊急
令，集合而至的白血球，以創傷面爲戰場，不斷地與細菌鬪爭（細菌

為妨礙創傷痊癒的主敵）。而在鬥爭中戰敗的白血球，接二連三地變成了膿球，因此創面的分泌物就變為膿性的。細菌若侵襲到深部，戰爭面擴大時，上述的病態生理性變化便會擴張、腫脹、紅潮的範圍也會擴大，而膿性分泌物排泄不良時，則會發生疼痛、惡寒、高熱等症狀。

　　細菌若侵入以纖維蛋白栓塞的淋巴管時，淋巴管及其相關的淋巴腺便會感染。以四肢為例，可以觸摸到一條創傷部經由皮下上行的紅色疼痛性抵抗（淋巴管炎），所屬的淋巴腺也會疼痛性地腫大（淋巴腺炎）。若毛細血管及小靜脈被細菌侵入，形成細菌性血栓時，常會脫離而與血流共同擴散（細菌血症、敗血症），引起身體各處多發性膿瘍。

　　創傷潔淨作業的鬥爭大體上要五至六天，當然亦因創傷的程度和複雜性而各有所異。倘若細菌感染嚴重，組織大受損傷，則不僅是因與細菌鬥爭，而且吞噬細胞、巨噬細胞對壞死組織的分解、排出工作也多，因此潔淨作業的時間要更延長。相反的若是以清潔的手術切創，那麼幾乎用不著潔淨作業了，成纖維細胞在四十八小時以內會進入創傷部，而立刻邁向修復作業。

II.　修復作業（圖 2-5）

　　創傷經過上述作業被潔淨之後，接著就是修復作業，亦即步入└膠原期┐（Collagen phase）。對於創傷痊癒而言，這個時期特別重要。隨著創傷的大小、量有所不同，但其性質卻都是相同的。

　　其中無論什麼創傷都會發生的，就是創傷傷面的變化。亦即在創傷面的分泌物和從炎性細胞及血塊產生的初期滲出物（Initial exsudate）當中，由其末梢處先會有成纖維細胞（Fibroblasts）進來。成纖維細胞的活動，並不是由滲出物全面性地發起，而是在創傷的中央部，由

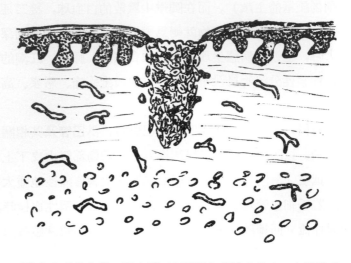

圖 2-5 修復作業: 圖中顯示創隙的初期滲出物中，充滿了成
　　　纖維細胞及新生毛細血管。

白血球滿溢時，在末梢處接觸峰窩組織（Areolar tissue），而發起的。
這種成纖維細胞可能來自先存性脫離了的結締組織細胞、組織游走細
胞和原始血液細胞。

　　另一方面，亦可同時見到毛細血管的繁殖現象。新生血管的繁殖
在炎性期（Inflammatory phase）的初期發生極為迅速。但是隨着痊
癒機構的進行，次第消退，而進入瘢痕形成期時，更是快速的消失。

　　簡而言之，上述的成纖維細胞繁殖與新生毛細血管的出現，乃是
相偕而行，不久便於該處形成肉芽組織（Granulation tissue）。在量
的方面，哆開性創傷的肉芽要比非哆開性創傷為多。健康的肉芽組織
約在三——七天形成，此時創面覆蓋紅色天鵝絨般的組織。肉芽的表
面有很多小小的大小雷同的小粒（Granule），每一顆小粒皆由纖維素
（蛋白）及初幼形成纖維細胞被覆的新生血管叢（Tuft）所構成，因

此卽使些微損傷，也很容易出血。健康的肉芽爲凸鏡形，淡紅色，普通都略高於皮膚。認識健康的肉芽，以鑑別以後將要敍述的非健康肉芽，是非常重要的。

肉芽形成的基礎過程，完成之後，接着進入「膠原」過程。膠原形成，要比所想像的要開始得早，在損傷後數日內，已能看到新生膠原的生化學的形跡。亦卽損傷後第三天，就可見到創傷的基質（水分、電解物、粘多糖）內的基己糖（Hexosamine）含量有顯著的增加，隨後漸次減少，到第九天恢復正常。基己糖含量之所以增加，是因爲形成不溶解性膠原而粘多糖（Mucopolysaccharides）急速造成的關係。而成纖維細胞本身就擁有粘多糖，而且可以生產。組織學上，膠原纖維要在損傷後六——八日才能出現。當此之時，膠原纖維尚未成熟，創傷面尚極高於細胞。然而再一——二週後，膠原量增加，同時創傷肉芽的細胞量和血管量暫減，結果最後便成爲厚膠般的瘢痕，成纖維細胞只不過少有殘留而已。

III.　上皮形成（圖 2-6）

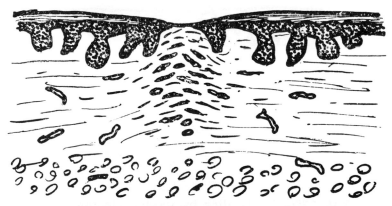

圖 2-6 上皮形成：創面的成纖維細胞及新生毛細血管顯著地
減少，代之以膠原纖維，同時創面也被上皮細胞覆蓋。

　　對於以上創傷面的痊癒過程中，結締組織在修復的別一面，創傷緣上皮細胞也會變得又大又扁平，並且隨着旺盛的核分裂，逐漸地覆蓋創傷面，此時稱爲「上皮形成」(Epithelialization)。

　　上皮形成開始得很早，新生上皮先是一面往創傷內推進，一面製造能够融化碎屑的酵素，不斷地清潔痂皮下方，而覆蓋創面組織。最後，由創緣兩側繁殖而來的上皮組織終於在中央部癒合，最初是不規則的細胞巢，而後漸漸退化，最後便成爲平滑而扁平的表皮形態，覆蓋於創面。

　　以上所述是創傷的痊癒機構。至於普通的創傷癒合則有下列三種形態：

　　（甲）、第一期癒合 (Healing by first intention)

　　例如手術的縫合創、創傷無感染、創緣不分離而癒合的情況，此時痊癒機構主要是經由上皮形成及創面肉芽組織的癒合，但極小量。（圖 2-7）

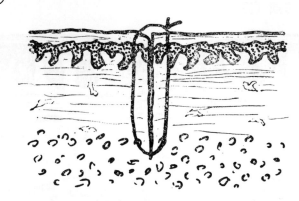

圖 2-7 第一期癒合

　　（乙）第二期癒合 (Healing by second intention)

　　所謂的第二期癒合，乃指組織帶有缺損的哆開性損傷，創面廣，

創緣相當分開，最後，經由纖維形成，攣縮及上皮形成乃至皮膚化而癒。但在此之前，創面覆蓋着大量露出在外面的肉芽組織。如果創面肉芽在廣而平的情形下，第二期的癒合，若不行表皮人工移植，則痊癒常會遲延，而且需要更長的時間。（圖 2-8）

（丙）第三期癒合 (Healing by third intention)

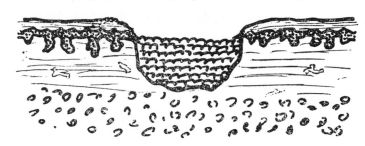

圖 2-8 第二期癒合

第三期癒合，乃指在治療感染創時，除了做創傷的潔淨、黏連分離術 (Débridement) 以外，要置創傷於哆開狀態，等到肉芽形成，攣縮至某一程度之後，行第二期縫合 (Secondary suture)，使創緣接近，以達早日痊癒的癒合法。（圖 2-9）

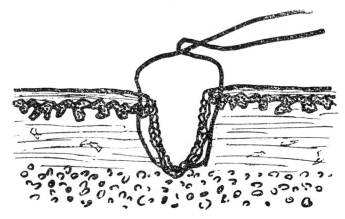

圖 2-9 第三期癒合

上述三種創傷癒合法，在創傷治療上，外科醫生應該要時常考慮到何時何地選擇何種方法。

創傷痊癒機構最後的變化，是攣縮及瘢痕疙瘩（Keloid）形成。攣縮是深層的變化，瘢瘤（Keloid）形成是表層可見的變化。

IV. 攣　縮（Contracture）

肉芽組織經過一段時間就會進入退化過程，由成纖維細胞生出纖維性基質，進而器質化，引起攣縮。（圖 2-10）

創傷攣縮的收縮力較之其周圍組織的緊張力更強，因此創面會逐漸地被拉近縮小。創面愈小，攣縮的收縮力便愈減小，最後歸於無。因此攣縮是發生在軟部組織的哆開創藉以閉鎖的生理現象之一。

創傷痊癒最後過程的攣縮，其結果會造成皮膚、皮下結締組織、肌肉、腱等的瘢痕性攣縮（Cicatrical Contracture），因此會妨礙關節運動。又，眼瞼、口唇會因瘢痕性牽引（Cicatrical distortion）而變形。胃腸管也可能因瘢痕性狹窄（Cicatrical stricture）而導致通過阻礙。

V　瘢痕疙瘩（瘢瘤）（Keloid）

瘢痕增殖而成腫瘤狀，謂之瘢痕的疙瘩化。（圖 2-11）臨床上瘢痕的部位隆起於皮膚，硬，並有疼痛和搔癢感，瘢瘤在組織學上與纖維瘤完全相同，多半是體質的因素，但是有時也因創傷本身感染或物理性的、化學性的刺激而引起者。

第五節　特殊組織的創傷痊癒機構

上述是軟部組織的一般創傷的痊癒機構，但是創傷若發生在骨、神經、肌肉、腱、腸管、血管等發達的組織時，其痊癒的病態生理變化又各有其特殊性。

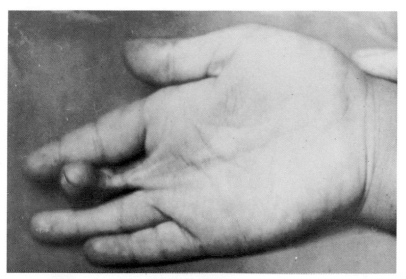

圖 2-10 攣縮

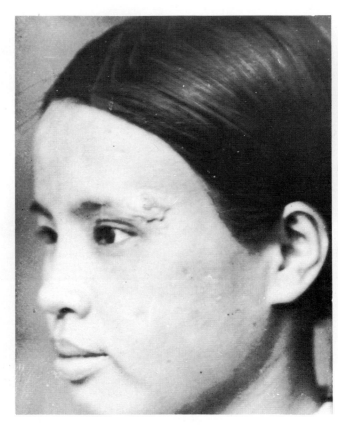

圖2-11　瘢痕疙瘩

I. 骨

骨折時，在骨折端的出血凝固，折出纖維蛋白原。該處則會出現白血球及各種細胞。其中有兩種特殊的細胞：其一是骨母細胞（Osteoblast），另一是破骨細胞（Osteoclast）。骨母細胞乃製造所謂骨樣組織（Osteoid tissue）的軟性組織。而後沈澱鈣質，逐漸變硬。骨樣組織主要來自骨膜及骨髓內的細胞。包圍骨折斷端處的骨樣組織，謂之「骨痂」（Callus），最初呈柔軟而漸硬化。

破骨細胞可與巨噬細胞匹敵。當骨接部再重建時，會吸收一部分的骨痂，後來也會出現骨髓腔。在骨折端的周圍也會出現軟骨樣的組織，並由該處生出骨質。化骨現象的進展到相當程度時，骨痂形成，便自然停止。過剩的不需要的部份就被破骨細胞吸收、清除。

大體上，癒癒期間指趾骨約需二週，肱骨六週，脛骨七週、股骨十週左右。

II. 軟　骨

軟骨的再生非常遲緩。軟骨本身血管少，其營養主要由周圍的組織供養。

III. 肌　肉

骨骼肌曾被認為不會再生，但 Jones（1957）卻發表被切斷的肌肉，若能緊密相接，瘢痕形成非常少時，肌肉也會再生。卽瘢痕內的結締組織細胞，可由再生肌肉細胞置換。

IV. 腱

斷裂的腱經縫合後，其初發性癒合，乃緣自結締組織。結締組織的膠原纖維，與正常腱幾乎難以分辨。腱的損傷部易與周圍黏連，所以在縫合後三週，局部靜養後，卽可移動。依組織學上，完全康復大約需要六週。

V. 神 經

神經細胞的本身並不再生。神經纖維損傷時，若僅傷及神經膜，則可與其他組織作同樣的痊癒。但若是神經完全被切斷，其髓鞘及軸索均發生粒狀變性(Wallerian)，並波及遠位側末端，而中樞側到其次的郎飛氏結（Node of Ranvier）為止會變性。神經縫合時，要注意把被切斷的神經兩斷端仔細靠近縫合。再生的神經纖維會向末梢進入。每天約以一毫米（mm）的速度延伸進入肌肉等的受動器（Effector）。因此若是長的神經的中樞側被切斷的話，待神經再生並且發揮機能，便需要一段較長的時間。神經纖維的再生因瘢痕而受阻礙時，含有知覺纖維的神經在該處造成疼痛性的小結，卽截斷後神經瘤（Amputation neuroma）。

VI. 腸 管

腸管的損傷若僅是粘膜缺損的情況，則會經由移動（Migration）及有絲分裂（Mitosis）而自然閉鎖。當腸管全層斷裂時，行漿膜層的縫合閉鎖最有效，此時的癒合經由纖維化及上皮形成能够一期完成，但若漿膜層的閉鎖不完全時，腸管內容物就會漏出，而有引起腹膜炎的危險。

VII. 血 管

血管由內膜、中膜和外膜組成。血管創傷的修復與腸管相反，一定要內膜與內膜接着縫合，於是經由內膜與內膜的接觸而再生。如果內膜被破壞，磨碎或極度損傷時，就此縫合，則血小板和纖維蛋白會在該處沈澱，形成血栓，引起血管閉塞。

第六節　創傷的臨牀

生體有損傷時，視損傷的原因、程度、創傷的哆開性或非哆開

性、部位、大小、出血的程度、年齡、性別、個人差、受傷前的狀態等，而在局部或在全身性方面，則有各種不同的臨牀現象。因此由臨牀現象來判斷創傷的情況並迅速而且做適當的處置，是非常重要的。

I.　局部的症狀

創傷的局部症狀視非哆開性或哆開性，以及損傷的程度而有所差異。但一般皆爲疼痛，出血和腫脹。疼痛發生在受傷直後，而繼續數小時到十二小時左右。如果遭到鈍器打擊，捻挫或鎗彈創時，最初常是一時的局部震盪，不感覺痛，隨後痛感增強。腫脹乃因損傷部的血管擴張，滲出液以及出血而引起。疼痛和腫脹視損傷的程度，但都會在一定的期間內停止、消失。如果長期間仍不消失，甚或增強者，就要考慮到可能是細菌感染。

出血常發生在機械性的損傷。哆開性創傷，大多於受傷之後，可以看到傷口的出血。當傷及大血管時，會有大出血。但若是皮下損傷，出血發生在皮下組織或肌組織的深部時，受傷之後，僅見腫脹而不見出血，血液逐漸浸潤浮現至表面組織時，體表就呈現暗紅色，時間一久，會轉變成褐色或黃褐色的色素沈澱。

通常皮下結締組織內的小血管受傷出血，謂之 └皮下瘀斑┐ (Ecchymosis)。皮下浸潤性出血；謂之 └血液浸潤┐ (Hemorrhagic infiltration)。血液貯留形成囊腫的，叫做 └血腫┐ (Hematoma)，會顯示波動。出血不在皮下，而在皮內四處發生者，謂之 └瘀點┐ (Petechia)。若是皮下損傷，深部的大血管斷裂或因骨折而引起骨髓出血時，因爲大量出血會導致損傷部位急速的腫脹，是其特徵。

出血只要不是大血管損傷，都有自然止血的傾向。此乃因爲血管本身的收縮性、血管內膜往內腔翻轉、周圍組織的壓迫、心臟衰竭造成的血壓下降、血液的凝固性等等原因使然。普通創傷，加以壓迫，

則很容易自然止血。但有出血素質者 (Hemorrhogic diathesis)，例如血友病 (Hemophilia)、血小板減少症 (Thrombocytopenia)、壞血病 (Scurvey)、凝血維生素缺乏症 (Avitaminosis K)、或敗血症 (Sepsis)、等，其血液的凝固作用，有所異樣，不易止血。若遇到這種用壓迫也不易止血的情況時，就應考慮到是否有大血管的損傷，或是有上述疾患的併發症。

創傷除了血管損傷，同時淋巴管必然也會隨着損傷，因而導致淋巴液的流出，但是通常不出數日就會被吸收。但是如果左鎖骨上窩或胸腔內的胸管、腋部或腹股溝部的大淋巴管受傷時，會引起 L淋巴液漏ㄱ (Lymphorrhea)，造成長期間多量淋巴液的流出。

創傷受細菌感染時，在激烈疼痛的同時還會引起局部的腫脹、紅潮、熱感，創面甚至會有多量的膿性分泌物流出。若感染到嫌氣菌時，創傷部還會有壞疽現象，由聽診器可聽知皮下組織內發生瓦斯聲音，也可以由X光攝影得到證明。

局部症狀中亦有特殊情況，如骨折發生在四肢時，除了帶來運動的障礙之外，骨折側的上肢或下肢會因肌肉的攣縮，出現長度的縮短或彎形。肌肉斷裂，中心斷端會因肌肉的收縮往上移動，因此斷裂部呈現相當的凹陷狀態。相反的，只有肌膜斷裂，肌肉收縮時，會使肌肉穿過裂隙在皮下組織中脫出。觸摸時有如柔軟的腫瘤，此謂之 L肌肉赫尼亞ㄱ (Muscle hernia)。

II.　全身症狀

輕微的創傷，不會影響全身。但損傷若是超過一定程度時，便會有種種全身症狀出現。有時因為部位的不同、外表看來不過是小創傷，卻能引起全身重大的症狀。

全身症狀中首先可見的所謂 L吸收熱ㄱ (Resorption fever) 或

╙無菌創熱╖（Aseptic wound fever）。這是因爲發生創傷時，創面的壞死組織、創面內的血液、組織液、纖維蛋白、白血球等再被吸收，進入全身的血行中，刺激了體溫的上升。最高溫約 38.5°C，二至三天會消失。但是如果變成感染創，熱度會更高而且持續。

此外不管是哆開性或非哆開性創傷，當重大損傷時，會發生創傷休克。這是因爲大量出血造成血液循環量的不足，而引起血容積減少性休克（Hypovolemic shock）。此時患者會呈現顏面蒼白，發紺，冷汗，四肢冷感，呼吸淺且速，脈搏頻數，血壓下降，意識混濁等症狀。（有關休克的詳細請參照第八章）

受傷的部位如果傷及深部組織或臟器時，會發生各自不同的全身症狀。

例如損傷及至骨骼，引起單發性或多發性的骨折，立刻會造成相關性的機能障礙（四肢不能運動，多發性肋骨骨折時，因奇異呼吸運動發生呼吸困難，脊椎骨折導致脊髓壓迫造成脊髓麻痺）。大量出血勢必發生休克。骨折時，特別是多脂肪的骨髓損傷，有時候大量游離脂肪會流經靜脈或淋巴管而被吸收於血管內，而形成脂肪栓塞。脂肪栓塞發生於肺部、腦部、腸管膜、心臟、腎臟時，可能引起各臟器的症狀而造成死亡。

大血管損傷，當然引發大量出血，而大靜脈損傷時，除了出血之外，大靜脈的陰壓將吸收空氣入靜脈內，造成空氣栓塞。空氣被吸入時，若在手術進行中，會發出一種像吸啜樣的雜音，空氣吸入量少，不致於引起特殊症狀，但是多量時，會導致呼吸困難，不安感，胸痛，發紺，脈搏微弱，意識不明，終至痙攣而死。

在血管損傷中，特別是刺傷、鎗彈創所引起的另一重要的現象，是由大的動靜脈同時受到損傷而造成 ╙動靜脈瘻╖（Arterio-Venous fistula)。此時，動脈血向靜脈內流出，阻碍了靜脈血的回流。動靜脈瘻的發生部位愈接近心臟，便會愈早引起循環障礙，以致心力衰竭（Heart-failure）而死亡。動靜脈瘻發生的特徵，即在其部位有顯著的連續性雜音，可以聽到。

頭部的損傷，外表創傷雖小，但是如果外力嚴重，會造成腦挫傷（Brain contusion）或是頭蓋內出血，結果引起腦浮腫及腦壓上昇。臨牀上，經由或不經由匚神志清明期﹂（Lucid interval）而造成腦神經症狀及昏睡時，如果不立即作緊急開頭減壓術，則會死亡。

上下肢的神經由於切創被切斷時，立即造成神經麻痺，甚至即使骨折片壓迫及鎗彈創時由於局部震盪波的影響，也會造成神經麻痺。

在穿通性胸部損傷，皮膚創傷再小，也可能因內臟的損傷而發生嚴重的全身症狀。心臟、胸內大血管的損傷所造成的大量出血，會馬上因爲休克而致死。肺臟損傷時，造成損傷側胸腔內的血胸、氣胸，使肺臟虛脫，縱隔（Mediastinum）往相對側移動，導致呼吸困難及循環障礙。此時，有必要作緊急的胸腔內挿管。

腹部的臟器受到外力的打擊，雖然皮膚無傷，也會因肝、脾、腎、胰等實質性臟器的破裂而引起內出血和腹膜刺激症狀。除了腎臟以外，其餘必須立刻手術。胃、腸等的消化管在遭到上述的損傷時，會造成皮下破裂。腸管尤其容易發生在後方有脊椎，而且比較固定的部位，例如靠近 Treitz 靱帶的十二指腸、空腸等。腸管破裂穿孔時，會發生腹膜炎，引起激烈腹痛，防衞性肌緊張（Defense musculaire），必須即時施以開腹，縫合或切除。腹部刺傷或鎗彈創，例如被錐狀物刺傷，腹壁皮膚雖只見輕微的傷口，但必有深部內臟損傷之慮，更有必要即時開腹檢查。

第七節　左右創傷痊癒的因素

創傷的痊癒，依照上述的生物學機構而進行。然而卻因不同的因素而有種種的影響。對於創傷痊癒發生惡劣影響的因素，大體上可分爲全身性的因素和局部性的因素。

I.　全身性的因素

血清蛋白的高低，能影響創傷的痊癒。攝取高蛋白質的食物，促進肉芽增殖的速度，而且會較正常的情況約快兩天達到創傷最高的抗張力。尤其再增加甲硫氨酸（Methionine）、纖維素（Histin），痊癒速度則更快。纖維素含有創傷痊癒不可或缺的氨基酸（Amino-Acid），因此若有嚴重的營養失調而患有低蛋白血症者（Hypoproteinemia），創傷痊癒度將會惡劣，手術縫合的傷口也容易分裂（Disruption），消化管手術後則會引起縫合不全。又如果缺乏維生素C，或長期使用促腎上腺皮質刺激素，也會妨礙創傷痊癒。此外，新陳代謝不足的老人，患有糖尿病、動脈硬化症、腎臟炎的人，創傷痊癒都會受到影響。

II.　局部性的因素

阻礙創傷痊癒的局部性因素很多。雖是無菌手術的傷口，若是強行拉縫創口，造成皮膚的過度緊張，則不只是引起組織的貧血，延誤痊癒時間，還會造成皮膚的壞死。此外，繃帶的不適當而引起的血液瘀滯，也會隨着氧氣不足而阻礙痊癒。

不過，一般而言，阻礙創口痊癒的重要因素還是感染，創傷的大小、形狀、組織損傷的嚴重性。因此如何將這些左右創傷痊癒最重要的因素排除，是治療創傷之際，所應注意的事項。

所有的損傷都會引起創傷感染，不過若在損傷後的六至八小時內作適當的處置，感染則較少（在這時間內，細菌尚未侵入組織），否

則必然引起感染、化膿，創面的組織被破壞，組織欠損加大，形成潰瘍，如果進而變成慢性潰瘍或瘻管就不易痊癒了。因此對於創傷治療，一開始就應注意感染問題。此時須切除受到污染的創組織，取出異物，並作易於排膿的處置。也可使用局部性的消毒劑或抗生物質。

消毒過的手術創口也會受到感染，此時縫合口的邊緣會有浮腫、紅潮以及疼痛現象。發現此現象後，要馬上拆掉一、二根線，哆開創口，使之排膿。

若創傷爲爆破創、挫創時，會造成創傷部組織的挫滅、大缺損，創形不規則而成洞空。此時不僅是創口的細菌感染，而且會有很多土砂、衣服片、木片、鐵片等異物侵入。因此必要及早切除挫滅組織，切開不規則的傷口，使之成爲易於排膿的單一創面，異物當然也要洗淨，完全除去。

第八節　不治創傷病因的鑑別診斷

手術創口於感染的早期，雖已拆線除膿，但是在長期間仍有不治而繼續分泌膿液的情形。這是因爲感染，皮下結紮線未被包埋入創面組織中，反而成爲異物，此時必須要徹底地刮除已成異物的游離結紮線。如果還不能痊癒時，其不治之因素有可能是創傷的深部尚有其他異物或與腸管連通（在腹部手術創傷時）。所謂的深部異物，若是開腹創口時，可能是紗布被遺留在腹腔內的緣故。若是四肢時，可能是骨髓炎所形成的死骨片（Sequester）。

又，所謂肛瘻（Fistula ani）的瘻管創，其不治之原因多半是創傷連通肛門，或因瘻管形成複雜而造成排膿困難致阻礙肉芽形成的緣故。

上述的瘻管創或組織缺損有大且不規則的創傷，因不能痊癒而演

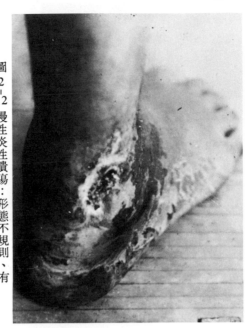

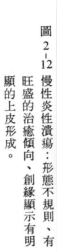

圖 2-12 慢性炎性潰瘍：形態不規則、有旺盛的治癒傾向、創緣顯示有明顯的上皮形成。

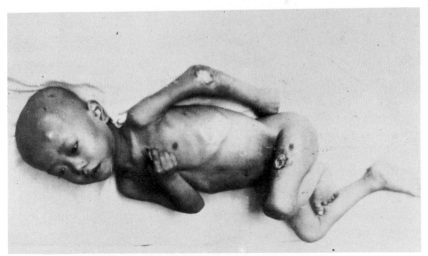

圖 2-13 結核性潰瘍：圓形，沒有治癒傾向。

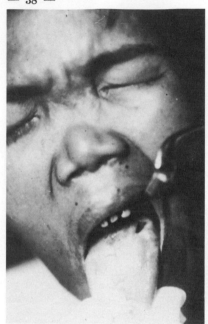

圖 2-14 舌部的梅毒性潰瘍，同時
可以看到因鼻骨壞死而起
的鞍鼻（Saddle nose）。

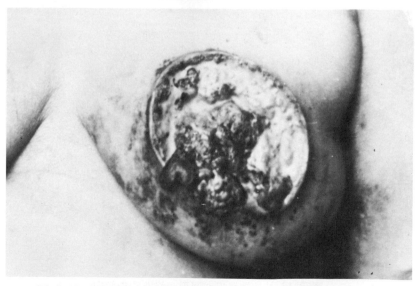

圖 2-15 癌性潰瘍：圓形、創底的肉芽小結大小不等、凹凸不
平。

變成潰瘍時，有與特殊原因而不治的瘻管創和潰瘍創加以鑑別診斷的必要。

　　特殊疾患者，其不治性瘻管或潰瘍主要的病因爲結核、梅毒或是癌症。由此等病因所造成的不治性瘻管和潰瘍，因其不同的病因而各有其不同的特殊局部變化。如果仔細注意觀察，則不難辨別。

　　由普通損傷造成的難治性創傷，卽慢性潰瘍或瘻管，其難治之原因，常爲異物，瘢痕形成，或排膿不良所致。無論何者，都有強力痊癒傾向的共同特徵。卽創傷邊緣可以見到因組織反應而造成的隆起。而瘻管，可以觸及順着瘻管道的索狀硬結。同時由該處亦可見新生表皮朝向創面的肉芽延伸，而肉芽也因充滿毛細血管，倘以探針挿入瘻管，可見出血。（圖 2-12）相反的，結核性的潰瘍及瘻管，其反映痊癒傾向的組織反應幾乎沒有。因此潰瘍邊緣及潰瘍底或瘻管道附近柔軟，以觸診也摸不到纖維性硬結。健康的肉芽，其表面是由大小雷同的小粒子組成，分泌物少，呈紅色，但結核性肉芽，其粒狀不明顯，表面平滑，呈貧血性、弛緩性、浮腫性，以探針挿入這種性質的瘻管，幾乎不見出血。同時，從創緣長出的新生表皮，也不會延伸到肉芽面，而在兩層之間形成溝狀，亦卽現出穿掘性邊緣（Undermining），這種潰瘍因無痊癒傾向，一般多呈平淡的圓形創傷。（圖2-13）

　　梅毒性潰瘍（主要是梅毒瘤 Gumma 破裂，造成潰瘍），在潰瘍的一邊呈進行性的浸蝕腐壞，相對側創緣卻呈痊癒傾向，潰瘍多半呈半月形。這種潰瘍的肉芽也屬於特殊肉芽（Specific granulation），由於肉芽不良，缺乏痊癒傾向，而且表面覆蓋了含有壞死組織的膿苔。（圖 2-14）

　　難治性慢性潰瘍，在鑑別診斷上，應該注意的是癌性潰瘍。癌性潰瘍有因皮膚癌破裂，造成不治性潰瘍，亦有原爲良性單純性的潰瘍，

其大潰瘍底的肉芽雖已瘢痕化，但中央部因營養不良，自然壞死而潰瘍化（瘢痕性潰瘍 Scar ulceration），在長時期時造成皮膚癌（X線潰瘍及慢性濕疹皮膚部，也會轉成皮膚癌）。癌是一種惡性贅瘤，因此其潰瘍底之肉芽，並非呈現健康肉芽的大小雷同小粒，而呈粗大狀粒，而且大小不同，表面不平坦，有凹凸不平的隆起。潰瘍邊緣也同樣呈示硬堤防狀、結節狀，凹凸不平。癌性肉芽容易出血，硬，表面附着壞死性物質，散發惡臭，壓迫時常有乳白色大頭針大的小滴流出，此卽癌乳（Cancer milk），是扁平上皮細胞巢中呈洋葱狀分佈的角化細胞的小塊，又稱爲「上皮珠」（Epithelial pearls）。（圖2-15）

此外，肉芽高出皮膚表面呈腫瘤狀，叫做「浮肉」（Exuberant granulation），因創傷常隨異物或消毒藥之類的刺激而突起，此時則有割除之必要。

第九節　創傷的處置

如前所述，創傷乃由損傷而來，自古以來對於創傷便有種種處置法。但是古代並沒有感染的知識，因此創傷治療主要是針對出血的處置而言。

古代對於創傷處置，草藥當然是普遍使用的藥物。所幸這些藥物，都是對症治療，但亦有因細菌感染，破傷風感染等併發症而召致死亡者。戰爭，勢必帶來創傷，而且是集體發生，因此在十六、七世紀的西洋，有一種叫 Barber-Surgeon 的特殊人物，專司治療，他們主要是護理傷兵，包紮創傷及理髮，其所用的縛帶就成了今日理髮店前的紅白兩色廻轉的廣告燈，意卽指過去血腥的繃帶。他們的工作是以手處理，因而稱爲 "Cheirourgia"（希臘語 Cheir＝手＋ergon＝工作），也呼 "Surgeon"，其名一直沿用到今天。

　　經過幾個世紀，創傷的致命併發症，如出血、腐化、壞死等受到重視。其間對於處置法，多少也有了進步。最初他們使用灼熱的鐵棒，切斷四肢，將新鮮創傷澆以沸騰的油。一五五一年 Ambroise Parè 認為對新鮮創傷施以草率的燒灼術 (Cauterization) 有害，不過 Fabricius (1916) 還是推許以燒灼法處理切斷處的斷端。一八一二年拿破崙有名的外科醫生 Larrey 首度使用 "débridement" 一語，考慮到創傷腐敗之瘟疫性，對創傷的急救 (First aid) 推展了創傷切開術 (Débridement) 的概念。一八六七年 Lister 的消毒法發表之前，感染被認為是創傷的隨身物，如何治療也免不了敗血症 (Sepsis)。在當時也曾嘗試做第一期癒合，但創傷的排液法被視為絕對必要，排液法成為戰爭創傷 (war wound) 在治療上重要的基本原則之一。

　　然後，將創傷放置數日，施以第二期閉合，此即所謂的「延遲的第一期閉合法」(Delayed primary closure)，或謂「第二期閉合法」(Secondary closure)。雖然 Kocher (1882)、Halsted (1890) 等人早已強調這些說法，但卻被人長期遺忘。不過在每次戰爭(1915、1918、1952)，總吸取一些新的經驗。抗生素 (Antibiotics) 到了二十世紀中葉以來，才被認定其有效性。但若做適當的創傷切開法、排液法以及第二期閉合法，則無積極使用抗生素的必要。不過對於做過第一期癒合的創傷閉合法，抗生素類的使用，仍是有效的。

　　所謂整形外科是一八三八年 Edward Zeis 著書記載的，游離皮膚移植的問題，可說是十九世紀最大的進步。Baronio (1804)是第一位使用羊的皮膚做皮膚移植手術。Reverdin (1869) 曾提出以細小而薄的脫離皮膚做移植的報告。接着 Ollir (1872 法國)、Thiersh (1874,德國) 等更加以發揚光大。最近以暫時性的屍皮移植、猪皮移植和皮庫 (Skin bank) 等來救治廣範圍的灼燒患者，可謂近代創傷治療的

一大進步。

I. 創傷治療原則

創傷的治療，視其創傷的哆開性或非哆開性，淺在性損傷或深部性損傷，無菌創或污染創，而施以不同的治療原則。

(1) 無菌創

創傷雖爲哆開性，無菌的手術創可將傷一次縫合，使其在第一期癒合下痊癒。缺損組織較大時，要施以整形手術或移植手術修補之。預知創傷內有大量分泌物或大量血液貯留時，一～二日間內，要作一時的排液法。創傷必然出血，因而要作小血管的結紮。無菌創若是受到感染，則其結紮線會成異物，阻礙創傷的痊癒。因此，最近有以電凝法（Coagulation）來代替結紮止血法。不過應注意勿使電凝過強，以免傷及周圍的組織。

創傷的縫合（圖2-16）如（A）所示，要使縫合線通過創傷底部爲宜，縫合完成之後，創面要相互密着。不可如（B）所示，使創面底部殘留空隙，因爲有了空隙，分泌物及血液等會貯留該處形成感染源。如果創腔過深，難作單層縫合時，要分開上下二層縫合。此時將被埋沒的下層，其縫合線使用易被吸收的腸線較佳。

(2) 污染創

除了手術創之外，一般創傷，多半是偶發性。從受傷到送醫治療的時間較長，其間常由無醫學常識的人，作緊急處置，處置不適當，感染的機會就很大。

對於感染率高的污染創，Friedrich Esmarch（1878）自早便提出(1)不導入有害之物，(2)安靜，(3)排液，(4)避免靜脈鬱滯，(5)洗淨等五項治療基本原則。對此應進而加入創傷切開術（Débridement），「遲延的第一期閉合法」（Delayed primary closure），以及抗細菌─抗毒

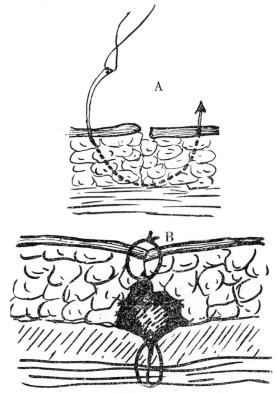

圖 2-16 創傷的縫合法　(A)正確　(B)不正確

素治療。偶發性的創傷中，如切傷，若爲組織挫滅較少，創面平滑而且受傷不久的新鮮創傷時，要以不損傷組織的滅菌水，生理性食鹽水或逆性肥皂等洗淨。創口的四周皮膚以碘酒、酒精清拭，使之如無菌創一樣，不礙其縫合。但以後若有感染之疑時，則馬上拆除一～二線，作排液法。

　　像爆炸創般雜亂的感染創，固然皮膚消毒，創內洗淨爲必 行之事，但同時必須也要切除失卻活力的挫滅組織。創傷多是受傷後經過相當一段時間，所以細菌常更深入。再加上挫滅組織，常是細菌的溫

床。基於這些理由，創傷切開術，要徹底地做到創傷切除的地步。挫滅的創緣皮膚當然要切除，就是連挫滅的皮下組織及肌肉等都須要切除，到流出血液之乾淨處爲止。創傷的形狀複雜，形成空隙或洞空時，須要切離覆蓋洞空的組織。使之成爲平坦的哆開創。（圖 2-17）創面不予閉合，而以紗布塡塞並且哆開，使分泌物、血液、壞死組織和異物等易於排出。（圖 2-17）如果創傷已經過廣大的創傷切除，變得相當大時，爲防止創緣的裂離，要在塡塞紗布的創緣之上，做鬆弛縫合，使之拉近持穩爲佳。創傷面清潔之後，以第二期癒合的方法痊癒，或施以早期延遲縫合，以第三期癒合的方法痊癒亦可。創傷肉芽面範圍廣濶時，先行皮膚移植，其間當然要做抗菌治療，爲預防破傷風，更應使用血清，以爲預防。

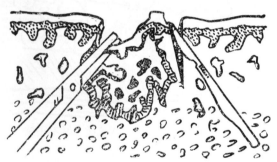

圖 2-17 創傷切開術: 把複雜起伏不平的創緣、創面切除、使
　　　　　創傷變爲平坦。

　　但是有一重大的例外，卽胸腔、腹腔、關節腔、頭蓋腔的創傷時，若做創傷的清淨處置後，必須早期縫合閉合之。供應四肢營養的重要血管斷裂時，也要馬上做血管吻合術。事關人命與四肢保存，不可不愼。

　　然而腱和神經被切斷時，只要在切斷端，用不易吸收而容易辨明的線（如黑色）做成記號，將創傷哆開，待創傷治好之後，再作遲延

的修復。

(3) 感染創

創傷一旦呈現感染狀態時，上述的治療原則便不適用。所謂的感染狀態，則爲創傷的早期處理拖遲數日或處理不當，結果引起嚴重感染，創傷部位附近成爲蜂窠織炎（Cellulitis）狀態或膿瘍。對於這種創傷不可做創傷切除術，否則就等於是將可以吞噬制限感染的組織切除，感染反而擴張。此時寧可切開膿瘍排膿，局部用冰冷敷，並投以強力抗生素之類，使感染完全消失。待創面覆蓋肉芽之後，以第二期癒合痊癒，或以第三期癒合治療。創傷因嫌氣菌的感染而引起瓦斯壞疽時，感染會急速擴大，全身狀態惡化，要馬上做多數性切開，必要時甚至須切斷患肢。

(4) 難治性創傷

創傷經過長期治療，尚不見痊癒時，如前所述，必有因素存在。若找不出其根本因素而除去之，則創傷便無法痊癒。全身性的因素，如營養不良，低蛋白血症、重貧血症、糖尿病、梅毒、結核、壞血病等，要施以全身治療，加以改善。局部性因素，例如瘻孔形成、洞空形成、排膿不全、土砂、結紮線、紗布、鐵片、死骨片等異物存在等等，要以手術徹底將其除去，再作改善處置。唯一重要的是慢性潰瘍，長期下來，會有皮膚癌化的情形。因此一有癌症的可疑時，要及早做活組織切片檢查，準確診斷，以作正確的治療。結核性潰瘍須作徹底的刮除外，並須施以長期間的抗結核化學療法。

(5) 深部損傷

損傷深及內部，如到達腦、肺、心臟大血管、腹部臟器、骨、關節等時，視各部位作手術處置，詳見於本叢書各專科章節、，在此不再贅述。

II.　創傷處置後的治療

因爲手術而作的無菌縫合創，以紗布覆蓋固定後，只要無化膿徵候，最好擱置不動，不要隨便更換繃帶。創傷的痊癒要七～十四天，在這其間儘可能使創口乾燥爲宜，通常在第七天拆線。但頭、臉部待血行良好，癒合快速，亦可在第三～四天拆線。有時爲了要使創口的美觀，　也有在手術一、　兩天後拆線者。　但此時如果皮下沒有埋沒縫合，則創口有裂開的危險。上下肢的創傷在處理後，要使上下肢保持稍微高位的姿勢，以防血流沈滯，同時要保持安靜。手術創有異樣的疼痛時，應解開繃帶，若縫合針的針口附近有紅腫時，必須拆線。有膿時，要拆幾根線，開放創口，使之易於排膿。雖然是無菌手術創，但在手術之後，仍需服用抗生物質等種種化學療法，則更益安全。

如甲狀腺手術、乳癌的根治乳房切除術，腫瘤切除後，在手術創會留存相當大的空隙，乃至於有大量的分泌液、血液貯留，因此要施以暫時性的排液法，卽以小的排液管放置一、兩天，然後再除去。排液管挿置後，施以吸引或創傷部施以繃帶壓迫，儘量縮小貯留空隙。

清潔創傷的處置法大約如上，但污染創傷稍爲不同。污染創多半爲哆開性，創面留置紗布乃至排液管排膿，這種濕潤創要每天更換繃帶，要保持創面的清潔，必須更換乾淨的紗布。但是污染創傷剛手術完後，塡塞的紗布最好放置三、四天不動，以後才更換創面紗布的一部份或全部，太早更換會招致創面出血。紗布若粘住創面組織，不易更換時，以生理食鹽水濡濕之則易於更換。（圖 2-18）

不完全的十二指腸斷端閉合處，或挿入 T 字管（T-tube）的總輸膽管附近所挿置的排液管，不可太早拔除，至少要十天以上，待其附近皆以癒着完成保護壁，卽使膽汁或食物漏洩，亦能完全與其他腹腔隔離。否則太早拔出，一旦膽汁及漏洩的食物等擴散滲入腹膜腔，有

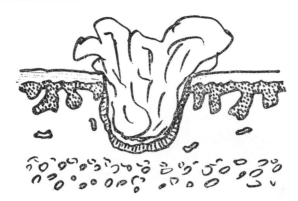

圖 2-18 污染創的處理法：創面洗淨消毒後或創傷切除後放紗
　　　　布於創際、此紗布必須放置三天以後才可換新。

引發腹膜炎的可能。腹膜炎時，插入的多數排液管以為排膿，要把患
者的上半身稍為高位，使之易於排膿，更使膿液滙集於 Deuglas 腔
內。萬一時，可經由直腸或腟口做切開排膿，否則膿液會在上方橫隔
膜下滙集，造成橫隔膜下膿瘍，引起肋膜炎等呼吸器炎病的併發症。

第 三 章

灼　傷　　　　　陳楷模

　　灼傷可說自有人類以來就存在的。最早的灼傷，可能在遠古時代
由於太陽光，閃電，火山的岩漿引起的。人類發現了火，有了熟食
後，火爐，火燭，熱水就變成重要的灼傷，因素化學藥品的發明有了
化學灼傷；電的發現和應用，有了電氣灼傷；核子彈的使用，又有了
放射線灼傷。一部灼傷原因史，就好像是一部人類的文明史。

　　通常我們追溯灼傷的醫學史，都要提及 Hippocrates（公元前
460～377），他曾經提到使用醋來減輕灼傷的疼痛，然後再塗上橡樹
皮浸液。以後，羅馬時代 Aulus Cornelius Celsus（約在紀元後 100
年）在他的著作內有一篇是專門談到灼傷的治療。Galen（公元129～
199）是一位希臘人，軍醫。他治療灼傷的藥方子是把石灰、硫磺和
油混合來使用。這以後，數世紀中，陸續有許多醫師，將他們治療灼
傷的方法遺留下來。第一位將灼傷分類的是德國外科醫師 Wilhelm
Fabry （1560～1624）（也叫 Fabricius Hildanus），他在他的著作
De Combuśtionibus，詳細記載了數例灼傷病例，同時也談到了灼傷
的分類，和死後的變化。1863 年，Baraduc 提出血流量減少可能是
灼傷的死因,他也發現灼傷病人的血液稠度會增高。Underhill （1923），

Evoms, E. I. et al: Fluid & electrolyte requirements, in severe burns, Ann.
　　Sryey 135: 804-817. 1952.
Cope and Mocre: The redistnbution of body water and the fluid therapy of
　　the burned patieut. Ann Sury 126: 1010-1045. 1947

〔 49 〕

首度研究灼傷時輸液的需要量，他是以灼傷的表面積大小，病人的年齡和一般狀況來作指標。Cope 和 Moore 發現除了體表造成灼傷病人體液的損失外，體內也有很厲害的體液損失。1951 年，Evans 提議估計輸液量應該以病人體重和灼傷的表面積的百分比為準，他同時提出一個公式，以後此公式被修改成較為大家知曉的布魯克公式（Brooke formula）。

灼傷時局部的藥物治療，從 1835 Lisfrank，使用含有鹽和氯化鈣的濕布覆蓋；Syme（1883）使用乾棉花，羊毛先蓋住傷口，再加以緊密包紮。以後，鞣酸也被用來處理灼傷傷口，1942年以後，有人發現鞣酸會造成肝臟傷害，才放棄使用。Allen 和 Koch (1942)，提出凡士林紗布使用，建議把傷口包紮得很厚、很緊，同時固定灼傷的部位。1949年，Wallace，在英國，提出開放性療法。

在1954，Lieberg，Reiss 和 Artz 共同發表，敗血病是造成灼傷病人死亡的重要原因。Teplitz 和 Moncvief 在 1964 提出灼傷感染的成因研究結果，使得灼傷的治療得到更進一步的發展。

第一節　灼傷的深淺度與面積

病人在灼傷以後，身體上所發生的變化，和灼傷的程度關係非常密切。灼傷的程度是包括灼傷的體面積和深淺度。外科治療的方法也和灼傷的程度有關係，尤其重要的是此種病人的預後也決定於灼傷的深淺度和面積的大小。所以，對於一個醫師，正確的測量灼傷的程度，從而來衡量病人的情況，決定病人的治療方式，預期併發症的發生是最重要的。

Brooke, formula: Reiss. E, et ˊal. Fluid & electrolyte balance in burns. JAMA. 152: 1309-1313. 1953.

　　首先，我們要談到如何來決定灼傷的深淺度。通常習慣上，我們
把灼傷分成三度。第一度灼傷的特徵是皮膚的泛紅斑出現，在顯微鏡
下可以看到表皮的表層破壞（見圖 3-1）。這在長期曝露在日光下的
人（如游泳，日光浴等），常可以看得到。臨床上並不太嚴重，只是
有一些疼痛及輕微的水腫，通常約四十八小時後，症狀會自然消失。
五至十天後，表皮會有脫屑，不會留下疤痕的。第二度灼傷，組織傷害
的程度要屬害些，主要破壞是全部的表皮和一部分的眞皮組織（見圖
3-1）。臨床上，可以看到水疱，面表呈紅斑點，有漿液滲出，傷口非
常疼痛。較淺的傷口，在十至十四天，可以復原；較深的二度灼傷，
有時要費二十五至三十五天，才慢慢得到痊癒。二度灼傷的病人通常
汗腺和毛髮都可以再生。第三度的灼傷，是指皮膚全層到皮下脂肪層
或更深層的破壞（見圖 3-1）。臨床上，呈現乾燥灰白色或焦黑色的痂，
皮下水腫非常屬害，由於表皮神經組織已經破壞，病人不會感到疼痛，

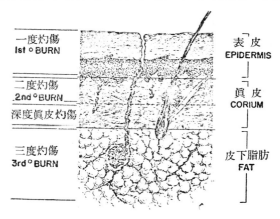

圖 3-1 皮膚的構造和灼傷的深淺度。

因此我們可以使用針刺檢查，看看病人是否失去痛感或看看毛髮是否
容易拔除，來決定是否第三度灼傷。第三度灼傷的復原，除非使用外
科手術移植皮膚，通常非常慢也許好幾個月，也許好幾年，同時最後

免不了結疤；毛髮和汗腺是不會再生的。我們再把灼傷的深淺度和形態變化和臨床症狀，總結於表 3-1 。有時候，灼傷的當時要研判深淺度是很困難的，正確的診斷可能要等到三到五天後才會明顯起來。

表3-1: 灼傷深淺度的分類

分　類	形態上的變化	臨　床　表　徵	原　　因
第一度	表皮表層壞死 皮下血管鬱血	紅斑—指壓會消失 表面乾燥、疼痛	紫化線 非常短時間核射線傷害
第二度	表皮全部，眞皮部份破壞；皮下血管鬱血或凝結有些毛囊、腺體仍存活著	紅斑、潮濕、疼痛。通常有水疱存在。表層很容易擦破。	短時間的放射線照射
第三度	所有皮膚構造都破壞。皮下血管凝結。	乾硬、缺乏彈性的痂。不感到痛。	火傷 深度燙傷 化學物灼傷 電氣灼傷

　　臨床上，了解了灼傷的深淺度，其次須要了解灼傷面積的多寡。一般是以灼傷的面積佔身體表面積的百分比來表示。有一種估計灼傷面積的較簡單而且快速的方法就是 L九的倍數原則」。（如圖 3-2 所示）。這種原則，就是將全身分成十一個區域，每一區域佔身體表面積百分之九，生殖器官佔百分之一。假如能够在估計灼傷面積百分比後，再估計正常健康的體表面積，作一個對照的話，可以更準確的知道傷害的程度。但是兒童的身體表面積的分佈是隨著年齡而有不同的比例。在估量兒童灼傷程度，應該採用另一套方法。倫德和布朗德（Lund and Browder）這二位先生所創製的圖表，是目前提供我們在

做這一方面工作的最好方法。

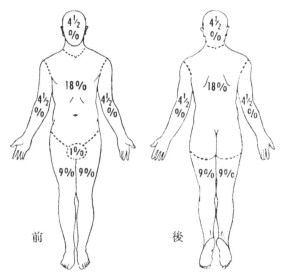

圖 3-2 : 「九的倍數原則」—對於灼傷表面積迅速估量最好的方法。

第二節　灼傷的預後

　　灼傷病人的預後，相當困難。一般來說，灼傷越厲害和年紀越大，死亡率也越高。但是醫學是一直在進步的，在過去假如灼傷達到體表面積三分之一以上往往是無法挽救的，現在則不然，即使是百分之五十或是六十的灼傷，往往仍然能夠治療。

　　美國布魯特醫師（Pruitt）將他在 1950 至 1960 中觀察的1100個灼傷病人，死亡率和灼傷面積，病人年齡的關係作成一個圖表，如圖 3-4 。由他的觀察中，證實了灼傷面積越大，死亡率越高，以及年紀太大或是太小（如嬰幼兒），死亡率也要比一般來得高。

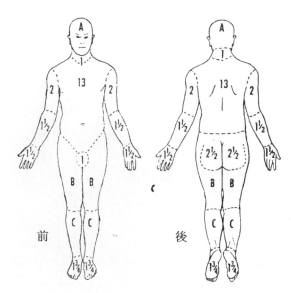

身體表面積和年齡關係

體 表 面 積	年				齡	
	0	1	5	10	15	Adult
A—頭部的 $\frac{1}{2}$	$9\frac{1}{2}$	$8\frac{1}{2}$	$6\frac{1}{2}$	$5\frac{1}{2}$	$4\frac{1}{2}$	$3\frac{1}{2}$
B—大腿的 $\frac{1}{2}$	$2\frac{3}{4}$	$3\frac{1}{4}$	4	$4\frac{1}{4}$	$4\frac{1}{2}$	$4\frac{3}{4}$
C—小腿的 $\frac{1}{2}$	$2\frac{1}{2}$	$2\frac{1}{2}$	$2\frac{3}{4}$	3	$3\frac{1}{4}$	$3\frac{1}{2}$

圖 3-2 倫德和布朗德灼傷病歷表—提供我們更正確地決定灼傷的表面積。

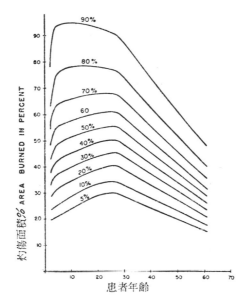

圖 3-4 布魯特醫師所觀察的灼傷病人，死亡率和年齡、灼傷面
積有很大的關係。

第三節　灼傷後的生理變化

I.　熱灼傷的本質:

灼傷是由於熱對於組織的破壞，可能是接觸傳導或是輻射傳導。
灼傷的程度，顯然和熱源溫度的高低，接觸的時間以及身體組織的熱
傳導程度有很大的關係。首先談到組織的熱傳導程度，這和組織內含
有多少的水份？有沒有油脂或其他分泌物覆蓋？有沒有色素存在？皮
膚的厚度？血管分佈的疏密有很大的關係。

一般而言，溫度攝氏 45 度以下，即使接觸 20 分鐘，對皮膚也
不太會造成傷害，但是溫度超過攝氏 60 度，接觸一分鐘，通常皮膚
會造成第三度灼傷。實驗室報告，在0.54秒這麼短的時間內，人體皮

膚假如接觸 3.9 卡路里每平方公分每秒的熱量，可以造成二度灼傷，假如熱量增加到 4.8 卡路里每平方公分每秒，就會造成三度的灼傷。

細胞在熱灼傷後何以會死亡？在生化和生理上雖沒有一明確的結果，但是一般都是歸之於蛋白質的變性和細胞內重要的酵素遭受抑制。實驗上，皮膚在溫度越高，氧的消耗量越大，但是溫度越高，葡萄醣的使用卻越低，乳酸產生也越多。溫度達到某一程度，細胞內參與克萊勃氏環（Kreb's cycle）的酵素會被抑制，造成腺嘌呤核苷三磷酸（ATP）產生的減少，如此細胞新陳代謝會遭障礙而死亡。

II. 灼傷的影響

(1)局部反應：

第二度和第三度灼傷都會造成表皮完整的功能有缺損。臨床上最容易見到的像：體表調節水分蒸散作用失去了；身體抵抗感染的第一道防線崩潰了；大量的體液，蛋白質和營養物從灼傷的傷口流失了。

在正常人從體表所蒸散的水分每天約 10 毫升每公斤體重。體表的角質，脂肪，以及一些構造都可以調節體表蒸散水份。假如灼傷的時候，這些體表的保護構造失去了，水份從傷口大量的流失；灼傷越厲害，水份的流失也越多。灼傷傷口水份流失量可達到正常皮膚 5 倍到15倍之多。每一個灼傷病人水份的流失，往往不容易估計，因為這和他接觸空氣的濕度，治療的方法和傷口新舊也有很大的關係。每天測量血漿內含鈉鹽的多少或體重的增減，也許是對水分流失量比較好的指標，有些病人會達到需7-10公升水份來補充水分的蒸散。此外還要注意的是，每一公升水份蒸散，往往需蒸散熱 0.58 公卡；這樣會造成熱量大量損失。

表皮是抵抗外界感染第一道防線，灼傷後此道防線即被突破，細菌可以源源不斷侵入體內。加上壞死的皮膚是細菌繁殖的溫床；血管

的凝結又使抵抗的白血球無法達到傷口，使得感染更如火上添油，更加厲害。所以在灼傷後48小時，灼傷傷口表面細菌數可以達每公克組織 10^4 到 10^8 這麼多。細菌的種類，則是隨著治療的方法，環境的不同而有異。灼傷傷口的敗血病，可以說假如每公克組織有 10^5 以上細菌即可造成。換句話說，假如灼傷傷口一旦感染，很快就可以產生全身性的敗血症。敗血症的形成自然也和灼傷的表面積有很大的關係。表面積 60% 灼傷的病人，即使傷口細菌數少於表面積 30% 的病人，但全身性的症狀，往往也要大的多。

灼傷病人血液培養，往往得不到病菌；因為革蘭氏陰性的桿菌，通常由淋巴管入侵，只有在後期才可在血中出現。事實上，血中培養得到往往代表有另外的感染（如打針的導管，肺炎）。

灼傷傷口，也會造成身體蛋白質，胺基酸，和礦物質的失去。灼傷後 4 天蛋白質的失去量，往往是身體血液中蛋白質的二倍。氮的流失，在幾週內也都是正常者 2-3 倍。微量礦物質（如鋅、銅、鈷、鎂），維他命和電解質（如鈣、鉀、鈣、鎂）都會有或多或少的損失。二氧化碳也會從灼傷傷口擴散出去（每個小時每平方公尺約 25 毫單位分子式 mEq）。

(2)全身性反應。

①灼傷休克。

一個嚴重灼傷的病人，幾幾乎乎全身每一個器官的功能都會受到影響，但是最常造成立刻死亡往往是灼傷後休克引起的。休克的原因自然是流失大量的血漿和細胞間質的水分。

傳統上認為體液從灼傷傷口流失是造成休克的原因。此外熱造成膠質分子的變性，使它們結合水分子和鈉離子。而那些受熱傷害的細胞會吸入水分和鹽分；血漿也會從血管傷處流失。這些因素總合造成

身體水分急速減少，而造成循環功能失常。灼傷早期的貧血則是由於急速的紅血球破壞和紅血球壽命的減短引起的。

最近的研究，顯示灼傷休克的生理變化並非如此簡單。用同位素^{35}S 測量細胞外水份，告訴我們鈉離子在最初 4 到 8 小時內有一半以上流失。在灼傷最初數小時（1 到 4 小時）此種水分大量流失，主要是鈉離子和水分由細胞外或細胞間質進入骨骼肌細胞，然後自灼傷傷口流失。

在同一時間，細胞外水分和血漿也由傷口流失掉，所以最初八小時我們要補充所計算出水分補充量一半，就是這個道理。

微血管的傷口，大約在灼傷後 24 小時會癒合，如此使血漿流失就會減少。但是灼傷傷口下層和附近的水腫，在灼傷後 48 到 72 小時會越加厲害。

灼傷何以會造成如此嚴重地水腫？我們在放射性同位素標示的纖維蛋白原上找到很好的解答。灼傷後，循環中的纖維蛋白原消失得很快（見圖五 3-5）。此種纖維蛋白原的分解並不很完全。在水腫的液體中可見到纖維蛋白原聚合體的濃度逐漸增加。這些聚合物分子量約 700,000，到 1,000,000 之間，物理上是屬於凝膠質（Gel）。可能這些聚合物，堵塞了淋巴管和小靜脈造成水腫。

這些研究表示灼傷傷口水腫有兩方面的因素；在最初是由於組織受灼傷，細胞外水分和血漿流入傷口以及大量的水分、鹽分進入骨骼肌細胞；以後則是纖維蛋白原的聚合物堵塞了淋巴管和小靜脈造成的。

②心臟血管的變化。

心臟血管的變化主要是心臟功能和血液中血球的改變。灼傷表面積達 30% 的病人，心臟輸出量立刻減少 30-50%。假如予以水分補

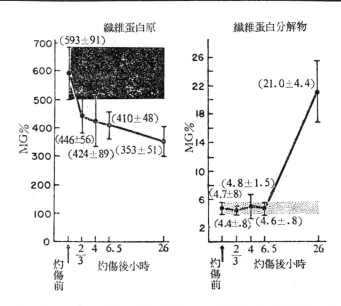

圖 3-5 （左）血漿中，碘（125）——纖維蛋白原迅速消失的
　　　情形。（右）纖維蛋白分解物在水腫液積聚的情形。

充，12 小時後，輸出量可以恢復正常。在體面積灼傷超過 40％的病
人，心臟收縮力會減低，這種心臟低輸出量，對於水分的補充沒有什
麼反應。這是因為此種灼傷病人血中出現了 L心肌抑制因子 ﹞（Myo-
cardial depressant factor)，這種因子的分子量約 1000，是一種未完
全了解的物質；在臨床上，就是造成心臟輸出量的減少，同時對於液
體的補充，沒有反應的主因。此種因子在大量灼傷的病人，或以前有
心臟病而有中度灼傷的病人，或是在年紀大的病人，都可看得到。

　　血液中血球的破壞只有部分是由於熱的直接傷害。在急性期，3％
至15％紅血球會造成溶血。另外，紅血球的壽命也會明顯的縮短。用
鉻— 35 標示紅血球，顯示灼傷病人的紅血球，假如將它輸入正常人
身上，可以得到正常的壽命，反之正常人的紅血球，輸入灼傷病人，

則紅血球壽命也會減短。此種貧血現象可能持續二週之久，每天約損失紅血球總量 3 到 9 ％。血小板的壽命也會縮短。白血球會降至輕微白血球減少的程度。眞正的原因，到現在還不明白。

　　③腎臟的變化

　　假如灼傷後能立刻予以及時而且適當的處置，急性腎衰竭是不太會發生。腎小球滲透性在灼傷初三天可能會加強，此時小便中往往可檢驗出蛋白質。在最初數小時，腎小球濾過速率會降低，但是假如及時處理，不久就恢復正常。腎小管的功能，假如急救得宜，也不會有任何減低。

　　④肺臟的變化

　　灼傷後初數小時，肺靜脈收縮，造成肺血量的增加。以後，全身血量減少，肺臟血流量也跟著減少，造成肺臟的功能性殘餘容積增加。假使全身血流量於24小時內恢復正常，肺臟血流量也跟着恢復正常。但是，在一些灼傷的病人，肺臟常常卻因吸入有毒的氣體而受損；這種氣體含有高碳成分，會造成肺臟膨脹不全，或上呼吸道阻塞。在灼傷後期，常由於敗血症引起肺炎。

　　⑤胃腸消化道的變化

　　在厲害灼傷的病患，早期往往可見到胃液中含咖啡色液體。在最初三天，消化道可能出現腸阻塞的現象，胃會有急性膨脹。這些早期的變化和後來出現的克林氏潰瘍 (Curling's ulcer)，好像沒有太大關係。克林氏潰瘍，是比較後期出現的，臨床上可見消化道出血，最多是十二指腸，其次是胃，很少數從其他地方出血(15％)。這種潰瘍和胃酸分泌是否太多，或以前有無潰瘍沒有太大關係，主要是黏膜下毛細血管鬱血，破裂造成出血。

　　⑥免疫能力的影響

在初期，白血球數目由於白血球黏著會稍微減少。補體也會很快地消失，但又很快地出現。白血球的殺菌能力假如突然下降，這是表示敗血症出現。白血球的代謝作用在第三天以後會出現障礙，可以從它氧氣消耗只平常一半看出，假如不能適當予於營養和維他命 C 補充，這種情況會持續下去。

液體免疫在灼傷後短期內，並沒有什麼變化，但是細胞免疫卻受到抑制。免疫球蛋白如 IgG, IgM，在灼傷後三週還是受到抑制。最近有些實驗室，使用抗細菌的疫苗（如綠膿桿菌），來增加病人的免疫抵抗能力，效果還不錯。

第四節　灼傷病人之緊急處置及安置

假如衣服著火，千萬不要慌亂奔跑，也不要站立以免吸入火焰或燒及頭髮。此時應該立刻臥倒，用毛毯或外衣覆蓋，翻滾來滅火。

對於傷處，在醫師還未到前，應該避免污染，最好的方法是用乾淨的毛巾浸冰水後覆蓋在傷口處，可以減輕疼痛，並可達到避免污染。千萬不要塗上家用藥膏，以免增加醫師處理的麻煩。假如呼吸停止了，應該使用口對口人工呼吸術急救。最要緊的是，趕快送到醫院去！

當醫師看到一位灼傷的病人，除了予以緊急檢查、治療外，更重要的是要了解受傷的嚴重程度，同時要衡量這些病人應該安置在什麼樣的醫院，或是只需要門診治療。首先應該把病人分成三類：(1)嚴重灼傷，應該趕快把病人送到設備好，有灼傷中心之大醫院。(2)中度灼傷，可以在社區及綜合醫院治療，(3)輕微灼傷，可以在門診治療。

首先談到輕微灼傷，是指二度灼傷15％以下或是三度灼傷2％以下，治療只需針對傷口，不必全身性治療，很少會有生命危險。中度

灼傷是指二度灼傷在 15-30％，或是三度灼傷少於10％，但灼傷的部
位不是手，腳，臉部。中度灼傷的治療，需要由靜脈補充液體，同時
要全身性治療，不然有死亡之發生。年齡的大小，有沒有合併其他毛
病，也是列於要安置這些病人在什麼醫院應考慮的因素。嚴重灼傷則
是二度灼傷超過30％，或是三度灼傷超過15％，這些病人，需要有特
殊訓練的人員和設備，才能得到適當的治療。合併有呼吸道或很厲害
的外傷，骨折，應該都要歸納於嚴重灼傷這一類。茲將此種分類法綜
合如表 3-2。

表 3-2： 灼傷病人的分類和安置的地方

分　　類	灼傷的程度和種類	治療的處所
輕微灼傷	二度灼傷15％以下 三度灼傷 2％以下	門診或診所
中度灼傷	二度灼傷 15～30％ 三度灼傷10％以下，但灼傷部位不 在手、腳、臉部或輕微灼傷，病人 年齡在二歲以下或 45 歲以上。 化學灼傷 凍傷	社區醫院或 是有照顧灼 傷設備的綜 合醫院
嚴重灼傷	二度灼傷 30％以上 三度灼傷 15％以上 或合併有呼吸道受傷，嚴重外傷、 骨折，或其他灼傷前已有的疾病。 或中度灼傷，病人年齡 10 歲以下 或 30 歲以上。 或電氣灼傷。	＊ 灼傷中心

＊ 灼傷中心需有急救室，灼傷專家，同時有各種灼傷處置設備，包括復健和
　物理治療計劃。

I. 灼傷之治療

嚴重灼傷病人來到醫院，應該斟酌病人情形，予以必要和適當的治療。

(1)病歷詢問

簡單而且迅速詢問病人灼傷的時間、地點，如何灼傷及受傷前身體狀況；假如可能有法律問題時，應該將受傷處拍照以爲憑藉。

(2)緊急處理

病人體檢完後，應該馬上用大號針頭抽血做交叉檢驗，同時檢查血球比例，血中尿素量，以及其他必要的檢驗；抽完血應該接上乳糖—林革爾液，直到靜脈導管注射好，再拔掉。其次在清理傷口時，爲了減少病人痛苦，應該靜脈注射嗎啡；不要皮下注射，因爲嚴重灼傷病人循環一般會有障礙，局部吸收很慢，效果也很差。

(3)氣管切開

病人一到醫院，就應該很快用吸引機將呼吸道清除乾淨；至於需不需做氣管切開術往往從病人受傷的病史就可以得到。假如呼吸道有嚴重阻塞，毫無問題一定需要切開氣管；有時候病人會有聲音沙啞、咳嗽、呼吸急促或是發疳，都是表示肺部受損害；有時候病人是在一閉封的空間內受到灼傷，或是檢查時，咽喉後壁有紅腫，鼻毛燒焦，胸部有肺囉音，或是有喘鳴，都是表示肺臟有受損，都需要考慮氣管切開。

臉部和頸部的灼傷，有時也需做氣管切開，但是一般而言，24小時內不太需要；有時候，氣管切開，往往增加水分的消散，感染的機會，和增加護理的負擔；所以要每一病例斟酌一下。

(4)靜脈注射

嚴重灼傷病人的生命往往繫於靜脈的注射；所以要有計劃地利用

各種靜脈注射的途徑。灼傷在 20％以上的成人和 10％以上的小孩，靜脈注射往往需要十二天以上的時間。在這段時間，靜脈栓塞常會發生，而需要再找新的注射途徑；一條好的注射靜脈往往都很難找，所以從開始，就要好好照顧注射的靜脈才行。

假使靜脈導管注射於隱靜脈，大約4到5天免不了發生靜脈炎。假如能够的話，最好是打在肩膀上的頭靜脈可以維持比較久，同時比較接近中央靜脈系統，急救時也可以量中央靜脈壓。

假如靜脈導管是利用腿上的靜脈，最好從遠端開始，假如有栓塞了，慢慢移向近端；假如第一次就利用股靜脈往往隱靜脈也就無法使用了。股靜脈應該留到沒有其他靜脈好利用了才用，同時不可超過七天，因為往往引起一些合併症。

總之，在灼傷病人靜脈注射時，應該考慮幾點重要的原則：⑴上肢靜脈要比下肢靜脈要好，因為靜脈炎要少。⑵不要在灼傷傷口上，做靜脈注射。⑶注射的部位，盡量接近上腔靜脈，如此必要時，可以做中央靜脈壓測量。

⑸導尿管留置

灼傷在25％以上的病人，輸液治療是否適當，最好的方法，是留置導尿管，測量每小時小便量。假如不需要時，應盡早拔除，通常72小時以後往往不需要再留置。

⑹抗生素和破傷風疫苗的給予

預防性抗生素使用，往往並不必要，除非傷口有污染，有外傷，或有其他合併的疾病。

破傷風類毒素的使用，在每一個深部灼傷的病人都需要的。

⑺輸液療法：

灼傷的特性，在於它所造成的水份和鹽分損失和體液的失去可以

預先估計；所以假如能够好好的補充治療，是可以避免休克的發生。輸液療法取決於許多因素如灼傷的深度和面積，病人體重、年齡、病人的健康狀況和呼吸道受傷的程度。

到目前爲止，還沒有一套放之四海皆準的公式可以適用於每一位灼傷的病人。而且任何一種公式只是提供液體補充的估量，而不是盲目跟從。假如沒有這種公式的估量也會有很大的錯誤，往往會補充過多的水份。現有的公式有各式各樣，比較有名的如依凡公式，麼兒公式，麻州醫院公式，派克蘭醫院公式和布魯克公式等。一般來說，麻州醫院公式和麼兒公式比較偏重膠質，而鹽分溶液較少。派克蘭醫院公式完全不用膠質。布魯克公式則居其中。依照我們目前對灼傷的了解，這些公式其實都需要做適當的修正；例如在大面積的灼傷，需要膠質的量要估計高一些；在小孩子，要比布魯克公式更多的膠質才對。事實上，每一個醫師在臨床上應該選擇他最熟悉的公式，同時從實際經驗上加以適當的修正。

以下是布魯克公式估計在 24 小時內需要的輸液量：

(1)膠質（血漿、菌葡萄聚醣）

每公斤每百分之一灼傷需 0.5 毫升

(2)鹽分溶液（乳糖林格爾液）

每公斤每百分之一灼傷需 1.5 毫升

(3)水分（葡萄糖液）

成人 2000 毫升，小孩子酌量減少

小孩子水份的需要量相差很大，比較粗略的計算法如下：最初二歲每公斤給予 120ml；二到五歲，每公斤 100ml；五到八歲，每公斤 80ml；八到十二歲每公斤 50ml。

同時要謹記的一件事，灼傷表面積假如超過50％以上只能以50％

計算水份的需要量。小孩子和老年人一般而言對於液體承受能力比較差，輸液療法應採用最少的量。假使病人同時有心臟、腎臟病，應該和平常一樣對症治療。

在做輸液療法時，一般是先給予膠質，灼傷的面積越大，最初給予的膠質也就越多。通常血漿，白蛋白，和全血都可以用來做膠質的補充。全血一般在第二度灼傷的病患很少派上用場。有時50％以上灼傷或電灼傷在最初 72 小時可能會需要一個單位（250ml）的全血，但是全血的使用，最好看看血球容積，再做打算！補充鹽分，使用乳糖林格爾液，爲的是灼傷初期代謝性酸中毒常常會出現。

嚴重灼傷的病人，經常併發麻痺性腸阻塞，所以受傷後二天，最好不要吃任何東西，這期間最好利用靜脈給予水分和營養。尤其這些病人，吃了東西以後，常會有胃膨脹、嘔吐的現象，容易引起異物吸入呼吸道。

在施行輸液療法，最初八小時要給予所計算量的一半，次八小時給予計算量的四分之一；最後八小時給予另四分之一。時間的計算，應該以受傷的一刻開始，而不是以入院的時間算起；假使病人送醫院時間較遲，應該先給予膠質補充液，有時候也可以和乳糖林格爾液一齊給予。最初的一小時可以給予一公升以上的液體；以後，則要看尿量加以調整。最初 48 小時內，血球容積也是一種很好的指標告訴我們水份是否足够。有時候，病人有某些現象如口渴得很厲害，周圍靜脈沈隱不明，或是血壓低，都告訴我們水份不足。當然最好的指示，還是每小時的尿量，每小時 30 毫升的尿量是最恰當的，少於 15 毫升的尿量，表示水分需要加速給予，相反的，超過 50 毫升，表示輸液需減慢。假如血壓和尿量都減少，表示膠質不足，應該補充膠質。假如尿量減少，血壓卻是正常，表示水分和電解質不足，所以要補充多

一些鹽分溶液和水分。假如尿中含有血紅素，表示灼傷程度相當深，應該使尿量增加，以免血紅素沈積於腎小管中，所以除了給予大量的水分外，必要時應給予木蜜醇 (Mannitol)。

往往，我們常會給予太多的液體，而使得病人細胞間質液過分膨脹，導致水腫；假如肺水腫發生，可能增加更多的困難。要經常對肺部聽診，同時做胸部X光檢查，可以發現早期的肺水腫，並早期治療。

中央靜脈壓也是一種很好的指標。一般而言，中央靜脈壓表示輸入液和心臟輸出量的平衡，最好我們把它當作一種指示右心室功能的指標，不要認爲只代表血流量。中央靜脈壓是受血流量，心臟機能和血管的阻力三個因素的影響，任何一個因素改變，都會影響中央靜脈壓。平常，我們是把中央靜脈壓的測量放置於上腔靜脈。中央靜脈壓維持於6至 12 公分鹽水柱高是正常狀態，若太高，表示液體補充過量；太低，則表示不足。

最初 48 小時，血中電解質的測定，對於輸液的足夠與否，比較沒有太大的關係。但是血中非蛋白質氮素的測定，卻對於預後有很大的幫助；一般說，病人血中非蛋白質氮素一直保持在 100 毫克每 100 毫升以上，往往生還的機會很少。

灼傷後 48 小時，輸液的性質要改變成不含電解質的水份和血液。血球容積少於 36％，表示需要輸血。最初 48 小時後，身體每天不自覺的水份損失量可以達到 5000 至 6000 毫升；而身體由於灼傷的刺激，身體會設法保留鈉鹽，尿中鈉的排泄會大大的減少，血清中鈉濃度也就跟著會升高。在最初幾天，血清中鈉濃度假如保持於 135mEq/L 應該是最理想了。假使血清中鈉濃度上升至 145mEq/L 以上，應該給予水份的注射，以免血中鈉鹽過高。所以，在 48 小時以後，應該每天要檢查血清中電解質，作爲輸液的參考。

灼傷 48 小時以後，病人開始可以進食，假使 72 小時後仍無法進食，應該每天補充 40 至 80mEq 的鉀。

II、傷口的處理

灼傷病人的死亡雖然和灼傷的皮膚沒有直接的關係，但是此種傷口的感染往往會造成致命的全身性感染。所以對於灼傷傷口處理，目的是控制以及防止感染。一度及二度灼傷，只須將傷口處理乾淨，傷口免於感染很快地就會復原。至於三度灼傷的傷口，處理的原則在於儘快清除壞死的皮膚和組織，並且儘早植皮。總之，灼傷傷口的處理目的只有一件事，就是要減少細菌污染，使傷口乾淨而已。

灼傷的病人應該放置在消毒過的房間或是在手術室來處理其傷口，而且所有參加工作的醫護人員應穿手術衣帽同時戴口罩以減少細菌傳播。嚴重的灼傷病人應先行矯正水份及電解質的流失，再行處理傷口。處理傷口時，病人如果疼痛，可靜脈注射嗎啡 (Morphine)，但是切勿使用全身麻醉劑。所有的組織碎片和剝落的表皮，都要清除乾淨，最初可以先用溫水或肥皂水洗滌乾淨。

局部傷口的處理，有許多種方法，如封閉包紮法，暴露療法，初步切除法以及開放療法。大部分的醫師都會用到所有的方法。每種方法有其長處和短處，方法的選擇要看傷口的大小，部位，灼傷的深淺，病人的種類，醫療設備和病人的反應。例如門診換藥的灼傷病人，應該使用封閉療法；假使只有一小塊皮膚全層深度灼傷，可以使用初步切除療法。暴露療法和開放療法需要更多的護理工作人員。諸如此類的問題都要考慮清楚。(圖 3-6)

(1)封閉包紮療法：

包紮的目的是要覆蓋傷口免於感染，所以包紮時不必施加壓力。傷口上先蓋上一層尼龍纖維，炭臘 (Carbowax) 紗布，乾紗布或是凡

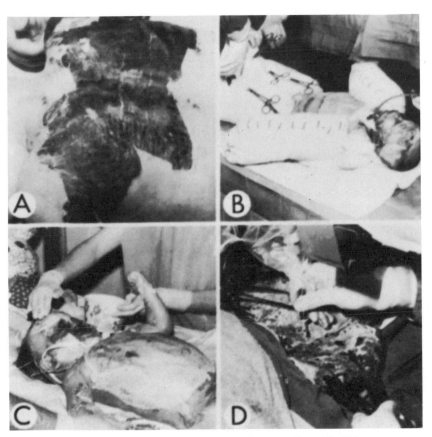

圖 3-6　A、暴露療法。B、封閉療法。C、開放療法。
D、切除療法。

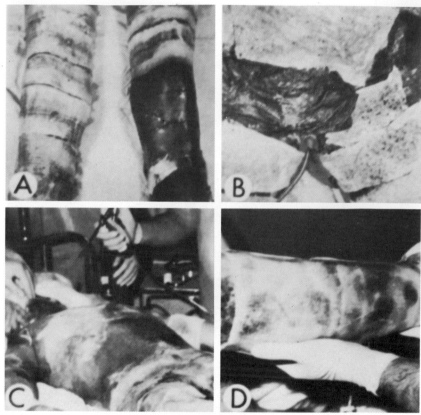

圖 3-8　A、同種皮膚移植（Allograft）。一位白人的皮膚被用來移植至一位黑人灼傷的雙腳上。

B、異種皮膚移植（Xenograft）。用來蓋住腹部和骨盆附近的灼傷。

C、皮膚代用品（Hydron 卽 Polyhdroxyethylomethacrylate）用來蓋住灼傷的胸腹以及上肢。

D、Hydron 用來治療取皮部位（Donor site）。

士林紗布，目的是不會損害傷口仍然活著的表皮組織。上面再蓋上的
敷料應該要能封閉傷口，並且具有吸水性，而且應包紮多層。最上面
再加上均勻而有彈性的包紮，一來可以消除死腔的存在，二來可以作
為支持肢體之用。第一次包紮後，可以留置 5 天，通常灼傷傷口的換
藥，可以 4-5 天一次就可以了。此種封閉性療法適用的地方如門診病
人，或灼傷較重但需由一處轉移到另一處時，或是植皮前，蓋住潮溼
的傷口（圖 3-7）

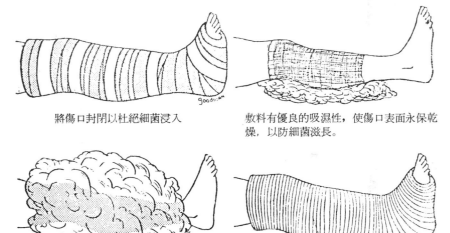

將傷口封閉以杜絕細菌浸入　　　敷料有優良的吸濕性，使傷口表面永保乾
　　　　　　　　　　　　　　　燥，以防細菌滋長。

包紮的層數要夠多，一方面可支撐肢體另一　包紮時要有彈性，不能過緊而壓迫血管。
方面敷料不易濕透。

圖 3-7 封閉包紮療法移輸

(2)暴露療法 （Exposure method）

　　所謂暴露療法是將傷口暴露於光線和涼爽的環境下，但不使用局
部藥品。此法最適宜臉部以及會陰部的灼傷有時候單側的軀幹和肢體
的灼傷，或是灼傷太廣，無法包紮時也可使用。病人在清洗傷口之
後，要放置於乾淨而且消毒過的床單上，儘量使灼傷的地方暴露於空

氣中。假如灼傷是部分層灼傷 (Partial thickness burn) 滲出液在 48 至 72 小時會形成硬的結痂。假如沒有感染的存在，表皮組織在結痂下增生，14 至 21 日後，先前形成的痂會自動剝落，而傷口即告癒合。至於皮膚全層灼傷 (Full thickness burn)，表面滲出液很少，不會形成痂皮，灼傷壞死的組織，在暴露於空氣下 72 小時後脫水而形成厚而硬的焦痂 (Escar)。

至於暴露的方法，因病人的灼傷部位，外科醫師的經驗而有不同。一般而言，臉部的灼傷是最容易施行暴露療法，在臉面皮膚全層灼傷，焦痂的處理，可在第八至第十天用鹽水棉球加以溼潤，儘快地除去焦痂。頸部前面的灼傷應該使頸部保持伸張的姿勢，這樣可以減少浸軟的程度。甲狀腺軟骨附近的皮膚灼傷，常會發生裂縫，這是由於吞嚥的動作而造成的，所幸，此處血液循環良好，此種裂縫大半不久會自癒。

灼傷的部位假如呈圓柱形，如軀幹，四肢等，要完全暴露比較麻煩，上肢的灼傷，可以將上肢綁在支架上，加以懸空；也可以使用骨骼牽引法，將肢體騰空，使灼傷部位得以完全暴露。至於軀幹部位，比較難施行懸高的方法，可以隔一段時間暴露一部份灼傷部位，通常是使用旋轉架，也有一種電動圓滾床，每隔四小時轉換位置，也可達到差強人意的效果。

全皮層灼傷假如發生於圓柱形部位，會發生的問題是這些硬的焦痂 (Escar) 有時會造成緊縮現象，壓迫內部組織。例如在胸部，焦痂的束縛，可引起呼吸困難，而四肢則可引起循環障礙。此時應考慮施行焦痂切開術（Escharotomy）把焦痂切開至深層的筋膜，做此種手術，應該避免傷及周圍神經。

暴露療法的結果，在部份皮層灼傷的病人，痂皮自然剝落即告痊

癒；而在全皮層灼傷，最後焦痂會逐漸軟化，而可以除去，再做進一步治療。

(3)初期切除療法 (Initial Excision)

灼傷的切除療法，主要是切除所有的壞死組織到底部活的組織出現，如此作法，是要防止膿毒性併發症 (septic complication)，減少代謝上的障礙長期存在，達到早期和快速復健的目的。在最近十年，由於皮膚移植術的長足進步，使此種切除療法得到很好的結果。在做此種手術中以及手術後，要有充分的血流容量補充，同時要馬上進行皮膚移植來蓋住傷口。一般說來，在切除時把焦痂拉開，就可很容易看到穿行其間的血管，加以結紮，可以避免太多的流血；最近也有人，利用雷射光手術刀來切除壞死組織，如此流血的量就會更加減少。

在施行切除療法，失血量一般是可以預先估計。切除全身體表百分之十到二十五，失血量約 2000 到 4000 毫升。灼傷後越久，才施行切除，失血會越多。施行切除療法最好的時刻是灼傷後第二到第五天，特殊的病例可延到第十四天。通常手術需兩組人一齊進行，最好手術的時間在 $1\frac{1}{2}$ 到 2 小時之內完成。另外需要一些人幫忙麻醉醫師完成輸液治療。一次不要切除超過體表百分之二十至二十五以上。中間隔上七至十天，再進行另一次切除術。皮膚移植在此種傷口，成功率應該很高。假如自體皮膚無法完全蓋住傷口，應採用同種異體 (Allograft)，甚至於異種 (Xenograft) 皮膚移殖或皮膚代用品來達到暫時將傷口封閉的目的。（見圖 3-8）

灼傷的傷口應該在第二到第四週以前完成傷口封閉手術，這樣子，住院時間也就可以縮短至第六到第八週以前了，假如無法做到初步切除療法，也可以用保守療法除去壞死組織，保守療法另外適用於灼傷後兩週以上才送抵醫院的病人和病人的情況不適於太積極的清創術時。

此種保守療法所用的刀有 Weck straight razor, Davol 植皮刀,
Davies simplex 植皮刀等等。用這些刀子做清創術,失血量都不會太
多,但仍要注意血液容積,最好血球容積要維持百分之三十五到百分
之四十。採用保守療法,傷口的封閉需灼傷後第五到第七週才可能達
到,住院時間就跟著延後至第九到第十一週才行。表 3-3 是保守療法
和切除療法的一個比較。

表 3-3　壞死組織切除法

	保守療法	切除療法
灼傷後時間	14 到 35 天	2 到 14 天
細菌的菌落數	10^3 至 10^5	10^2 至 10^3
在何處施行	手術室	手術室
皮膚移植之基底	肉芽組織	筋膜
傷口封閉時間	5 到 7 週	2 到 4 週
失血量	微量	微量
暫時傷口封閉	皮膚代用品	皮膚代用品
體重減輕（和灼傷前）	約減輕百分之十	沒有
膿毒性合併症	不常見	非常少
住院時間	9 至 11 週	6 至 8 週

上述我們曾談到利用同種異體（Allograft）, 異種（Xenograft）
的皮膚移植或是最近發展的皮膚代用品（Skin substitute）來達到暫時
性封閉傷口的目的（Temporary wound closure）, 自體的皮膚移植當
然是最好的,但是有時傷口高達體表百分之 50 至 70,很難完全用自
體的皮膚來完成封閉傷口的目的,只有賴之同種異體或異種,甚至皮
膚代用品來完成。目前而言,同種異體皮膚移植還是三種中最好的,
其次是異種皮膚,最差的是皮膚代用品。

皮膚代用品目前最常使用的是 Hydron （是一種 Polyhydroxymethylmethacrylate)，這種 Hydron 噴於傷口，可形成一種黏著的薄膜，對於外來的細菌有阻隔作用。一方面水卻可由此薄膜蒸散，可減少內部細菌的繁殖，而且外用的抗菌藥物，得以透過薄膜達到它的效果。一般而言，最初使用，可維持3至5天。運動的部位有時會形成裂縫，可重新噴上新的膜來加強。此種 Hydron 也可用來蓋住取皮部位 (Donor site)，可使病人減少痛苦，同時得到較快復原。皮膚庫 (Skin Bank) 是使用異體皮膚移植所必需的，有時異種皮膚移植也需皮膚庫儲存。這些皮膚用液態氮儲存於攝氏零下一百九十五度，要選擇移植皮膚需要做組織匹配 (Tissue typing) 一般是採用顯微細胞毒性方法 (Microcytotoxicity Method)，選好的皮膚在手術前半小時拿出來解凍，在生理食鹽水下清洗，即可使用。

處理灼傷的外科醫師，應該了解在緊急的灼傷病人和整復的灼傷病人 (Reconstructive patient) 需要移植的皮膚厚度有所不同；一般，

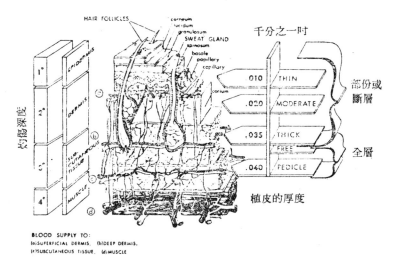

圖 3-9 皮膚縱切面圖，表現出血管走向，灼傷的深度以及植皮的厚度

在緊急灼傷傷口，薄的半層皮膚移植（thin split-thickness graft）（約 0.009 至 0.012 吋）最適合遮蓋傷口。而比較厚（約 0.015 至 0.018 吋）的半層皮膚移植對於整復的病人則比較適宜。圖 3-9 是一個皮膚的縱切片，可以看出血液供應情形，灼傷的深度和皮膚移植的厚度。一般最常使用的植皮刀是 Brown 植皮刀，但是在需整復病人，Brown 植皮刀有一些缺點； 在整復的病人而言， Reese 植皮刀似乎比較好用。總之， 一位處理灼傷的外科醫師應該熟悉這些植皮刀的優， 缺點，而能應用在灼傷病人，取得各種需要的皮膚。

有時候，皮膚缺失太多，一些設備可以把要移植的皮膚伸展 $1\frac{1}{2}$ 到 9 倍，來蓋住傷口。如圖 3-10 所示是一種 Meshgraft II expander 可以把原有的皮膚藉著機器的調整，展開至 9 倍之大。要把此種網狀皮膚移植於傷口，網的方向應和原來皮膚的紋路一樣（如圖3-11）才不會在痊癒後發生美觀上的問題。

供給植皮的部位（Donor site）， 一般是採用暴露療法比較好， 當皮膚切除後，立即覆蓋上一層細網紗布，上面再加上一塊浸濕的紗布墊，用以止血，植皮術後，拿掉紗布墊，細網紗布仍留下，血液會凝固變硬，約十四天，表皮新生而痊癒。但是全皮層的植皮，取皮處應該也要蓋上異體皮膚，可防止肥厚疤痕形成。

⑷開放療法（Open Method）

此種方法定義是將灼傷傷口暴露，再使用局部藥劑。是目前最常使用於灼傷病人處理上。開放療法有幾個好處，最重要的是傷口的檢查和情形一目了然。傷口一旦發炎，馬上可以處理。另外是很快就可以從事復健工作，關節的活動可以不受限制。同時溫度的調節很容易達到，一般灼傷的病人都會感到寒冷， 須要外加電熱器。使用在開放療法的病人，很容易可以做到。傷口處理也比封閉療法簡單得多。但開

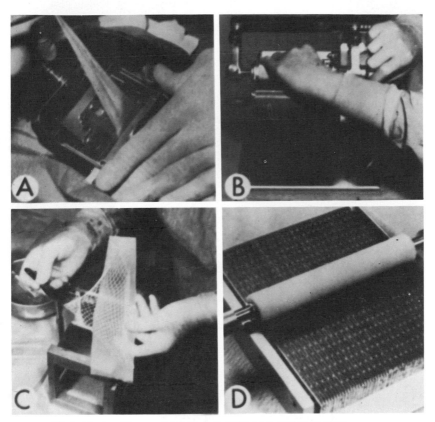

圖 3-10 A、Brown 植皮刀在灼傷病人植皮時最常使用。

　　B、Reese 植皮刀，於灼傷病人整復時使用。

　　C、Meshgraft II expander 用來造成有溝紋的皮膚條，
將皮膚擴大到 1½ 至 9 倍。

　　D、Concept expander 用 Nylon 滾筒來壓迫皮膚入有
溝漕的刀片內，使成網狀。

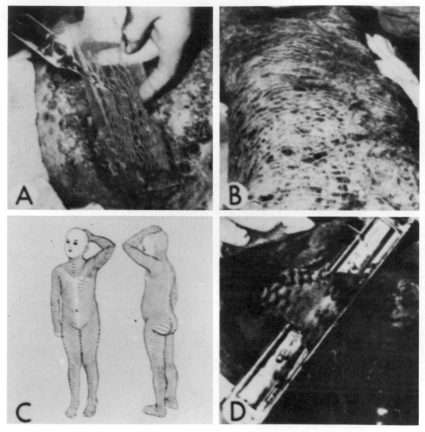

圖 3-11 A、皮膚壓成網，舖上傷口的情形。

B、展開的皮膚網於傷口。

C、美觀上，網狀皮膚網的條紋應該和皮膚自然的紋路一致。

D、異體皮膚的網狀植皮和自體有顯著地不同，圖上表示，異體皮膚植皮處正在切除中。

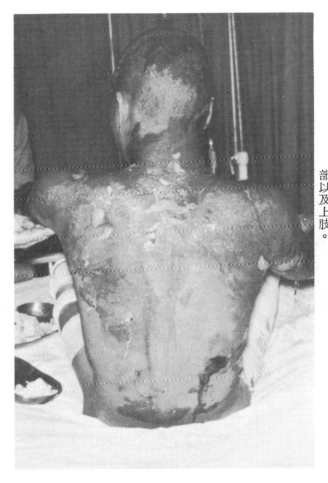

圖 3-12 A、灼傷病人使用 Carbowax 治療背部以及上肢。

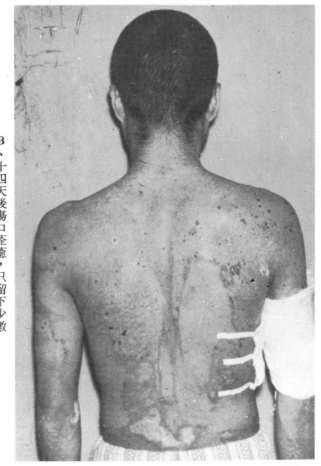

B、十四天後傷口痊癒，只留下少數痂皮於右上臂。

放療法仍有它的缺點，如焦痂無法早期除去，病人比較容易造成傷口膿毒性發炎，塗上局部藥劑造成不舒服，體表失熱造成寒戰，低溫等。

　　局部藥劑塗抹是一種重要的治療方法，但是要記住，此種方法不能代替謹慎的傷口處理，和代謝和營養的補充，而是要同時併行。選擇局部藥劑，應該了解其在實驗室，抗菌的種類？臨床上使用抗菌的效果？會不會吸收？有無毒性？此外如有無刺激性？實用方便與否？和價格都要考慮。常用的有:

　　①Siliver Sulfadiazine

　　是不易吸收的合成物，由 siliver nitratc（硝酸銀和 Sodium Sulfadiazine 作用而形成。抗菌面廣，包括黃金葡菌球菌，Entero-bacteriacea, E-coli 和 Condida albicans。

　　此藥劑可能逐漸分解成 Silver nitrate 和 Sulfadiazine，二者各有其抗菌能力。Sulfadiazine 主要是 Para-aminobenzoic acid 的抑制劑，作用似其它磺胺藥劑，至於 Silver nitrate，則有多處的殺菌作用，有人認爲是阻止 DNA 的複製。臨床上，可用於大，小的灼傷，預防革蘭氏陰性（Gram Negative）細菌感染。這是過去數年中最多爲人使用的局部藥劑。有一些 Sulfadiazine 可能被吸收。最初使用數天，可能有一過性的白血球缺乏。

　　使用時是直接塗抹傷口約 5 毫米厚，但要注意無菌術的使用!

　　②硝酸銀溶液（0.5%）

　　硝酸銀溶液很早就被使用來作消毒劑。使用於灼傷病人大約是 1965 年代。

　　在實驗室銀溶液殺菌面包括一般細菌和黴菌。臨床上，它也是預防感染很好的局部藥品，但是在灼傷傷口超過百分之50，效果就要來得差些。

　　病人創面清洗後，用紗布覆蓋40層之厚，再以0.5%硝酸銀液溼潤，最外面用彈性繃帶包紮，以後每隔三到四小時須加硝酸銀液保持敷料溼潤。

　　其缺點是使用起來操作困難，而且遇光變黑加速血清中鈉、鈣離子之滲出。另外一些細菌會將 Nitrate 還原成 Nitrite，吸收會造成變性血色蛋白症（Methemoglobinemia）。

　　其他的局部藥劑如 Sulfamylon 軟膏，Poridone iodine, Genamicin sulfate 軟膏，以及 Carbowax 等，都各有其優、缺點，在此不一一贅言，圖 3-12 是作者利用 Carbowax 治療一位灼傷病人之情形，得到很好的結果!

　　總之，灼傷病人的傷口，應視灼傷的程度，部位以及醫療的設備，將上述四種方法靈活應用，使病人達到早期復健的目的。表 3-4是此四種方法適用的情況，可作爲參考，

表 3-4　局部傷口的處理

	灼　　傷　　深　　度		
	部分 (Partial)	全層 (Full)	部位 (Location)
暴露療法	√	√	臉部，會陰
封閉露法	√	√	四肢，軀幹
開放療法	√	√	四肢，軀幹
切除療法		√	局部或廣擴的部位均適用

第五節　化學傷害

　　化學藥物造成組織的傷害是經由其作用——如氧化，還原，腐蝕，分解，代謝物競爭和熱的產生。在工廠，家中，經常會接觸化學

劑，但是化學劑造成之傷害，在灼傷病患中佔很少，而且大部份的化學傷害，都是屬於輕微的傷害，但是病人一旦沾上化學劑，除非將它中和或除去，其作用一直存在，所以應該立卽治療，同時要針對不同藥物，採用不同的方法。

大量的水沖洗，可以中和，除去許多化學劑，但是也有一些化學劑，水卻能增加其作用，使組織的傷害更嚴重。一般而言，初步治療酸類可以用肥皂或微鹼加以洗滌，再做進一步治療。酚可用10％酒精加以清洗，肥皂粉製劑，漂白粉可用水沖洗；鹼水一般使用稀醋酸加以中和。

至於進一步治療的原則，和一般灼傷並沒有什麼不同。

第六節　電氣灼傷

電氣灼傷是電流轉變成熱能引起組織傷害，但是它和熱灼傷不同，通常是深層組織壞死比較嚴重。電流產生的熱，和電流的平方成正比，同時也和傳導組織的電阻成正比。組織傷害最大是在接觸點附近，但是組織的壞死卻會延伸到很長的一段距離。尤其近出口處，常會有很厲害的組織破壞。電氣灼傷治療的方法和一般熱灼傷完全不同。

I.　緊急處理

醫護人員在電氣灼傷時緊急治療的原則，仍是一樣的，包括心臟吸呼急救，有脊椎骨折避免神經傷害，並且開始輸液治療。當然，輕微的電氣休克，往往並不會造成身體大礙和身體損傷。

首先，急救小組應把病人拖離現場，病人假如不醒人事，應小心放置於長板上，檢查心臟呼吸狀況，給予適當的急救。高壓電往往會造成心臟停止跳動，但是低的電壓（小於440伏特）也會造成心室纖

維性顫動。緊急輸液治療往往是必要的，通常在搬運病人途中，我們可輸以 1 至 2 公升乳醣林格爾液。

II. 醫院治療

電氣灼傷和一般熱灼傷不同的是，無法自表皮灼傷程度來計算輸液之量，因為往往有大量的液體自深層壞死組織滲出。一般我們可以利用乳醣林格爾液，使血壓，脈搏恢復正常，並且使每小時尿量超過 50 毫升。假使肌蛋白尿或血紅素尿出現，可以使用 Mannitol（每小時 25 公克）直到小便中不再有這些色素。

在比較嚴重的電氣灼傷，組織遭破壞會釋放一些酸，再加上代謝物，會造成逐漸嚴重的代謝性血酸症。所以在最初八小時，最好每兩小時抽取動脈血一次，並且注射碳酸氫鈉矯正血中代謝性血酸症。

假如能夠照上述方法治療，造成急性腎衰竭等後遺症，可以減少很多。輸血也是很重要，假如血紅素不足，應該在手術前輸血。

電氣灼傷，往往電流進口及出口處會造成燒焦，同時併有組織的腫脹，出血。最初的傷口處理，著重於恢復組織血液循環。內層肌肉有時也會因電流傷害，造成很厲害腫脹，更增加血液循環不良；這時需要及時施行筋膜切開術。

其他的傷口處理原則，和一般灼傷沒有什麼兩樣。電氣灼傷需要 7 至10天，壞死的組織，和存活的組織才會有明顯的界限。所以，不怎樣厲害的電氣灼傷，可以等 7 至10天，才把壞死的組織切除。至於有很厲害的肌肉壞死，需要切除大塊的肌肉，甚至於需要截肢，最好不要等那麼久，盡可能 48 小時內完成。

第七節　冷凍傷害

平常常見的冷凍傷害有數種情況。凍傷（Frostbite）是組織暴露

在極寒冷的環境下造成的。依其嚴重性，可分四級。第一度凍傷——傷部紅、腫，但沒有壞死。第二度——傷部出現水疱。第三度——患部呈表皮壞死。第四度——肢端呈壞疽。在凍傷部位未恢復暖和前，很難分辨破壞之程度；而在凍傷部位暖和後，會有紅、熱，腫現象。水腫會變得越來越屬害，直到 24 至 48 小時後，才漸漸消退。表皮的壞死，往往不能代表內層組織的存活與否，我們可以等到內層組織壞死的程度明顯，才作截肢或切除手術，當然這只能在沒有感染的情況下才可以。

　　四肢凍傷復原後，常會有永久性血管收縮張力增強的現象，會造成多汗症和對寒冷特別敏感。疼痛和感覺異常往往也是冷凍傷害的後遺症（缺血性神經炎）。

　　凍傷的治療方法主要使凍傷的部位恢復暖和，平常的作法是把凍傷的部位浸在攝氏 40～44 度的溫水中，約 20 分鐘。溫度不可太高，否則反而造成傷害，毛氈或其他取暖的方法，效果不太可測。傷部暖和以後，應該舉高，來減少水腫的程度。傷口也要好好清創，然後塗上藥物（如 Sulfamylon 或 Silver Sulfadiazine），再包上紗布。物理治療要即時展開，開始傷部的活動。至於使用交感神經節切除和肝素(Heparin) 來治療凍傷病患，效果仍存疑。

　　急速冷凍傷害是組織接觸高壓液化氣體（如氮，丙炔等）揮發引起的。通常傷害處皮膚呈深紫或藍色，在 1-4 小時，水腫會很屬害，脈搏往往摸不到，即使立即施行筋膜切開，往往也無法挽回深層組織壞死，因為血管和血球，肌肉已經結冰而遭破壞。有時候，初看會存活的肌肉在10天後，可能呈現壞死現象，所以切除或截肢應等到壞死組織境界明顯，才施行手術。

　　身體長期暴露於寒冷的環境（如登山，海難等）會造成嚴重的全

身低溫症（體溫低於攝氏 32°C）。 這時候，病人還會有厲害的血管收縮；全身呈灰色發紺， 呼吸次數和血流速度減慢， 低血壓，尿少症，和病人呈現昏迷。這時應趕快把病人浸於 38-40°C 溫水中，同時給予人工呼吸注意其心臟血管的徵候。在病人重新暖和之過程， 血漿會經由微血管滲透出去，所以也需要補充血漿。病人身體暖和後，往往會出現出血現象，這是因為凝血因子（尤其纖維蛋白原）消耗的緣故。這類病人，卽使身體恢復原來的體溫，往往其意識仍呈昏迷，各種器官呈現功能不良，而且會有容易栓塞和容易出血的傾向，所以生存的機會仍然不大。

第 四 章

感染 (Infections)　　　　郭宗波

感染是一種動態 (Dynamic process)，涉及各種病原性微生物對人體的侵入，及人體對該微生物及其毒素之反應。人在出生後，就有各種微生物在體表及體內繁茂地附存 (colonize)，但這些微生物通常並不引起人體傷害，也不引起病理上的變化，相反的，有時候對人體還會有些益處。例如：正常腸內的菌落 (Normal intestinal flora) 能阻擋沙門桿菌 (*Salmonella*) 及志賀桿菌 (*Shigella*) 對於人體的侵害。惟當寄主及寄生細菌間的平衡遭到破壞時，便會發生感染而引起疾病。

根據文獻報告，在數千種不同屬的微生物中，祇有數百種對人體具有致病力。故在臨床上感染症之所以能發生，實與寄主的健康狀態，有否常與致病菌接觸，及有無同時受到傷害（如外傷、中毒、或治療之不當）有關。如寄主的抵抗力減弱時，尤其在身體抵抗力較差的老人、兒童或傷勢嚴重者，平常在身體內外無害的細菌亦可引發感染症。

表 4-1 茲舉例正常在人體內外無害的細菌，可以引發感染症者如下：

微　生　物　種　類	感　染　或　發　炎　部　位
A. 需氧性 (Aerobic) 或兼性需氧性 (Facultative aerobic) 菌類	

1 Achromobacter 類	血液內、火傷創口內、腦膜炎、尿道炎。
2 *Alcaligenes foecalis*	血液內、結膜炎、腦膜炎、呼吸道或排尿道。
3 *Candida albicans*	心內膜炎、肺炎、敗血症、鵝口瘡、陰門陰道炎。
4 *Enterobacteriaceae* (*Escherichia, Klebsiella, Enterobacter, Proteus*等	膿腫、血液內、腦膜炎、腹膜炎、肺炎、創口中、排尿道中。
5 Hemophilus 類	支氣管炎、結膜炎、腦膜炎、排尿道、
6 Maraxella 類	結膜炎。
7 Nocardia 類	Nocardiosis（肺浸潤，皮下組織，肌肉，骨或腦膿瘍）。
8 Pseudomonas 類	血液中、火傷創內、腦膜炎、排尿道或創口中。
9 *Staphylococcus epidermidis*	心內膜炎、敗血症。
10 *Streptococcus fecalis*	心內膜炎、血液內、排尿道、創口中。
11 *Streptococcus viridans*	心內膜炎。
B. 厭氧性（Anaerobic）菌類	
1 Actinomyces 類	Actinomycosis（頸筋膜，胸壁之膿瘍，闌尾周圍炎。
2 Bacterioides 類	膿腫、心內膜炎。
3 Clostridium 類	蜂窩織炎、肌肉壞死。
4 Fusobacterium 類	膿腫、肌肉壞死。
5 Lactobacillus 類	心內膜炎。
6 Peptostreptococcus 類	膿腫、肌肉壞死。
7 Veillonella	心內膜炎。

　　關於這些微生物，在十七世紀末期 Leeuwenhock（1683）已發現了細菌的小團（Clump of bacteria），Schwann（1837）證明了微生物具有腐化作用，並可由加熱將其消滅。Pasteur，（1822）亦證明培養液，若經煮沸並防空氣中的病原體或孢子侵入時，就不會發黴。但假使空中的塵埃進入卽會腐敗。

　　Lister（1867）相信 Pasteur 之想法，認爲創口的化膿是由外來的細菌引起感染而發生，因而發明了預防感染的碳酸（Phenol）防腐法（Antisepsis）。其後感染的觀念及其與細菌的關係逐漸地開始

被人重視，至 1872 年 Von Bergmann 及Schimmelbush 使用高壓（高溫）的蒸氣消毒，得到完全無菌的開刀機械及材料，施行無菌法（Asepsis）。

院內感染可發生於未受感染的別的病人上（Cross infection）如圖 4-1，亦可發生在病人自己的本身（Autoinfection）如圖 4-2，病

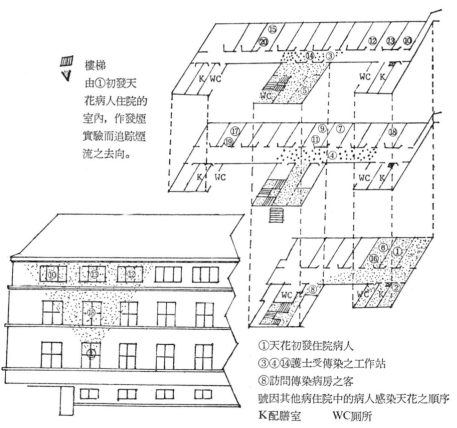

樓梯
由①初發天
花病人住院的
室內，作發煙
實驗而追踪煙
流之去向。

①天花初發住院病人
③④⑭護士受傳染之工作站
⑧訪問傳染病房之客
號因其他病住院中的病人感染天花之順序
K配膳室　　　WC廁所

圖4-1 於西德的美雪麗醫院中，空氣傳染 （air-borne infection）引起了天花 （Variola） 之院內流行 （nosocomial infection）（drawn after WHO 1970）.

人可能本來就是帶菌者 (Carrier of pathogens)，或可能是在住院中變爲毒性更強的醫院種 (Virulent hospital strain) 細菌之培菌者 (Colonizer)。很多院內感染是由醫療過程，無意中而導發(Iatrogenic infection)，例如多次或過久的靜脈管之輸注，導尿管的使用，以及由氣管切開或經喉插入之人工呼吸器的使用，施行外科手術時，（圖 4-3, 4），均可能發生感染症。

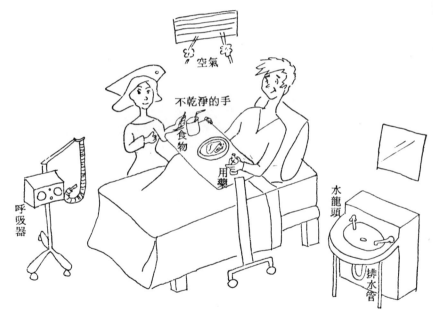

圖 4-2　病室內亦有各種菌源，如不小心將會發生感染症

第一節　感染之一般原則
（General principles in infections）

病原菌侵入人體後引起感染症可說是人體所遭遇的一種意外事故，卽在細菌和寄主間的複雜相互反應下，後者只在某些特殊狀況下

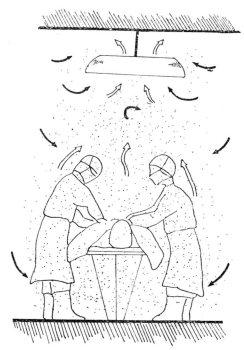

圖 4-3 在空氣中會發生渦流的一般通風設備之開刀房做手術時，空氣感染較多。

才會致病的。健康的人雖帶有病原菌，但臨床上不一定會發病，稱之
「帶菌者」(Carrier)，乃爲病原菌的主要貯存所。雖然金色葡萄球菌
及大腸菌，在少量細菌時不一定有足夠的力量產生感染症，但當在寄
主抵抗力降低或較大量細菌侵入體內時，便會發病。又若寄主正常的
寄生菌叢，因使用多量抗生素而被消滅殆盡，寄主與寄生菌間的平衡
(Host-parasite equilibrium) 被破壞時，所留下來的一些非病原菌
也會從中增殖而終會致病。因此感染之成立，其先決條件如下：

(1)細菌毒力的強弱 (Virulence of bacteria)

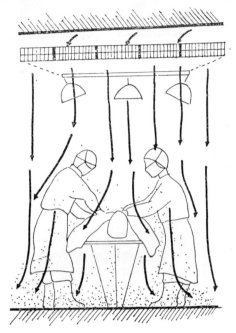

圖 4-4　在空氣改成線流的通風設備下之開刀房做手術時，空
　　　　氣感染較少。

⑵細菌數量的多寡（Number of bacteria）

⑶人體抵抗力的強弱（Resistance of human body）

影響人體之抵抗力者有如下生體反應：

(a)非特異性免疫（Non-specific immunity）

可分有二種抗微生物物質：

（ⅰ）溶菌酶（Lysozyme）：在皮下或粘膜下皆有之，可溶解微
生物之細胞壁，而殺菌。

（ⅱ）干擾素（Interferon）：受病毒感染時，由人上皮細胞，纖
維織母細胞，淋巴球，或白血球可放出干擾素，使人體細胞增加抵抗

力 (Host specific, but not virus specific)。一般說以人淋巴球之組織培養，做病毒感染實驗，而測定其產生的干擾素之量，可推定個人對這些病毒感染之抵抗力之多少。

(b)炎症反應 (Inflammation)

炎症是由異種微生物之侵襲，外傷等；由物理或化學的刺激而引起的生體反應，主要爲微小循環系 (Microcirculation) 之擴張，內皮細胞間發生裂孔，漏出血漿蛋白，白血球及單核細胞的游出，而形成以下的抵抗作用。

（ i ）趨化作用(Chemotaxis)：細菌之細胞壁 (Cell wall) 有三層，中層含有脂多醣類 (Lipopolysaccharide)，細菌破壞時將溶出或爲內毒素 (Endotoxin)，會激化正常血清中之補體系統 (Complement system)，使白血球發生趨化作用。此外抗原抗體之結合也能够激發白血球之趨化作用。

（ ii ）吞噬作用 (Phagocytosis)

體內具有吞噬作用的白血球可分爲兩大系統：

其一爲多形核吞噬細胞系統 (Polymorphnuclear phagocyte system)，可放出白血球搜出異物來源而到達微生物之侵襲處。人體液中的各種調理素 (Opsonins) 可幫助它確認及吞噬此微生物。調理素之主要構成成分是免疫球蛋白 (IgG)，可結合在微生物之表面，及與 C_3, C_5 補體及破壞素 (Properdin) 系統有關係的易熱因子產生趨化因子 (Chemotactic factors)，因而可增強對微生物的調理作用 （圖4-5）。

受了調理之後的微生物 (Opsonized micro-organism)，將與白血球的僞足 (Pseudopodia) 之先端部連接而被捕入，而被白血球之細胞膜陷入所形成的吞噬空胞 (Phagocytic vacuole) 中吞噬。

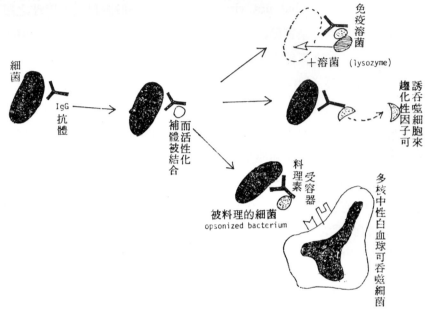

圖 4-5　人血清中的補體對化膿菌之作用

　　尤其是嗜中性白血球，又名小吞噬細胞(Microphage)，細胞質中富有顆粒,多半是溶酶體(Lysosome) 可溶解被吞入的細菌之細胞壁。

　　其次為單核球吞噬細胞系統（Mononuclear　phagocyte　system）及網織內皮系（Reticuloendothelial system），其中前者最為重要，在末梢血液中叫單球（Monocyte），而在組織中叫巨噬細胞（Macro-phage），或組織球（Histiocyte）。後者有肝臟竇狀隙（Sinusoid）之壁中的枯否氏細胞（Kupffer's　cell），神經組織中之小神經膠細胞（Microglial　cell）或骨組織中之破骨細胞（Osteoclast）等。單核球有廣泛的喰性，可吞噬各種異物、膠質、細胞組織等之碎片，而消化之。負責非特異性免疫之一部分，將可協助特異性免疫之初期作用，如圖 4-6。

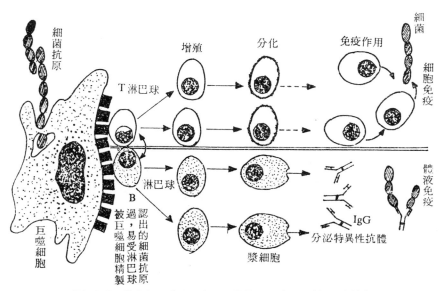

圖 4-6　非特異性免疫（左）與特異性免疫（右）之連繫

(c)特異性免疫 (Specific Immunity)

人之淋巴組織 (Lymphoid tissue) 的各種淋巴球，是負起特異性免疫的主角，可略分為發生於胎生初期之上皮性或中樞性 (Central) 的，（例如胸腺；骨髓；和鳥類之 Fabricius 囊），和發生於胎生中期之非上皮性或末梢性(Peripheral)的，（例如淋巴腺及脾臟之兩種）如圖 4-7。末梢性淋巴組織的主要細胞為小淋巴球 (Small lymphocyte)，這些小淋巴球形態上雖相同，但由發生學上及功能上略可大分為兩類。 一為主司遲延性免疫反應， 所謂細胞性免疫反應 (Cellular immunity) 的 T 淋巴球 (Thymus dependent lymphocyte)；另一種小淋巴球是能夠產免疫球蛋白，體液性免疫 (Humoral immunity) 的 B 淋巴球 (Bursa dependent lymphocyte, Bone marrow derived lymphocyte)。 一般而言，分子量小的抗原， 易誘發細胞性免疫，而

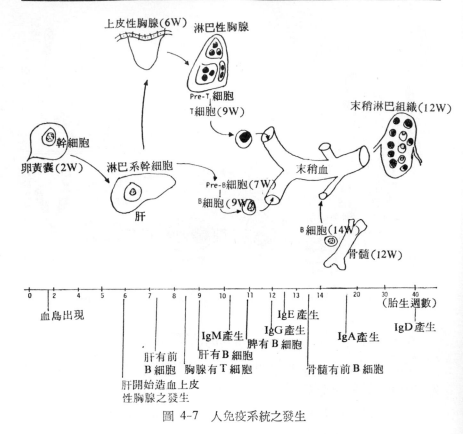

圖 4-7　人免疫系統之發生

分子量大的易引起體液性免疫。

第二節　一些普通的化膿性感染症
（Some common surgical infections）

I.　蜂窩織炎（Cellulitis）

　　這是一種侵犯皮下組織，沿著結締組織之層漫延而可經過細胞間隙的炎症。有廣泛之腫脹，發紅和疼痛，界限不明顯，中央部可在末期發生壞死及化膿。在嚴重的時候，可能發生水疱。雖然各種需氣及

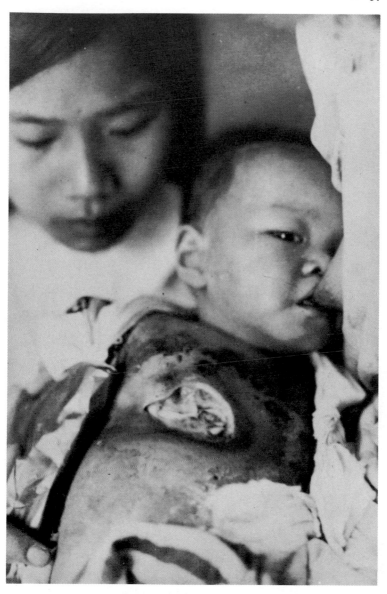

圖 4-8　蜂窠織炎之末期，形成廣汎的皮膚壞死。

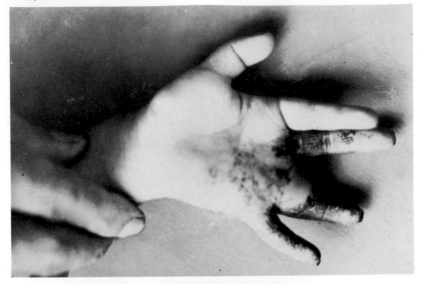

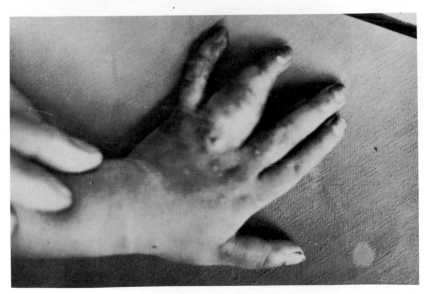

圖 4-9　膿　腫
3 歲女孩，由左第四指基節骨髓炎發生深部膿腫

厭氣菌都可產生蜂窠織炎，但以溶血性鏈球菌爲典型之病原菌。治療可採抗生素及臥床休息。假如腫脹在抗生素治療後 48 至 72 小時內仍不消失，則表示已有膿腫形成，必須作切開引流（圖 4-8）。

II.　淋巴管炎　(Lymphangitis)

淋巴道之炎症，在皮膚可看到線條狀發紅，通常爲溶血性鏈球菌之感染。淋巴管炎及淋巴腺炎 (Lymphadenitis) 均爲身體對入侵細菌之防禦作用，通常見於前臂，係因由手指之感染而發生。可經休息及抗生素治療治癒。

III.　丹毒　(Erysipelas)

丹毒是急性擴散性蜂窠織炎加上淋巴管炎之病態，通常以溶血性鏈球菌由皮膚破口處進入，引起明顯界線的紅腫，疼痛及壓痛等局部反應 (Local reaction)。同時會迅速產生，諸如發冷、發熱、虛脫等全身反應 (Systemic reaction)。丹毒可在全身任何部位的皮膚發生，通常在鼻及頰部呈蝴蝶狀 (Butterfly lesion) 爲多。反覆在下肢發生丹毒時，可誘發慢性淋巴水腫 (Chronic lymphedema)。抗生素可迅速停止其細菌侵襲之進行，但紅腫是由細菌毒之局部中毒的結果，需較晚時候才會消失。

IV.　膿腫　(Abscess)

膿腫爲局部的膿液貯留，四周以充血，白血球侵潤等之發炎組織包圍（圖 4-9）。癤 (Furuncle) 爲位於毛囊或汗腺之膿腫，發炎反應激烈，易致壞死，中心變成核樣 (Central core)。周圍會有蜂窠織炎。在眞皮下的膿腫稱爲皮下膿腫 (Subepithelial abscess)，皮內發生的膿腫稱爲膿疱病(Impetigo)。於慢性衰弱性疾病，如慢性潰瘍性大腸炎 (Chronic ulcerative colitis) 時，皮膚會發生壞死性膿疱病 (Gangrenous impetigo)，而可由滲出液培養出溶血性鏈球菌及葡萄

球菌。可見到眾多的小膿疱，向各方漫延，融合成大塊之皮膚壞死及潰瘍。其治療雖然與手術後創口壞死 (Postoperative gangren) 之治療相似，但必須同時控制到內在的原發性病因。

癰 (Carbuncle) 由癤在皮下組織中引發的多房性化膿病變，可在頸背，背部（圖 4-10），手、指、胸腹之多毛部分發生。一個癰之各小房是由留下的肌膜對皮膚的附著而隔成的。而這些小膿腫可個別穿破，向外形成多數個瘻管。大部分是由金黃色葡萄球菌所引起，偶而亦可發現革蘭氏陰性桿菌及鏈球菌在一起。癰病之過程通常良好，不須特別治療亦可自癒，但假如長在鼻與脣間，並在鼻樑及口角爲度之間者，則具有危險性，須特別小心並採取保守治療，不可任意加以切割或擠壓等。因在此部位之膿腫可能併發細菌性靜脈炎，而沿著鼻靜脈漫延至顱底的海綿竇(Sinus caverosus)，發生腦內感染。所以，對面部癰之治療，主要須靠有效的抗生素及適當的溫包裹法 (Warm compress)，並對身體其他部位的膿腫，皆以切開引流，且接受抗生素之治療。

V.　菌血症 (Bacteremia)

菌血症爲細菌被證明存在循環的血液中，但並無毒血症 (Tox-emia)，或其他臨床症狀出現之狀態。細菌之出現，通常只是暫短性，最多幾個月之長而已，待病人情況較好時，就可被細網內皮系清除。一個正常人可能在不知不覺間，每年都發生無數次的菌血病，例如拔牙，外傷等都可能引起，亦可能爲體內某些感染病，如骨髓炎、下降型腎盂炎或亞急性細菌性心內膜開始之徵兆。

VI.　敗血症 (Septicemia)

敗血症爲一廣泛性感染症，在血中存有細菌及其毒素。其細菌雖可直接自外界侵入血中，但通常多由體內之病灶蔓延至血液而促發

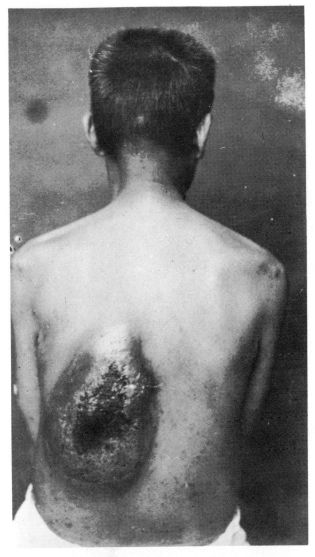

圖 4-10(a) 55 歲男，左右背由
金黃色葡萄球菌發
生癰。

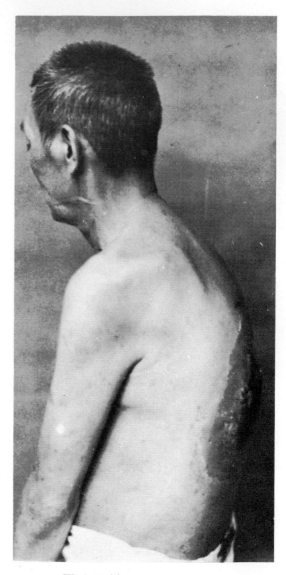

圖 4-10 (b)

的。其途徑可爲(a)直接蔓延而進入一血管之開口。(b)由發炎引起局部
血管之阻塞，造成帶菌的血栓，脫落而流入血液中。(c)由發炎的淋巴
腺，釋放帶菌的淋巴液，進入血液中。

很多特殊的疾病，如傷寒 (Typhoid fever)，布魯氏菌感染症
(Brucellosis)， 在其病程中皆會發生敗血症。在未有明顯病灶而發現
敗血症時，最常見的是， 由 $\beta-$ 溶血性鏈球菌 (Streptococcis pyo-
genes) 所引起，但由 $\alpha-$溶血性鏈球菌 (Streptococcus viridans) 引起
的敗血症，通常都是由於亞急性細菌性心內膜之結果。大部份會產生
化膿性感染的細菌， 都可能會引起續發性敗血症 (Secondary sep-
ticemia)。

膿血症 (Pyemia) 乃爲敗血症之一種，由化膿性細菌（最主要爲
金黃色葡萄球菌）及其菌之毒素存在於循環之血液中，而常引起體內
多處發生化膿性病灶。在化學療法尚未發展之前，葡萄球菌膿血症通
常皆可致命，至今死亡率仍偏高。

四　毒血症 (Toxemia)

毒血症則爲細菌所產生的毒素，隨血液而循環，但菌體不一定存
於血液中。通常是由產生毒素之細菌引起， 例如產氣莢膜梭菌 (*Clo-
stridium perfringens*) 或白喉桿菌 (*Corynebacterium diphtheriae*)
等，此外，臘腸菌毒素(Botulinum toxin)及葡萄球菌腸毒素 (Staph-
ylococcal enterotoxin) 亦可和食物一同被腸吸收而進入血中，雖非
眞正的細菌感染，卻仍可產生嚴重的毒血症。

第三節　化膿性感染症之診斷
(Diagnosis of surgical infections)

I. 細菌感染之病徵和症狀 (Signs and symptoms of infection)

　　細菌感染之病徵爲感染局部之發紅、腫脹、發熱及疼痛。皮膚之
發紅乃充血所致，由於皮膚本身受感染才會發生。腫脹通常都發生於
感染部位，但若感染只限於骨骼內時則無此發現。局部發熱亦是充血
所引起，但不一定都要有發紅現象。

　　疼痛爲最常見的感染症狀，常伴隨壓痛或觸痛，尤以感染最厲害
的部位最爲嚴重。

　　功能之喪失亦是感染症狀之一，由於疼痛之反射作用或病人自覺
地將感染部位固定在最舒適的位置減少疼痛所致。例如手指發生腱鞘
炎（Tendovaginitis）時，病人會將屈曲其手指，而在腹膜炎（Peri-
tonitis）時病人保持腹肌在收縮狀態，以免使其下面的腹膜被移動而
增加疼痛。

　　發熱及心搏過速（Tachycardia）爲另一種症狀，不過，在其他疾
病亦可能發生。發熱加上發冷（Fever and chills）表示敗血症的存
在，而心搏過速表示有毒血症之狀態。

II.　白血球增多（Leucocytosis）

　　身體受細菌之急性感染時，循環血液中的白血球數會增多，但受
濾過性病毒（Filtrable virus）感染時則罕見增多。感染愈厲害，白血
球增多亦愈厲害。外科感染開始時白血球卽稍會增多，當化膿（Sup-
puration）出現時白血球可增達 35,000/mm³ 以上。革蘭氏陰性細菌
產生的內毒素（Endotoxin）被認爲是激發白血球極度升高原因之
一，不過，如病人是個年老者，或在嚴重病態下，或接受抗生素，免
疫抑制藥物（Immunnosuppressive drugs)等治療時，白血球數可能不
會增多，或許將減少。在嚴重的敗血症時，可發現白血球減少（Leu-
copenia），這可能由於白血球存量之衰竭及骨髓製造白血球的功能被
抑制之結果。在某些感染症，白血球數雖然是在正常範圍內(7,053±

2,410/mm³)，但其較不成熟的顆粒細胞（Immature granulocytes），卻由正常的75%以下，升高到85%之多，而發生所謂左移現象（Shift to the left）。

慢性感染可能只會有疲勞感、輕度發熱及貧血等現象而已，甚或在膿腫發生得多且大的時候，亦可能毫無白血球增多、發熱或壓痛感等症狀。

III. 感染部之滲出液（Exsudate from the infection area）

應該檢查從感染部位所流出之滲出液的顏色、臭味及濃度。以革蘭氏法染色其塗抹（Smear）後，用顯微鏡可能會發現感染菌體。在顯微鏡之油鏡下（Under the oil-immersion lens），更可觀察到每一菌體，而可算出每一立方毫米（Milliliter）的滲出物中，有 > 2 × 10⁵ 個相同的菌體存在。此法乃為迅速、簡單，且經濟的一種測定方法，能直接提供外科醫師寶貴的資料。存在體內較深的膿腫可用針抽法（Needle aspiration），或藉導流（Drainage）取得檢體（Specimens）。

細菌檢驗室若要收集檢體，必須於藥物治療開始以前先完成，並清楚標明病人的姓名、時日、臨床診斷及抽取部位，以免混亂。檢驗室應做需氣及厭氣的細菌培養，以及細菌對藥物的敏感試驗。對感染症，外科醫師必須據其臨床判斷，立刻開始各種治療，待檢驗結果知曉後，再依據檢驗結果，將治療方針作適切的調整。

IV. 活體切片組織檢查（Biopsy）

此法可用以診斷產生肉芽腫性感染症(Granulomatous infections)，例如結核症（Tuberculosis）、梅毒（Syphilis）及黴菌症（Mycosis），亦可從感染局部有關的腫大之淋巴腺，或瘻管，切取檢體。

V. 血液之細菌培養（Blood culture）

血液培養常可幫助診斷致病的菌種。 過渡性菌血症 （Transient bacteremia）， 常在感染發生的初期及時出現， 例如， 多半是在切開膿腫、檢查泌尿系，或作牙科治療等，或清理感染或（汚染）的組織時卽可出現。細菌經由淋巴道，胸管（Thoracic duct）等進入血液。如在發冷發熱時，抽血作細菌培養可能沒有結果，因爲當細菌突然進入血流，吞噬細胞會迅速除去細菌，而發冷發熱則在 30 至 90 分鐘以後才發生。所以應儘可能對原因未明的發熱病人，作多次間歇的抽血培養，以在發冷發熱之發作出現前，獲得適當的血液檢體爲佳。

VI.　詳細的病史及身體檢查 （Careful history and physical examination）

發病的詳細經過及病人之身體的臨床所見，將可加強診斷之正確性，及指示其他實驗之必要性。

第四節　化膿性感染症之治療法
（Treatments for surgical infections）

I.　外科治療法 （Surgical therapy） 包括有:

(1)　除創術 （Debridement），清除所有壞死及受傷的組織。

(2)　膿腫之引流 （Drainage）。

(3)　除去異物 （Removal of foreign body）。

(4)　局部抗微生物療法 （Topical antimicrobial management）。

玆再簡述如下:

(1)　除創術乃是使用外科刀、剪刀或電刀，在創口邊緣之皮膚，創壁及創底之組織，切除微薄的小片 （Take a piece very thin）; 又肌膜如有腫脹時，亦需加以切除。對肌肉應切除所有不出血的部分，直到可見出血，顏色較紅的正常肌肉部分爲止。

(2)　膿腫的導流 (Drainage) 是切開膿腫，讓膿湧出減壓之後，用導管，紗布或橡皮管等挿入到創底，以保持切開創口開放狀態，使炎症產物與化膿菌，繼續流出之方法。

(3)　除去異物的方法，除使用除創術外，倘有用生理食鹽水或雙氧水等洗滌法 (Irrigation with hydrogen peroxide solution containing H_2O_2 3w/v% in water)，藉上述方法減少傷口表面的土砂等異物及細菌。若用加壓洗滌 (Jet lavage) 則更可減少細菌的數量。

(4)　局部抗微生物療法是用 3 %雙氧水，1 ~ 2 %硝酸銀(Silver nitrate)，磺胺劑 (Marphanil, Homosulfamin)，抗生素如青黴素——鏈黴素 (Penicillin-streptomycin)，四環素 (Tetracycline) 綠黴素 (Chloromycetin) 或枯草菌素 (Bacitracin) 等，及碘劑 (Bedadine) 等，以減少創口內的細菌數，使創口清淨，能早日縫合，減少瘢痕化。但使用各種藥物，須事先考慮並預先防止其副作用的發生。

(5)　此外，對已確定的感染，可用下列方法作輔助性治療，諸如臥床休息，避免感染部位移動，抬高患部以利靜脈及淋巴管之回流等，藉以減輕腫脹及疼痛。溫濕裹法，有促進血液循環，協助滲出液的流出及加速壞死細胞的脫落等功用。

II.　化學療法 (Chemotherapy)

(1)　抗生素療法 (Antibiotic therapy)

化學療法 (Chemotherapy) 之藥品，有各種抗生素及磺胺劑等等。抗生素是來自生物的一種化學物質，在低濃度就有抑制微生物的化學作用。其中制菌劑 (Bacteriostatic agents) 只能抑制細菌之生長，並不能殺死細菌，故需靠體內之防衞機構 (Defense mechanism) 來殺滅剩下暫無繁殖能力的細菌。假如病人的防衞系統有缺陷，或停藥太早，則剩餘的細菌又會復活，而造成感染症之再發。殺菌劑

(Bacteriocidal agents) 就是爲積極的殺滅細菌之藥物，在病人免疫系統受損或正在受抑制免疫療法 (Immunosuppressive therapy) 之時，必須使用殺菌劑才有效。殺菌和制菌效果之別，有時需視藥物使用劑量及用藥時間之長短而定，有些藥物在低濃度時爲制菌制，而在大劑量時則可爲殺菌劑。大部分的殺菌劑，其殺菌效率，是與其濃度成正比例的。爲正確使用有效抗生素，有賴於實驗室的培養結果，及敏感度試驗。表 4-2 表示對外科感染常見的各種微生物之有效抗生素。表 4-3 爲各種青黴素的通常投藥法及劑量。

III.　免疫療法 (Immunoprophylaxis and serotherapy)

(1)消極免疫預防法 (Passive immunoprophylaxis)

由此法注射的動物血清，除有異種血漿蛋白質本來的毒性之外，仍有其抗原性，若有隔三日以上之再注射，卽會產生過敏反應 (Anaphylaxia)。 故不像積極預防免疫療法 (Active immunoprophylaxis) 或抗生素化學療法，那麼廣泛被採用。

因此用人血漿造成的抗病毒血清愈來愈多，有A型肝炎 (Hepatitis A)，B 型肝炎 (Hepatitis B)，流行性腮腺炎 (Mumps)，麻疹 (Measles)，風疹 (Rubella)，天花及牛痘 (Smallpox and vaccina)，水痘 (Varicella)，脊髓灰白質炎 (Poliomyelitis) 等等。 對瘋狗病 (Rabies) 之預防， 由於人的抗血清甚難得到， 乃用精製濃縮的馬血清替代，使用在被瘋狗咬傷後 72 小時內，注射於咬創內，及其周圍與肌肉內，據文獻報告，能獲得預期療效。

抗細菌人血清有白喉病 (Diphtheria)，百日咳 (Pertussis)，及破傷風 (Tetanus) 等。精製濃縮的馬血清有白喉病 (Diphtheria)，臘腸桿菌中毒症 (Botulism) 爲預防注射有效。但對氣性壞疽 (Gas gangrene) 之多價抗毒馬血清(Polyvalent antitoxin)之預防注射， 未

表4-2　敗血症（在細菌培養結果未布前）之最可疑病源種菌及其最適用的抗生素藥品

(Tally, F. P. and Gorbach, S. L. 1975)

感染部位 (Site)	感染症之種類 (Type of Infection)	可疑病源菌 Suspected Bacteriology	至適抗生素 Recommended Antibiotics.
1. 腹腔內臟 (Intra-abdominal)	Peritonitis, Intra-abdominal abscess	Bacteroides (esp. B. fragilis) Anaerobic gram-positive cocci Enterobacteriaceae (esp. E. coli) Clostridia Pneumococcus (spontaneous peritonitis in ascites)	1. Clind-Gent or 2. Chloro-Gent 3. Pen (for pneumococcus)
	Liver abscess	Anaerobic gram-positive cocci Bacteroides (incl B. fragilis) Enterobacteriaceae (esp. E. coli) Streptococci (esp. group D)	1. Clind-Gent 2. Chloro-Gent
	Biliary tract-cholecystitis, ascending cholangitis	E. coli Klebsiella Clostridia (rare)	1. Amp-Gent 2. Cef
2. 女性生殖器 (Female genital tract)	Septic abortion Pelvic inflammatory disease	Bacteroides (esp. B. fragilis) Anaerobic gram-positive cocci Clostridia	1. Clind-Gent 2. Chloro-Gent

3.泌尿器		Pelvic abscess Postgynecologic surgery infections	Enterobacteriaceae (esp. E. coli)	
	(Urinary tract)	Pyelonephritis	Enterobacteriaceae Pseudomonas Streptococcus (group D)	1. Car–Gent 2. Amp–Gent
4.肺臟	(Lower respiratory tract)	Pneumonitis Necrotizing pneumonia	Pneumococcus S. aureus Klebsiella pneumoniae Fusobacterium Anaerobic gram–positive cocci Bacteroides	1. Pen (for pneumococcus or anaerobes) 2. Clind 3. Clind–Gent
		Aspiration pneumonia	Fusobacterium Anaerobic gram–positive cocci Bacteroides Staphylococci	1. Pen 2. Clind
		Hospital–acquired pneumonia–respirator induced, tracheostomy	Enterobacteriaceae Pseudomonas Serratia S. aureus	1. Cef–Gent 2. Car–Gent

5.皮膚 (Skin and soft tissue)	Abscess Cellulitis	S. aureus Streptococcus (group A) Anaerobic gram-positive cocci	1. Cef 2. Clind
	Burns	S. aureus Streptococcus (group A) Pseudomonas	1. Cef-Gent 2. Car-Gent
	Decubitus ulcer	S. aureus Enterobacteriaceae Bacteroides (including B. fragilis) Anaerobic gram-positive cocci Pseudomonas	1. Clind-Gent 2. Cef-Gent
	I.V. catheter sites	S. aureus Enterobacteriaceae (including serratia) Pseudomonas Yeasts (candida. torulopsis, rhodotorula)	1. Cef-Gent 2. Amph-B (for yeasts)

* Amp=ampicillin; Amph-B=amphotericin B; Car=carbenicillin; Cef=cefazolin; Gent=gentamicin; Chloro=chloramphenicol; Clind=clindamycin; Pen=penicillin G.

表 4-3　各種青黴素之性質 (Tally, F. P. and Gorbach, S. L. 1975)

種類 Agent	劑量 Dosage	口服後吸收 Oral Absorption	對青黴素酶抵抗 Penicillinase Resistance	廣汎性 Broad Spectrum	對綠膿桿菌之作用 Activity Vs. P.Aeruginosa	用
1. Penicillin G	1–30 million	±	—	—	—	Very low toxicity
2. Penicillin V	1–2gm/day	+	—	—	—	Low serum levels
3. Methicillin	6–24gm/day	—	+	—	—	Nephrotoxicity, decreased activity against pneumococci and streptococci
4. Nafcillin	3–12gm/day	±	+	—	—	More active than methicillin and less nephrotoxic
5. Oxacillin	3–12gm/day	±	+	—	—	Similar to nafcillin
6. Cloxacillin	2–4gm/day	+	+	—	—	Only oral form
7. Ampicillin	2–24gm/day	+	—	+	—	Widely emerging resistance with gram–negative bacteria
8. Hetacillin	2–4gm/day	+	—	+	—	Converted to ampicillin in blood
9. Amoxacillin	0.75–1.5gm/day	+	—	+	—	Increased oral absorption with higher serum levels
10. Carbenicillin	20–40gm/day	--	—	+	+	Need 20–30 gm/day
11. Carbenicillin indanyl sodium	4–6gm/day	+	—	+	+	Poor serum levels; adequate levels only in urine

見文獻之有效報告。是故，動物血漿之使用，除必須注意其效力外，還要注意防範其過敏性 (Hypersensitivity) 及血清病 (Serum sickness) 之發生。

(2)消極免疫治療法 (Passive serotherapy)

對發病後之破傷風，使用抗毒素 (Tetanal antitoxin) 治療，（即抗毒血清療法），雖不十分可靠，但有不少臨床治癒例。至使用抗臘腸桿菌毒素 (Botulinal antitoxin) 治療臘腸桿菌中毒症亦有成功之例。對肺炎球菌性肺炎 (Pneumococcal pneumonia) 或腦膜炎球菌性腦膜炎 (Meningococcal meningitis) 之抗菌血清療法 (Antiserum treatment) 頗有療效，惟對猩紅熱 (Scarlet fever) 或葡萄球菌感染症 (Staphylococcal infections) 之抗菌血清治療卻未見確實效果。

(3)積極免疫預防法 (Active immunoprophylaxis)

以細菌外毒素 (Exotoxins)，及各種病毒 (Viruses) 疫苗接種 (Vaccination) 作爲人體之積極免疫是最有效的預防方法（多半在 90～100% 有效），但迄今仍未見對黴菌類 (Fungi)，沙眼小體 (Chlamydias)，原蟲類 (Protozoa) 或複細胞寄生蟲 (Metazoal parasites) 有效疫苗的製成。

(4)積極免疫治療法 ("Active" toxoid therapy)

曾經接受破傷風類毒素預防注射六年以內的人如受傷時，再施予破傷風類毒素之補助追加量 (Booster dose)，可激發體內免疫系統迅速製造多量抗毒素，及時中和可能開始產生的創內之破傷風毒素，此乃使用破傷風類毒素，作積極免疫預防之優點。

惟在發病時，類毒素之肌肉注射，不妨同時作抗破傷風血清注射之效力，因抗血清不會中和類毒素之抗原性。

第五節　各種不同細菌的感染症 (Bacterial infections)

I　鏈球菌之感染 (Streptococcal infections)

鏈球菌爲寄生在人體口部及咽喉部之主要細菌，爲革蘭氏陽性球形或卵形（很少會長至桿形），以短鏈狀，但在液體培養基中成長鏈狀。大部份爲需氧 (Aerobic) 或兼性需氧 (Facultatively anaerobic)，亦有小部份爲厭氧 (Anaerobic) 或微需氧 (Microaerobic)，可分爲能製造溶血素，及不能製造的兩大類。

(1)丹毒 (Erysipelas)

丹毒爲一種擴散性之鏈球菌蜂窩織炎及淋巴管炎，有腫脹，界限明顯，但呈不規則的紅色邊緣。典型的丹毒爲蝴蝶狀紅斑，以鼻爲中心向兩頰伸展，因爲由溶血性鏈球菌所產生之發紅毒素 (Erythrogenic toxin) 數量不定，故所產生的紅斑亦不定量。此病之發生可從皮膚之擦傷或裂傷之感染，尤其是在年老者之皮膚最易引起。皮膚浮腫而發紅，有隆起性界限，局部有熱並有壓痛及疼痛。如所引起的全身症狀相當嚴重，卽表示已由淋巴管或血流侵襲。用青黴素治療有效，但紅斑則要較慢才能消退。

(2)類丹毒 (Erysipeloid)

類丹毒並非由鏈球菌所引起，爲一種皮膚之蜂窩織炎，通常爲手部之擦傷，尤其手指，受到感染後而發生，其標準的病變爲青紫色的結節，中央部較不嚴重，且不化膿，可與丹毒區分。人類得此類丹毒之感染可能成爲嚴重的全身性皮膚疾病，亦可能引起菌血症，或欠乏皮膚症狀，或併發內心肌炎，使用青黴素治療多半有效。因此病是由紅皮桿菌 (*Erysipelothrix rhusopathiae*) 所引起，爲格蘭氏陽性，非運動性不生芽胞的兼性厭氣菌，卽有氧或無氧下均可生長的棒狀桿

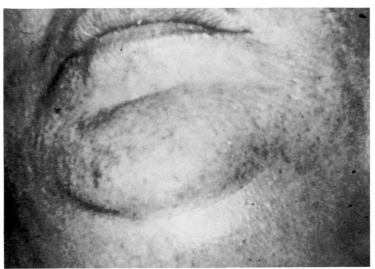

圖 4-11 Ludwig 氏咽峽炎之下頰浮腫中亦有厭氧性鏈球菌之混
合感染。

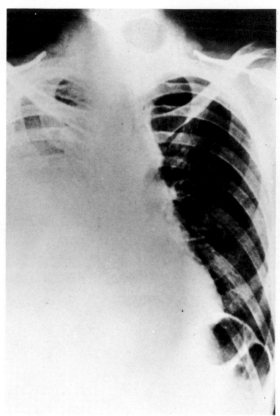

圖4–12 由厭氧性鏈球菌等之混合感染引起腐敗性膿胸。

菌科（Corynebacteriaceae）之一種。　此菌之感染爲在屠宰場、肉市場、魚市場等場所工作者的一種職業病。

(3)壞死性肌膜炎（Necrotizing fasciitis）

此爲嚴重感染症之一，最明顯的徵候爲在表面之筋膜有廣泛性之壞死，並迅速伸展到附近組織，且引起嚴重的全身中毒現象。百分之九十皆爲 β 溶血性鏈球菌，或凝固酶陽性葡萄球菌，或兩者同時感染，其餘10％則由格蘭氏陰性腸內病源病菌引起。壞死性筋膜炎爲一臨床症狀之名稱，並非表示某種特別細菌的感染症。此症亦曾被稱爲溶血性或急性鏈球菌壞死、壞死性丹毒、化膿性筋膜炎及醫院性壞疽（Hospital gangren）等。　此病雖可因外科手術而引起，如盲腸切除等，但大多數是在醫院由微細的外傷而引起，諸如擦傷、挫傷、癤或四肢上的蟲咬傷。最主要的診斷依據，爲表面性而廣泛的筋膜壞死，大部份都同時有蜂窩織炎及水腫存在。被侵犯的皮膚爲淡紅色並無顯明的界限，呈粉紅色漸加深至明顯的紫色，常有水泡。可由(1)漿液性及血性的滲出液(2)腫脹的，有絲狀、灰暗色的壞死性筋膜構成廣泛的掘坑狀態(3)膿液或滲出液之格蘭氏染色等作診斷。

治療：可在患部作多條切開，對已開放的傷口，其深部之患處可用消毒過的止血鉗，沿着深層筋膜之表面探測；但在普通的蜂窩織炎及丹毒，止血鉗是無法通過的。在手術前，應先給予全劑量的全身性有效的抗生素，以可抗制溶血性鏈球菌及可能產生靑黴素酶的葡萄球菌等。　手術後亦應繼續投藥，至感染完全消退爲止。　如病人仍然發熱，可作多次之擴創術。在五至十天後，俟良好的肉牙組織出現，此創口始可作縫合或植皮。Rea 及 Wyrick（1970）報告此症之死亡率爲30％。

II 厭氣性鏈球菌之感染 (Anaerobic streptococcal infections)

厭氣性鏈球菌 (*Anaerobic streptococci*) 亦爲致病性。雖他爲口、腸及陰道之正常菌叢，若口部之衞生不良，可發生 Ludwig 氏咽峽炎如 (圖4-11)，如菌數大增，亦可被吸入肺及竇腔，引起腐敗性肺膿腫 (Putrid lung abscess)，腐敗性膿胸 (Putrid empyema)(如圖4-12) 或腐敗性竇炎 (Putrid sinusitis)。如此慢性或急性的肺，竇腔或耳之感染可能會引致腦膿腫之發生。截至目前，腐敗鏈球菌 (*Streptococcus putridis*) 爲其中，最被徹底研究的厭氣性鏈球菌，可由產褥熱、腦膿腫及感染傷口中分離。1948 年 Altemeier 及 Calbertson 報告由厭氣性鏈球菌所引起的非梭菌性，且有捻髮音的厭氣性竇炎 (Nonclostridial crepitant anaerobic cellulitis)，是因手術或意外地由腸、呼吸或尿道炎污染而引起。

(1)鏈球菌性肌肉壞死 (Streptococcal myonecrosis)

厭氣鏈球菌亦能引起氣性壞疽 (Gas gangrene)。此病與亞急性梭菌氣性壞疽相似，可惜直至二次大戰後才被提及。此病經三至四天潛伏期之後，可發現水腫及傷口之化膿性滲出液，接着迅速地發生疼痛，至有氣體產生。被感染之肌肉由蒼白而軟化，變爲鮮紅色，有紫色帶狀的花紋，而滲出的漿液性膿有酸味。此病之壞死部份爲肌肉，但與壞死性筋膜炎不同，後者則爲筋膜之壞死。治療法有切開、導流、使用抗生素及其他支持性治療。

(2)進行性協同壞死 (Progressive synergistic gangrene)

據 Meleney 的研究，才確定在某些特別的傷口感染中，由非溶血性厭氣性鏈球菌及微量需氣鏈球菌所產生的進行性協同壞死及慢性穿洞潰瘍(Chronic burrowing ulcer)之重要性。此種感染主要在已縫合的胸或腹部之割口，大腸造口術 (Colostomy)、廻腸造口術 (Ileo-

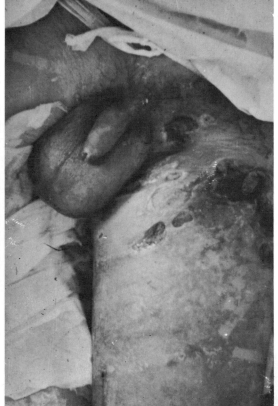

圖 4-13 Meleney 氏潰瘍在左鼠蹊部（23歲，男）

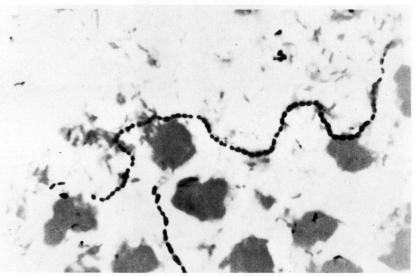

圖 4-13 氣管分泌液中的腺鏈球菌（Peptostreptococcus）及類桿菌（Bacteroides）之混合感染像。

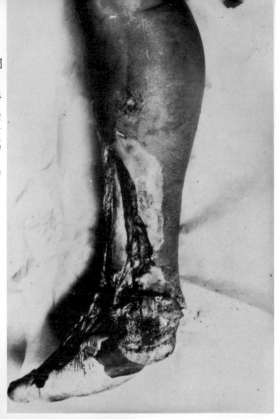

圖
4
―
14
氣疽（Gas Gangrene）發生在廣汎撕傷，被泥土污染處。

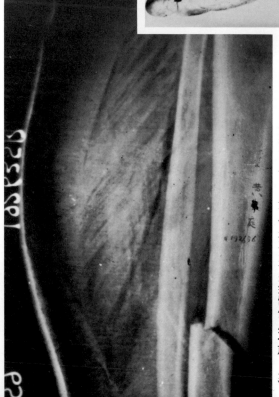

圖
4
―
15
氣疽之肌肉X光照片有羽毛狀氣體像（36歲，男）

stomy）或普通的擦傷發生。 開始時為一小而痛的表面性潰瘍， 然後逐漸擴張，中央的部份被一環壞死皮膚所包圍，稍外邊為一紫色的紅腫，再往外成一明亮而疼痛的紅腫有漿液性膿滲出。 由以上病變的外圍浮腫部取下標本作培養，可發現有微需氣及厭氣非溶血性鏈球菌。如在病灶中央部份取下標本作培養，則可發現有金黃色葡萄球菌及偶有格蘭氏陰性，諸如變形桿菌屬之菌種。不過， 亦有報告，謂在病灶中無法培養出厭氣或需氣之鏈球菌。其治療方法為廣泛之切除及投與青黴素、氯黴素，而腎上腺皮質素可助以加速治癒。

(3)慢性掘坑性潰瘍 (Chronic undermining ulcer, Meleney's ulcer)

慢性掘坑性潰瘍，係由非溶血性之厭氣或微需氣鏈球菌所引起。開始時為一小而淺的潰瘍，是由外傷、手術口，淋巴腺或皮下之感染引發。其症狀為微痛而不產生全身性，潰瘍需要數月至數年時間，屬慢性長大。 因皮下組織先受感染後， 才發生上述的皮膚潰瘍。表皮未發生壞疽，已掘坑的皮膚之周邊可內捲，患部周圍有紅腫而伴疼痛及壓痛擴大。此潰瘍最常發生於頸、腋下、鼠蹊部之淋巴腺切開手術之後（圖 4-13），或生殖及腸道之手術後，治療法包括擴創，腔竇導流，青黴素投藥及俟其傷口外觀潔淨時再施行植皮術。

厭氣性鏈球菌本身，或混合其他細菌，常為盲腸膿腫、腹膜炎、腹壁膿腫、直腸週圍膿腫及由毛囊或脂肪囊感染或膿腫之致病菌。其治療法大部份皆可採切創、導流並投與青黴素。在人工流產及產後發生敗血病時，亦會有厭氣性鏈球菌在骨盆腔部引起感染。

III 葡萄球菌之感染 (Staphylococcal infections)

葡萄球菌為常存在皮膚表面及咽喉之正常菌叢， 可以引發各部感染症，其特徵為化膿性變化， 由輕微的膿疱至可致死的全身性膿血病

皆可發生。手術或外傷的傷口是易染化膿性細菌的。採取膿液作染色檢查，可發現單個，成雙或成塊的球形細菌。

(1)葡萄球菌性腸炎 (Staphylococcal enteritis)

在 1948 年 Kramer 首先報告在使用廣效性抗生素後，所產生的抗藥性葡萄球菌性腸炎，多半爲非致命性，但有中等度症狀、如噁心、嘔吐、下痢、腹脹、發熱及虛弱等症狀，但在停藥後症狀便可消失，如腸黏膜未被破壞時預後良好，但有時呈猛烈急性，變成敗血症者將會導致死亡。

(2)葡萄球菌性大小腸炎（僞膜性大小腸炎）(Staphylococcal enterocolitis, Pseudomembraneous enterocolitis)

此爲一急性的大小腸之炎性疾病，特徵爲有多處黏膜之表面壞死及糜爛。病人會有大量不停的下瀉，成水狀帶有薄片表皮狀組織，通常爲綠色。此症爲一虛弱的外科病人，在服用廣效之抗生素後發生。故對虛弱病人投與新黴素（Neomycin）作術前腸道清理，或在治療肝性休克之後亦可能發生。主要的原因爲廣效抗生素抑制腸道內之正常菌叢，而對腸道有毒性的金黃色葡萄球菌，如它對多種的抗生素獲得抵抗性時，卽可迅速生長。病人身體軟弱，加上由於術前之準備，致使腸內空無一物時，亦爲發生此病之次要因素。由大便作培養可發現純金黃色葡萄球菌之生長，（但亦可能在大便培養中無此菌之發現），有時病人有腸炎之症狀，而培養出純金黃色細菌，但卻無僞膜之存在。

治療包括停用先前的抗生素，而改用對葡萄球菌有效之抗生素，如 Methicillin 或 Vancomycin 再由靜脈補充水分、電解質、肌肉內注射腎上腺皮質素，以及恢復腸內正常菌叢。猛烈性腸炎可能對治療完全無反應，而致病人死亡。

VI　梭菌之感染 (Clostridial infections)

　　梭菌爲革蘭氏陽性、桿狀之大型細菌，多數爲厭氣性，小數在微量氧氣下，亦可生長，故幾乎到處有之。尤其產氣莢膜梭菌（*Clostridium perfringens*），更是散佈最廣的致病菌。梭菌主要存在於泥土及腸道，最顯明的特徵爲其橢圓形之芽胞存在菌體之中心部或近末端部。破傷風梭菌（*Clostridium tetani*）的芽胞是球形，存在近末端部，成一鼓棒狀。梭菌爲專性厭氣性（Obligate anerobic）。在氧化——還原電位（Oxydation—reduction potential）低的培養基生長。病源性梭菌之病症乃由其產生的毒素之中毒而來。氣疽（Gas gangrene）係因腸內或土中的梭菌之感染，引起組織壞死及腐敗而發生。其梭菌感染雖爲局部性，但可產生全身中毒症狀。氣疽（Gas gangrene）很少由單一種梭菌所引起。常由產氣莢膜梭菌（*Clostridium perfringens*），加上其他菌種如諾維氏梭菌（*Clostridium novyi*）、敗血性梭菌（*Clostridium septicum*）、雙酶梭菌（*Clostridium fermentans*），時或加上破傷風梭菌（*Clostridium tetani*）及肉毒桿菌（*Clostridium botulinum*）引起，或由非病源性但有蛋白質分解能力的產芽胞梭菌（*Clostridium sporogenes*）及溶組織梭菌（*Clostridium histolyticum*）所共同引起。除外，同時常有革蘭氏陽性球菌及陰性腸內菌在病壯中出現。

　　產氣莢膜梭菌（*Clostridium perfringens*）爲最重要梭菌之一種。

　　(1)梭菌性傷口感染（Clostridial wound infection）

　　Mc Lennan 在 1962 年報告，三種厭氣性傷口感染：單純性污染、梭菌蜂窩織炎及梭菌性肌肉壞死。茲分述如下：

　　(a)梭菌單純性污染（Simple contamination of clostridia）

　　傷口被梭菌污染爲極平常的事，因對病人並不會引起任何不適，故亦往往不受外科醫師關心。厭氣菌將死去的組織消化，可能會有淡

薄的漿液性膿性滲出液，假如壞死組織被清除，則不會侵犯至深層組織。在意外受傷的傷口雖無厭氣性感染發生，但梭菌污染較普遍，是由於此菌及其芽胞遍佈於諸處。然而，厭氣性創口感染之所以不一定發生，很可能是由於創口環境並不適合於產生毒素及繁殖的緣故。Mc Lennan 估計大概一般平民較嚴重的創口，有 10% 至 30%爲由能形成芽胞的厭氣桿菌所污染，由於創口週圍組織之高氧化還原電位及可能大氣中的氧氣，使受傷組織不適合此菌生長。但假如沒有適當的治療，則可能會發生蜂窩織炎及肌肉壞死，後二者可被視爲同一疾病之惡化情形。

(b)梭菌性蜂窩織炎 (Clostridial cellulitis)

此爲一有氣體產生的感染，發生於缺血或碎掉的壞死組織（並非由細菌所致的壞死）。但無傷的健康肌肉並不受波及。有臭味的漿液膿性感染，發生在創處的深部，或裂縫裏，沿着肌膜平面擴散，但無毒血症，對健康的肌肉並不發生變化。雖然可能會存有產氣莢膜梭菌 (Clostridium perfringens)，但主要尚是由具有蛋白質分解能力而無毒性的梭菌引起，例如產芽胞梭菌 (*Clostridium sporogenes*) 及第三梭菌 (*Clostridium tertium*)。此病菌進行甚慢，潛伏期爲三至五日，無毒血症，全身症狀輕微，皮膚很少會變色，其水腫亦不屬害，可由此特徵與產氣性壞疽區別，患此症之病人患部感染擴散甚速，必須立卽行徹底的外科導流治療爲宜。

(c)梭菌性肌肉壞死（氣疽）(Clostridial myonecrosis, gas gangrene)

此種感染擴散迅速，局部會有捻髮音，但有時只有水腫，或兩種混合在一起，或有毒血症等。通常因深達肌肉的外傷，被梭菌污染而引起，尤其是產氣莢膜梭菌 (*Clostridium perfringens*)。最通常是由

高速度的火箭等現代化武器及意外受傷所致，偶而，亦會由潔淨的選擇性手術引起。從很多這種病人的傷口，我們可以檢出多種厭氣性細菌，及多種需氣性細菌，尤其在死亡的病例中，很少只有單一的菌種存在。此病在廣泛撕傷 (Extensive laceration) 或大片之肌肉毀滅性損傷時 (Devitalization) 最易發生，例如在臀部，大腿及肩部。常伴隨此感染。此外，尚有其供給肢體之血管受傷，致血流發生障礙，或傷口被泥土（圖4-14）、衣服、及其他異物所污染。在這種環境極易供給梭菌之生長飼料，而缺氧的肌肉中，如糖分解繼續下去，氧化還原電位將會降低，發生乳酸鹽蓄積，鹼儲備之減少，氫指數（pH 值）亦降低，加上蛋白分解酶製造胺基酸，使 pH 更爲下降，這同時亦是提供菌體適合生長之環境。在梭菌開始生長及製造毒素及其他新陳代謝物蓄積後，對組織之侵犯更厲害，因此而確立厭氧菌之感染。又因吞噬細胞及抗生素未能進入壞死組織內，而使其感染更得逞。它在體內製造出足夠的毒素以對抗局部之抵抗力後，便可稱之爲產氣壞死之開始。儘管有 4 至 40% 之傷口有被梭菌污染的可能，但產氣壞死（圖4-14, 4-15）在臨床上並不常見，只佔全部傷口之 2% 以下。

　　治療法：早期適當的外科療法是氣疸的最有效的治療法。由於感染之迅速擴大，治療上如遲延24小時，很可能失救而死。氣疸之診斷須依靠臨床所見，多數的縱切開對減脹 (Decompression) 有效，常可藉導流及清創停止此病。但如不及時確立診斷，則患肢之切斷可能難免。抗生素治療用靑黴素 G 及四環素，是爲最有效的外科後加強劑。抗毒素在治療上或防止並無價值，附加可使用高壓氧氣 (Hyperbaric oxydation) 療法，但其成功度不均一。

　　(2)梭菌之消化道感染 (Clostridial infection of the gastrointestinal tract)

梭菌常爲腹膜炎，盲腸炎及絞腸所引起的阻塞 (Strangulated in-
testinal obstruction)時，所發現的細菌類中之一種。以狗作實驗絞腸
阻塞時，其腹膜及腸中的液體中最多的菌種爲梭菌，其次是大腸菌屬，
Bacterioides 及鏈球菌。 雖然可假定在盲腸炎及急性絞腸阻塞中，產
氣莢膜梭菌可積極參與致病，但臨床上尙乏充分的直接證據，故無法
肯定。實驗顯示在過濾過無菌絞腸液體中，有梭菌之外毒素助力於致命
作用。但這些所見並不能忽視各種生存的細菌量，細菌內毒素及梭菌
的外毒素所產生的綜合效果。在膽管之梭菌感染，氣腫性膽管炎（膽
囊之氣疽），或膽囊切除後敗血症，一般相信其梭菌是經由消化道、
肝門靜脈 (Portal vein) 而進入肝臟，再隨膽汁分泌至膽管的。在腹
部手術後，偶而會產生腹壁之梭菌感染，是爲開刀時由腸內之梭菌污
染膜壁而引起的，較少由胃及小腸之手術引起，但較常見由下消化道
手術所致。通常是由產氣莢膜梭菌 (*Clostridium perfringens*) 所引
起，可致命， 故必須及早注意及治療。 腹壁之氣疽必須與 Meleney
氏進行性協同壞疽 (Progressive synergistic gangrene) 區分，兩者皆
可跟盲腸膿腫導流之後發生，後者爲一慢性表淺進行性壞疽，進行的
速度緩慢但劇烈，有嚴重局部症狀，卻無全身性症狀，是由厭氧性球
菌，併同金黃葡萄球菌，釀膿球菌 (*Streptococcus pyogenes*)，
Pseudomonas aeruginosa 及 *protens* 而發生。

⑶梭菌之泌尿生殖系感染 (Clostridial infection of the uro-
genital tract)

在腎切除，腎石切除及前列腺切除等手術時，會被產氣莢膜梭菌
(*Clostridium perfringens*) 污染而發生術後感染症。幾乎所有的子宮
梭菌感染都是由此菌引起，通常在不合法的墮胎後發生，很少由正常
生產引起。在現代產科之中，預防性抗生素的使用及廣泛應用帝王切

開術，使這種感染更爲罕見。但在非法墮胎，由於技術欠佳，器械及藥劑材料之消毒不全，致極易產生感染。若產後或墮胎後之子宮內腔被污染，則因有血塊及壞死組織之供給，是爲梭菌最佳的生長場所。早期診斷可由黃疸、低血壓、心跳過速、休克、血紅素尿、子宮及肛門口壓痛、與有臭味的陰道流出液等而得知。最簡單用以證實有產氣莢膜梭菌 (Clostridium perfringens) 存在的方法爲: 由子宮頸採取液體作直接抹片，可觀察到革蘭氏陽性桿菌，兩端爲圓形的桿菌。治療方法爲: 藥物治療、高壓氧氣、休克的治療，及處理腎功能衰竭，靑黴素爲常用之抗生素。

(4)破傷風 (Tetanus)

本病是一毒血症，由破傷風梭菌 (*Clostridium tetani*)，在受傷部位繁殖生長，而產生外毒素所致。與產氣壞疽相異的地方是破傷風梭菌無侵襲性 (Noninvasive)，所產生的神經毒素爲症狀之禍首。破傷風發生的條件爲: 要有菌體或芽胞存在創口，適當的低氧壞境能够使梭菌生長及產生外毒素。因破傷風梭菌存在泥土及人或動物之腸內，故受傷時傷口易暴露於此菌之污染。不過，如同其他的梭菌感染，被污染後不一定會產生感染，只在傷口氧份甚低時，此菌才能生長。最近破傷風大都發生在較輕微的傷口上，此乃由於對小傷口的處理往往被疏忽，而不像較嚴重傷口的被妥善處理所致。容易引起破傷風的媒體爲穿刺性傷口，由跑鞋、刺、銹釘及不潔之擦傷，大概一半的病例傷口都甚輕微，而且在毒性未發作時傷口似已痊癒，故常被疏忽。此等較輕微之傷口本身並不引起缺氧，但若有其他細菌同時感染，則可能會降低氧化—還原電位，而容許芽胞生長，例如在腿上的慢性潰瘍、麻疹之紅斑、癤、甲溝炎 (Paronychia) 及拔牙均可能發生。在美國，主要的患者爲成年人，而非新生兒。破傷風患者(Nonneonatal tetanus）的年齡多在 55 至 57 歲，而死亡年齡多在 55 至 60 歲間。但在臺灣 30 歲以下罹患此症者，尙不少（如表 4-4）。

表 4-4　臺灣的破傷風 300 例之臨床統計

年　齡	例　數	死　亡	（％）
1- 9	91	33	36.3
10-19	65	18	27.7
20-29	42	13	30.9
30-39	41	12	29.3
40-49	24	4	16.6
50-59	22	8	36.3
60-	15	5	33.3
合　　計	300	93	31.0％

（郭宗波，沈永訓，葉步嶽，洪慶章　臺灣醫誌 63; 253～265, 1964）

　　最近在美國的都市發生一種都市性破傷風 （Urban tetanus），常爲慢性麻藥中毒者爲蘇解麻隱，自己施行注射而引起的併發症，死亡率高達 90％。 新生兒破傷風是由臍帶切口的污染而來， 在未開發地區，由於不衛生的接生方法所引起，成爲該處新生兒死亡的一大因素（表 4-5）。發病過程通常會有連續數小時的哭叫，然後吸食及哭叫停止，發生痙攣及發熱，常因呼吸肌肉之強硬性痙攣而死亡。墮胎後破傷風的發生，係由未消毒或消毒不全之器械及操作而感染生殖道。手術後破傷風亦可由潔淨的選擇性手術引起，可能是由於無菌步驟某一點的不完全，或病人腸道內的細菌之污染所致。

表 4-5 世界各地之新生兒破傷風死亡率

報 告 者	年 代	地　　　　　區	例 數	死 亡	死亡率
Smythe	1959	Capetown, Africa	40	39	97.5
Fourrier	1957	Algeria, Africa	20	18	90.0
Tompkins	1958	Nigeria, Africa	135	121	89.6
Castillo	1959	Venezuela, S. America			82.7
Wright, R	1960	Durban, Africa	217	190	87.5
Sujoy E.	1959	Argentine, S. America	37	30	81.0
Smythe	1959	Capetown, Africa	9	7	77.7
Earle	1958	Haiti, West India	32	24	75.0
Kauzaki	1959	Japan	4	2	50.0

(a)破傷風之臨床現象 (Clinical manifestation of tetanus)

潛伏期 (Incubation time) 是受破傷風梭菌之污染至開口障礙之出現之期間，平均爲受傷後七至十日，但界限爲三至三十日間皆可。然後有一段侵襲期 (Invasion time, onset time)，卽由最初的牙關緊閉症狀 (Trismus) 出現，至痙攣發生之期間。在嚴重的病例中，反射性痙攣 (Reflex spasm) 可在開口障礙發作後 12 小時內出現，較輕微的則在 5 日以後才發生。侵襲及潛伏期愈短, 則預後愈差(表 4-6 及4-7)，雖施以現代化之治療，死亡率仍高達 30％以上。在世界各地，過去所治療的破傷風之死亡率分布在 58.3～16.0％ 之間 (如表 4-8)，其總平均死亡率爲35.5％。

牙關緊閉 (Trismus) 如 (圖 4-16)，乃最爲常見之早期症狀，伴有頸、背、及腹部痛及僵硬症狀，有時吞嚥困難亦可爲最早症狀。

表 4-6　侵襲期長的破傷風之予後較好（郭宗波等1964）

侵　襲　期	例　　　數	死　　　亡	死　亡　率
＜24hrs	22	15	68.2%
48～24hrs	20	12	60.0%
72～48hrs	14	3	21.5%
＞72hrs	30	3	10.0%
合　　　計	86	33	38.5%

表 4-7　侵襲期比潛伏期之長短，爲判斷破傷風之予後較正確
（郭宗波等 1964）

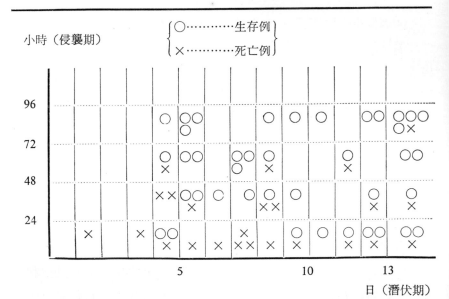

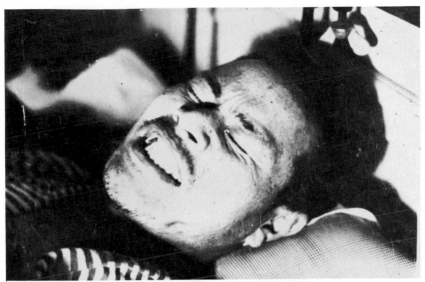

圖 4-16 牙關緊閉及痙笑爲破傷風之早期症狀

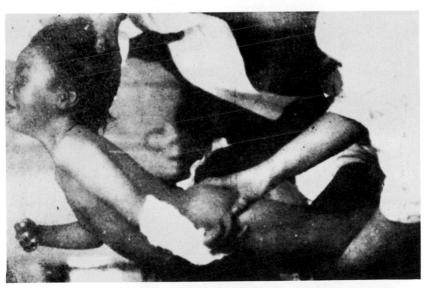

圖 4-17 後弓反張爲破傷風之極期症狀（6歲女）

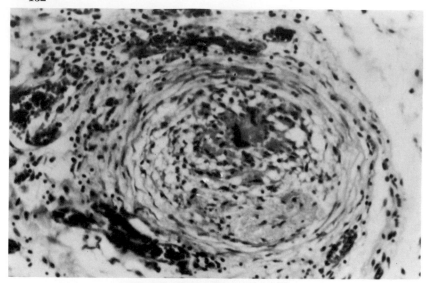

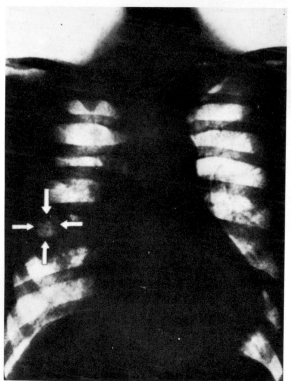

↑
圖
4
｜
18
肺組織之結核性肉芽反應

圖
4
｜
19
肺結核性空洞在右肺部，空洞周圍有浸潤反應。

表 4-8　世界各地之破傷風死亡率

報　告　者	年　代	地　　　　區	治療數	死亡數	死亡率(％)
① Velaseo-Joven	1958	Philippine	100	16	16.0
② Veronesi	1956	Brazil	294	80	27.2
③ Andersen E.W.	1958	Ceylon	356	103	28.9
④ Damany	1958	India	27	8	29.6
⑤ Creech, O.	1957	Louisiana, U.S.A.	558	171	30.6
⑥ Kuo（郭宗波等）	1964	Taiwan, R.O.C.	300	93	31.0
⑦ Ru Giero, H.R.	1950	Argentina	610	242	39.7
⑧ Devens, K.	1957	Gessen, Germany	72	30	41.7
⑨ Mollaret	1960	France	210	92	43.8
⑩ Stirenemann	1960	Switzerland	33	15	45.4
⑪ Condit P.K.	1959	California, U.S.A.	232	110	47.4
⑫ Tateno（館野）	1960	Japan	121	59	48.8
⑬ Poulson	1959	Denmark	22	11	50.0
⑭ Schütze, E.	1957	Schwerin, Germany	30	15	50.0
⑮ Bruno H.	1958	Austria	12	7	58.3
⑯ Alhady	1960	Malaya	10	8	80.0
合　　　　計	1950～1964	世　界　各　地	2987	1060	35.5

在症狀開始後24小時，於中等度嚴重的病人，會有典型的痙笑（Risus sardonicus）如（圖 4-16），眼眉及口角往上提，頸及軀幹呈各種僵硬。背微彎曲，除偶有頸及背痛外，大致上感覺上還舒服，移動會使疼痛加劇。移動任何一肢體均可能增加肌肉僵硬，而引起痙攣般的痛苦。開始時，外在刺激，如拍床或碰到病人，都會引起反射性痙攣，漸漸的發作次數增加，後來變成自發性，而愈來愈頻仍。全身痙攣可以突然發生，全身每一肌肉皆成強直性收縮，牙關緊閉，後弓反張（Opisthotonus），卽以頭後仰，背向前弓，腳跟向後彎曲，胸腹部固

定，四肢伸展，如（圖 4-17）。嚴重時可使呼吸停止，全身痙攣可持續數秒以至數分鐘，若發生次數過頻，亦會引致衰竭及窒息。故吸入性肺炎（Aspiration pneumonia）常為致死原因之一。

較不常見之現象為：只在傷口附近之肌肉收縮——局部性破傷風（Local tetanus），亦可為全身性之前奏。頭部破傷風（Cephalic tetanus）為早期出現顱部神經被刺激或痲痺，最常受到侵犯的為顏面神經，而動眼神經及舌下神經亦會被侵犯，導致眼部及舌部痲痺；牙關緊閉及吞嚥困難亦可發生。這些局部性破傷風之一種，皆可由面部及頭部受傷而引起，常先由受傷側發現。

嚴重的破傷風甚為恐怖且常會致命，但如痊癒則可完全恢復正常。患者痊癒後並未獲得長久的免疫性，除非接種疫苗，否則仍可發生第二次感染，約有 2％曾有報告在同一病人再發生破傷風的例子。

診斷主要靠臨床症狀，有時亦可用細菌學方法確定，但常常由於患部創口太小，每當臨床症狀出現時亦不易供為診斷之用。

(b)破傷風之免疫預防（Immunization of tetanus）

以破傷風類毒素作免疫為最佳之預防法：對 7 歲以上的病人作積極預防，可以 0.5ml 之磷酸鋁吸着的類毒素作肌肉內注射，最好選擇於左手三角肌內，但亦可作皮下注射。一般認為在 4 至 6 星期後重作注射，第三次注射則可在 6 至12月或以上之後，只有在第三次注射完畢後才可算其預法性免疫之基本工作完成。其後每 4～6 年內，或受傷有可能發生破傷風時須再注射0.5ml 之類毒素。對 6 歲以下之兒童，可以白喉及破傷風類毒素，合併百日咳疫苗之 DTP 疫苗注射。第二及第三次注射之延遲並無特別壞處，不需要每回重複作如上三次的注射，甚至相隔 25 年，作一次的追加注射（Booster injection）仍可迅速地獲得完全的預防效果。

　　在接受第一劑類毒素後，以前未受免疫的傷者大概需要 30 日始能達到足够的抗體效價（最少要達到每 ml 血清含 0.01 i.U. 的抗毒素量）。爲一般傷者另有一消極性的免疫法，卽爲肌肉內注射 0.5ml 之破傷風類毒素，同時肌肉內亦注射人的高單位免疫球蛋白，須含有 250 單位之破傷風抗毒素，亦可提供四星期之保護。但此法對以前已接受過類毒素注射的病人，則不適用。〔其實施細則在(e)項〕

　　(c)破傷風之治療法 (Treatment of tetanus)

　　對傷口之治療必須迅速，主要爲清理及擴創，因異物及壞死組織極易被嚴重污染，及製造適當的環境以供破傷風梭菌 (Clostridium tetani) 繁殖及釋出毒素。傷口應維持開放，直至病人從痙攣中恢復。以青黴素治療對此菌之生長型 (Vegetative form) 有效，如病人對青黴素過敏，則可用土黴素 (Oxytetracycline) 或氯黴素。一般抗生素亦可預防常有的呼吸道之其他細菌的感染。治療發生痙攣之病人可用肌肉弛緩劑 (Mephenesin, Robaxin)，鎭靜劑（如 Pentothal sodium, Phenobarbital)，以維持水及電解質平衡，呼吸道分泌之抑制，除去內臟之刺激，如膀胱膨脹，大便充塞等。如有需要可作氣管切開，尤其是對侵襲期在一日以下的病例，需要有持續的護理照顧。

　　(d)破傷風之併發症 (Complications of tetanus)

　　破傷風爲極易造成死亡之病，常因呼吸中止而死。對病本身及治療之併發症包括藥物中毒（尤其是 Barbiturate)，支氣管肺炎及其他肺感染，脊椎之壓迫性骨折尤其是胸椎部份，貧血，及由多次的痙攣所引起的衰竭，會使病人陷入昏睡而死亡。在人體破傷風免疫球蛋白尚未問世以前，使用牛或馬之抗毒血清，將引起過敏反應等合併症。

　　(e)破傷風之防發 (Prophylaxis of tetanus)

　　美國外科學院之外傷委員會對有可能發生破傷風之傷口，建議如

下之處理大綱:

〔甲〕一般原則

㈠對每一個病人，其主治醫師必須決定對破傷風的充份預防方針。

㈡積極之外科治療，包括清除壞死組織及異物。此步驟必須迅速施行，不必考慮病人是否曾接受預防疫苗，此舉爲預防破傷風之最基本原則。

㈢在受傷後，應盡快給予類毒素之肌肉內注射，不論其爲第一次注射抑或爲追加注射，除非能確定病人在這十二個月之內，曾接受完整一連串的首期疫苗注射（參照 P. 132）或曾接受追加注射。因抗原之劑量在各種疫苗製品濃度不一，預防注射應依包裝上的指示方法施行。

㈣是否需要注射人的破傷風免疫球蛋白，可視傷口的情況，受傷的環境，以及病人以前接受免疫注射的程度而定。

㈤每一個受傷的病人，均應該給予一張免疫注射的記錄卡，並讓他隨身携帶，如有必要應繼續完成該系列的預防注射。若要得到完整的預防，以往所做的自動免疫（Active immunization）注射之正確記錄實有其必要。

㈥基本免疫注射（Basic immunization）包括三次之類毒素肌肉內注射。然後每 4 至 6 年中，應再作一次追加注射。

〔乙〕對外傷病人之特別措施

㈠對曾接受預防注射之病人

①如病人在 6 年內曾接受注射時:

ⓐ對一般之傷者，除非確知在 12 個月內曾接受追加注射，否則皆注入 0.5ml 之類毒素作爲追加注射量。

ⓑ對嚴重，未處理經過較長時間，超過 24 小時之易生破傷風的傷口，除非確知在 6 個月內曾接受追加注射，否則皆在肌肉內注射 0.5ml 之類毒素為宜。

②對 6 年以前，曾接受自動免疫，但在近 6 年並無接受追加注射之病人，其處理步驟如下：

　ⓐ對其大部份皆可作肌肉注射 0.5ml 之類毒素。

　ⓑ對極可能發生破傷風感染之傷口：

　　（ⅰ）　肌肉內注射 0.5ml 類毒素。

　　（ⅱ）　在另外的部份，肌肉內注射 250 單位破傷風免疫人球蛋白，須用另外一支注射器及針頭。對嚴重，被忽視或時間經過較長的傷口，肌肉內注射 500 單位破傷風免疫人球蛋白。

　　（ⅲ）　考慮投與土黴素或青黴素作防發。

㈡對以前未曾接受過免疫注射之病人，其處理步驟為：

①對潔淨小傷口，若認為有可能會發生破傷風者，先給予 0.5ml 類毒素第一次免疫注射量。

②對其他傷口：

　(a)肌肉內注射 0.5ml 的類毒素為第一次免疫注射量。

　ⓑ給 250 單位人的破傷風免疫球蛋白。對嚴重，被忽視或時間經過較長之傷口，給予 500 單位人的破傷風免疫球蛋白。

　ⓒ考慮使用土黴素或青黴素作防發。

V　分枝桿菌之感染（Mycobacterial infection）

(1)結核（Tuberculosis）

　ⓐ 1882 年 Koch 確認結核症是由結核核菌（*Mycobacterium tuberculosis*）之感染。結核菌有類脂質的莢膜，抗酸性（acid fast），

法。經由內科療法無效的空洞，可做肺葉切除，或胸成形術。

②頸部淋巴腺結核（Lymphadenitis colli tuberculosa）：

小孩因吸食牛奶而導致之結核感染，或成人之慢性肺結核時，由於結核菌之蔓延，會使頸部淋巴腺腫大。數個黏連成一大塊，部分呈軟化有浪動（Fluctation）。淋巴腺內之結核菌有時會感染到頸部皮膚，形成腺－皮膚結核，卽腺病瘡或瘰癧瘡（Scrofuloderma），自潰而流出乾酪般的滲出物。由抗結核劑之增強，多半可消腫。如瘻管仍不縮小時，可行淋巴腺剔出術。

③廻盲部結核（Ileocecal tuberculosis）及結核腹膜炎（Peritonitis tuberculosa）：

正常胃腸對結核菌之穿透抵抗力甚佳，可防止由食物或吸入之一次小量的結核菌之感染。但嚥下大量有結核菌的痰時，胃腸尤其廻盲部（圖 4-20），將受感染。腸黏膜可發生潰瘍，引起腹部的痙攣痛及腹瀉。有時會引起結核性腹膜炎，腸膜發生黏連時，會引起腸閉塞症，須施行外科治療。

④心包膜之結核（Pericarditis tuberculosa）：

結核菌可從膈淋巴腺或肺門淋巴腺蔓延至心包膜。由其漿膜滲出液，可發生慢性心包填塞（Cardiac tamponade）或形成肉芽腫並纖維化，形成心包縮窄（Constrictive pericarditis）均會妨害心跳之自由，發生肝腫大、水腫等。若用內科藥物治療無效時，則須行心包膜切開或切除術。

⑤腦膜之結核（Meningitis tuberculosa）：

結核腦膜炎發生於感染結核後一年內之小孩較多，其病理變化顯示小結節散發在腦膜（圖 4-21），及纖維蛋白滲出液在腦底部。臨床症狀有頭痛、不安和煩躁、發燒、倦怠、夜間盜汗、體重減輕，噁

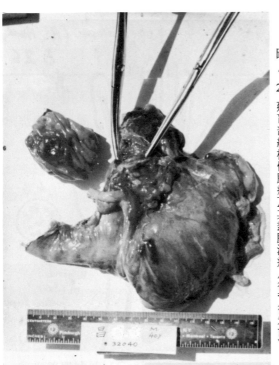

圖4-20　廻盲部結核性腫瘤及其黏膜潰瘍（從背後看前）

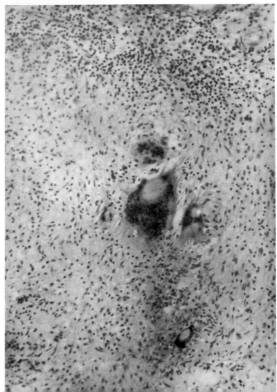

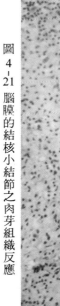

圖4-21　腦膜的結核小結節之肉芽組織反應

⑨骨或關節之結核 (Tuberculosis of the bone or the joint):

孩童時期骨骺盤 (Epiphyseal plates) 生長旺盛，富有血管，氧氣壓高，故易受血行散播的結核菌感染。病人原發肺結核後三年內，如感染長骨末端，波及鄰近關節時，局部疼痛變成較明顯，而腱鞘炎常在腕骨部發現。

⑩結核性腱鞘炎 (Tuberculous tendovaginitis):

由隣接部的骨，關節之結核感染到腱鞘之病例頗多，常會有血行性感染。患手關節或指屈曲筋腱鞘者，如（圖 4-22a），會有漿液性滲出液存在腱鞘內，為結核水瘤 (Tuberculous hygroma)。如滲出液不多，囊中有米粒體，為米粒體水囊腫 (Rice body hygroma) 如（圖 4-22b）。

⑪結核性脊椎炎 (Spondylitis tuberculosa, Pott's disease):

此病可由結核菌之血行播植或脊椎旁淋巴腺之蔓延而來，於孩童（圖 4-23）或老人最易發生。感染始於脊椎體 (Body of a vertebra)，起初背部有局限性痛苦，數個月之後，由 x 光可發現為最初的異常像，椎間盤之破壞及狹窄。椎骨旁如有膿腫可呈紡綞形陰影，伸展達數塊椎骨之長度，甚至分叉流下到鼠蹊部或腰三角部 (Petit's triangle)，被稱為無熱膿腫 (Cold abscess)。

⑫皮膚結核 (skin tuberculosis):

結核菌由外傷，或與其他組織連續侵入皮膚而發生尋常性狼瘡 (Lupus vulgaris)。此病常在顏部之鼻及上口唇之皮膚中簇生赤褐色的小斑點，稱狼瘡結節 (Lupus nodule)。結節之為散佈性者稱為播種性狼瘡 (Lupus disseminatus)，為蛇行性者稱為蛇行性狼瘡 (Lupus serpinosus)，患部表皮若有落屑者稱為落屑性狼瘡 (Lupus exfoliativus)，結節破裂為潰瘍者稱為潰瘍性狼瘡 (Lupus exulcerans)，皮

膚及皮下組織會增殖成腫瘤者稱爲增殖性狼瘡 (Lupus hypertrophicus)，皮膚之乳頭著明增殖者稱爲疣贅性狼瘡(Lupus verrucosus)，而表皮之著明角化者稱爲角化性狼瘡 (Lupus cornutus) 如圖 4-24。狼瘡在慢性過程中，可形成瘢痕，使鼻孔及口裂發生狹窄，指趾之攣縮，鼻之破壞或缺損等並可再發。

(c)結核病之治療可分全身療法及局部療法。

①全身療法 (General treatment)：

（i） 自古以來良好的營養，適當的日光，新鮮的空氣爲治結核病的三大要素。結核進行中，病人的蛋白質代謝在亢進，各種營養素，維生素，鈣，燐，鐵分均需多量攝取。每天蛋白量質最小攝取量要有 100gm，脂肪 100～180gm，碳水化合物 300～400gm，而熱量必須有 3,000～4,000ccl。

病房之良好換氣，適當的日光浴及對外存病灶局部紫外線照射均有助其治癒。

（ii） 自動免疫療法 (Active immunity)：

可用 B. C. G. (Bacille de Calmette-Guérin) 0. 1cc 對結核菌素 (Tuberculin) 反應陰性者做皮下或皮內注射。B. C. G. 接種後，結核菌素反應可呈陽性，但半年至 1 年後仍會返呈陰性 。須再接種，每年 1～2 次至長期陽性始停止。因此，日本之結核發病率減至 1/2，慢性結核之產生減至 1/4，死亡率亦減至 1/6，此乃預防及治療有兼顧。

(iii) 化學療法 (Chemotherapy)：

有下列各種抗生素或化學合成劑可供結核症之化學療法。其有效的順序如表 10，應注意其副作用並給予適當投藥。 當結核菌素敏感性 (Tuberculin test positive) 明顯時，表示有活的結核菌之存在，

表4-9　抗結核劑之效力及副作用

選擇	作用機轉	效力	藥	名　年開始使用	主要副作用	大人藥量
第一有效	抑制DNA之合成及代謝	殺菌	INH	Isoniazid, 1952 始使用	末梢神經炎，肝炎	300~400mg/日
	抑制RNA-polymerase	殺菌	RIF	Rifampin, 1967	肝炎，白血球減少	450~600mg/日
第二有效	與微粒體30S部結合，使mRNA被tRNA誤讀	殺菌	SM	Streptomycin, 1944	前庭平衡失調，聽力障礙	1gm/每日，2個月後2次/週
	抑制RNA之合成	制菌	EMB	Ethambutol, 1961	視神經炎	25mg/kg/日，2個月後15mg/kg/日
	抑制菌之蛋白質合成	制菌	ETA	Ethionamide, 1959	胃腸障礙，肝炎，不眠	0.5~1.0gm/日
第三有效	干擾病原菌代謝之中間步驟	制菌	PAS	Para-amino salicylic acid, 1946	胃腸障礙	9~12gm/日
	似SM?	制菌	CM	Capreomycin, 1961	腎損害，第八腦神經損害	1gm/日×3月
	抑制結核菌之氧代謝？	制菌	TBI	Thiosemicarbazone, 1946	肝功能損害，胃腸障礙，血球減少，肝炎，血中尿酸高	150mg/日
第四有效	作用機轉不明	制菌	PZA	Pyrazinamide, 1949	肝炎，血中尿酸高	1.5~3.0gm/日
	抑制結核菌之細胞壁合成	制菌	CS	Cycloserine, 1955	精神失常，驚厥	250mg/次，1日2次
	似SM	殺菌	KM	Kanamycin, 1957	第八腦神經損害，腎損害	1gm/日，1週5次
	似SM?	制菌	VM	Viomycin, 1958	腎損害，第八腦神經損害	2.0gm/次，1週2次

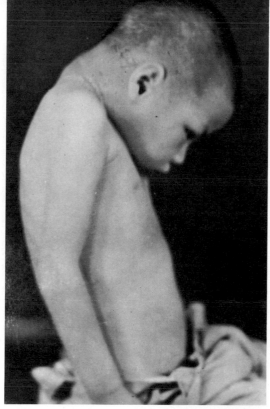

圖4-23 頸部結核性脊椎炎（7歲男孩）

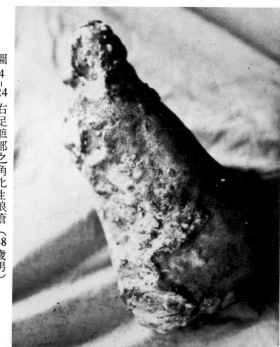

圖4-24 右足蹠部之角化性狼瘡（48歲男）

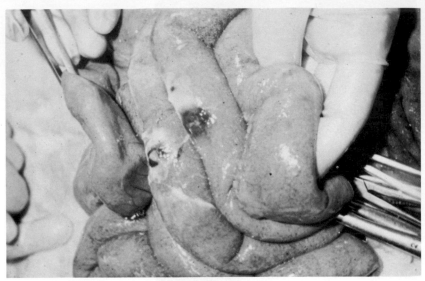

↑圖4─25 傷寒熱之廻腸穿孔（25歲，男）

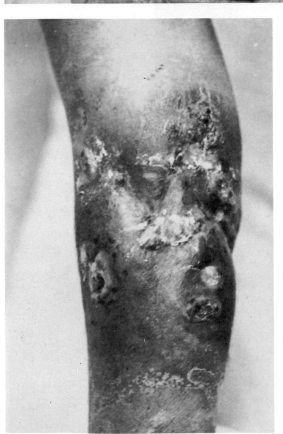

圖4─26 梅毒性皮膚潰瘍在左肘部（39歲，男）

必須採用下列三原則:

（α） 由表 4-9 中可選擇對病原菌最敏感之藥物投與。

（β） 在發病時，應同時使用多種藥物。尤其對有抵抗性結核菌，須對細菌體內多處實施生化打擊。

（γ） 必須要有充足的施藥期間，繼續治療 18 至 24 個月，始可完全消滅結核菌。

②局部療法 (Local treatment)

（ⅰ） 保存療法 (Conservative local treatment)

椎骨疽 (Spinal caries) 是結核性脊椎骨炎 (Spondylitis tuberculosa)，主要侵襲椎骨體，（很少有椎弓的突起），如椎骨體遭輕度破壞時，可依病人的體格，製造石膏床 (Plaster of paris bed, Gipsbett) 讓病人安靜仰臥，或用石膏胸甲 (Gips-corset) 減輕有病變脊椎骨之負荷，促病人容易生骨，迅速恢復工作。但須注意並預防，因過度長期的固定，會助長筋萎縮。

對骨或關節之結核可利用石膏繃帶 (Plaster bandage)，或副木 (Splint) 短期固定法，予以固定，防止骨或關節之移位。

膿瘍以大的注射針或套管針穿刺吸引後，用生理鹽水洗滌，最後可注入 1% TBI glycerin 或 1% TBI 生理鹽水浮游液，10～20% PAS 水溶液，1% INH 水溶液等。對結核性瘺孔或潰瘍可撒 TBI 或鏈黴素粉末劑。

（ⅱ） 保守性手術 (Palliative operation)

施以瘺孔或潰瘍之刮除 (Curettage)、電凝固 (Electrocoagulation) 或電灼 (Electrocautery)，以及對骨結核之腐骨切除 (Sequestrectomy) 等措施，均可促進治癒。

（ⅲ） 根治性手術 (Radical operation)

　　如結核病灶局限在皮膚、副睾丸、片側腎或淋巴腺時，病人的抵抗力一般倘良好，而對結核菌有良好免疫者，可施行完全切除術。如病灶多數時，應優先考慮切除其最嚴重的病灶，或原發巢，如此，對所餘留的其他病灶，會有相當裨益。

　　重症的關節結核，可在施予關節切除術（Arthrectomy）之後，再壓迫兩骨端，促其癒合，此法稱壓迫固定術（Compression arthrodesis）。如做自家骨針植者稱 Robertson-Lavalle 骨針移殖法。

　　⑵牛結核菌之人體感染（Infection of *Mycobacterium bovis*）

　　牛結核菌（*Mycobacterium bovis*），在昔日獸醫學未發達，牛乳之消毒未臻完善的時期，藉由牛乳傳播到人腸內而感染腸系膜淋巴腺（Mesenteric lymphatic infection），再到肺門淋巴腺（Hilar pulmonary infection）或氣管支氣管淋巴系（Tracheobronchial lymphatic nfection）等，容易在人體內散播（Dissemination）。治療可用抗結核劑，但對幼兒須注意到其劑量，預防對第八腦神經發生障害，如前庭平衡失調或聽力障礙。

　　此病症由於現今獸醫學及消毒學之發達，人類已很少受犯。

　　⑶鳥結核菌等之人感染（Infection of *Mycobacterium av·um*）

　　一般言之，鳥結核菌（*Mycobacterium avium*）或 Kansas 分枝桿菌（*Mycobacterium kansasii*）對人類之侵犯力並不大。

　　它們較易侵犯矽肺病（Silicosis）或慢性阻塞性肺病（Chronic obstructive pulmonary disease, COPD）等有損傷之肺，鳥結核菌對現有藥物皆具抗性，但 *Mycobacterium kansasii* 則對高劑量的抗結核藥物之反應仍佳。

　　⑷痲瘋病（Leprosy）

　　痲瘋病是痲瘋桿菌（*Mycobacterium leprae*）由皮膚或鼻黏膜進

入人體內所引起的一種慢性肉芽腫感染症。臨床上可分癩瘤性(Lepro-matous type)、結節性 (Tuberculoid) 及兩種共有的所謂雙 態 性 (Dimorphous type) 之三型。麻瘋桿菌可大量存在癩瘤等之中發現, 但無法做人工或組織培養。惟可在小白鼠之足墊 (Foot pad) 等溫度 較冷的組織 (30°C) 內接種, 使菌緩慢增殖。麻瘋病通常爲家族性感 染, 潛伏期常達 2 ～ 5 年, 最短 6 個月, 最長可至數十年。

麻瘋之病理組織變化係增殖性炎症 (Proliferative inflamma-tion), 出現肉芽腫反應。在皮膚之血管、毛根或汗腺之周圍, 有組織 球、巨大細胞、淋巴球, 及漿細胞等之浸潤, 皮膚呈慢性肥厚, 而 形成癩小結節。組織球常吞食多數的麻瘋桿菌並有空泡, 稱之泡沫細 胞 (Virchow's foam cell)。近表皮的末梢神經受侵, 腫大並有萎縮, 會有知覺麻痺或痛覺麻痺之發生。

治療可使用 Dapsone (4, 4'—diaminodiphenylsulfone), 從少量 開始逐漸增至每天 50mg, 而維持 6 ～ 10 年之長。麻瘋桿菌雖然經數 個月之治療, 卽會喪失對小白鼠之感染力, 但小量桿菌仍可持續生存 數年之久。 對有抗磺基藥物 (Sulfone) 之病人, 改以 Rifampin 或 Clofazimine (B663) 之治療, 或大風子油 Oleum gynocardiae 1～5 cc/次, 2～3 次/週之肌肉內注射, 或 0.5gm/次之內服爲宜。足底之 癩性潰瘍可使用硬皮底之鞋或石膏來保護局部。有時需行整形手術, 解除攣縮, 移殖神經或肌腱, 使病人之許多機能障礙復健。臉部如發 生畸形時, 應行整容手術, 助他適應日常的社會生活。爲免引起麻瘋 病人心理不良反應, 近年來已實施減少長期隔離, 而盡可能讓其回家 繼續治療的措施, 頗有成效。

VI 由革蘭氏陰性菌引起的感染 (Infections caused by Gram-negative Bacilli)

　　在外科上較重要的革蘭氏陰性菌，大部份都是本來就存在於人體中，且大多於人體腸道內發現。爲不形成芽胞之桿菌，可能爲需氧 (Aerobe)，兼性厭氧 (Facultative anaerobe) 或專性厭氧 (Obligate anaerobe)。某些革蘭氏陰性菌在很久以前便已知是人類的病原菌，例如綠膿桿菌 (*Pseudomonas aeruginosa*) 及傷寒桿菌 (*Salmonella typhi*)。其他病原菌，例如：靈桿菌 (*Serratia marcescens*) 及產氣腸桿菌 (*Enterobacter aerogenes*) 甚少爲人的致病菌。後者以前則被稱爲 *Aerobacter aerogenes*，不過自從第二次大戰以後，因化學療法之進步，此陰性桿菌始成爲更重要的感染菌，尤其是在住院的病人中。因在廣效抗生素問世之前，產生感染的細菌，多爲肺炎球菌、鏈球菌及葡萄球菌，又因感染最易發生在宿主之防衞機能未成熟或退化時，例如在小孩及虛弱的病人身上，用上各種治療法只對感染病菌加以控制時，亦容易使各類革蘭氏陰性桿菌建立一個適合的生長環境。此外如集中抗生素、兼用腎上腺皮質荷爾蒙、免疫抑制藥、抗癌藥或放射療法時亦會，使相當多的病人抵抗力 (Host defenses) 降低。在外科使用，諸如人工心瓣或代用器官，亦可使本來致病力較低的細菌產生感染。若留置靜脈或尿道導管、氣管內管、人工呼吸機或腹膜透析機、開心手術須用人工心肺器，皆可成爲導入革蘭氏陰性桿菌之媒介體。最近對革蘭氏陰性桿菌之分類法請詳見表 4-10。

　　(1)綠膿桿菌之感染 (Infection of *Pseudomonas aeruginosa*)

　　綠膿桿菌分佈甚爲廣泛，諸如在土中、水中，有時甚至可存在於健康的皮膚表面或腸內。在致病之時，常與化膿性球菌 (*Pyogenic cocci*) 或腸細菌科桿菌 (*Enterobacteriaceae*) 共同作用。但在一些由脊椎穿刺引起的腦膜炎，眼部外傷及小腸腸炎合併菌血症等是原發性感染。最近，綠膿桿菌之感染已成爲廣泛火傷病人死因之一，且常爲

表 4-10 革蘭氏陰性桿菌之各種

科 (Family)	族 (Tribe)	屬 (Genus)
Pseudomonaceae		Pseudomonas（假單胞菌屬）
Enterobacteriaceae	Escherichiae	Escherichia（艾歇利希菌屬） Shigella（志賀桿菌屬）
	Edwardsielliae	Edwardsiella
	Salmonelleae	Salmonella（沙門桿菌屬） Arizona Citrobacter（檸檬桿菌屬）
	Klebsiella	Klebsiella（克萊勃士桿菌屬） Enterobacter（腸細菌屬） Pectobacterium Serratia（鋸桿菌屬）
	Proteae	Proteus（變形桿菌屬） Providencia
Bacteroidaceae		Bacteroides（類桿菌屬） Fusobacterium（細梭菌屬）

手術後使用人工呼吸器及留置導尿管之感染症。此菌對一般抗生素具有抵抗性，使用 Polymyxin B, Colistin 或 Mafenide 即能有效控制。雖然用 Gentamicin 及 Carbenicillin 亦有效，但亦有學者提出證明，顯示有抗此藥之菌種出現。最近已有綠膿菌之多價高單位的免疫球蛋白及血漿之製成，可提供被動免疫性預防，亦有疫苗可作自動免疫性預防，但能否減低死亡率之效果，現尚在試驗階段。

(2)大腸桿菌之感染 (Infection of *Escherichia coli*)

大腸桿菌可在人體及動物之腸內發現，為主要之需氧共生性正常菌叢。已分辨出有 145 種不同菌莢外膜之抗原 (K antigens)，但此分

類並不能幫助分辨其致病力，或毒力。不過，已確知有數型可對腸致病，尤其對嬰兒會引起腹瀉。大腸桿菌（*E. coli*）可產生腦膜炎、敗血、心內膜炎、盲腸膿腫、腹膜炎、傷口感染，及化膿性感染、如在泌尿系主催腎盂炎及膀胱炎，以單獨發生，或與糞便來的鏈球菌合併感染。此菌可產生內毒素，進入循環後而使病人休克。

(3)沙門氏桿菌屬之感染（Infection of salmonella）

沙門氏桿菌屬包含很多種的腸內菌，可致腸熱（Enteric fever）（尤其是傷寒熱）、胃腸炎及敗血、傷寒桿菌（*Salmonella typhi*）及腸炎桿菌（*Salmonella enteritidis*）可入侵血流而發生腸熱，亦可進入腦脊髓液及骨髓中。感染源為人及家畜之保菌者，經飲水或食物傳給人，通常由病者或健康之帶菌者傳給有感受性之個體。進入小腸管壁之淋巴組織，經淋巴管至腸系膜淋巴腺，在此繁殖後，由胸管進入大循環，在進入循環系時，即發生傷寒熱。在菌血症（Bacteremia）的狀況開始 7 至10天內，可感染肝、膽囊、脾、腎及骨髓，由膽囊可再次侵犯腸道。病變多在淋巴組織，以廻腸下部之 Peyer 氏淋巴集結為甚。發病第一週有髓樣腫脹，第二週腐爛，第三週脫落而形成潰瘍。此時易發生腸之出血或穿孔如（圖 4-25）。傷寒桿菌可存在各種病灶，產生化膿性骨膜炎及骨炎、腎膿腫、急性胆囊炎、支氣管肺炎、膿腦及潰爛性內膜炎。最後，傷寒菌可在關節、心、肺及其他器官引起膿腫。由傷寒菌所引起的術後傷口感染是甚少見，但有記錄稱在傷寒帶菌病人，施行胆囊手術後而發生感染者。然！帶菌之傷口引流液及大便，對其他住院病人而言亦是一大威脅。

(4)克萊勃士桿菌屬之感染（Infection of klebsiellae）

在現代化學療法未問世之前，Klebsiellae 這種革蘭氏陰性桿菌很少會引起原發性感染，但最近卻如同其他革蘭氏陰性桿菌一樣，愈來

愈成爲重要的醫院內感染菌。肺炎桿菌 (*Klebsiella pneumoniae*) 卽 Friedlandler's bacillus 在過去只佔肺部細菌感染之 1 %，但卻相當重要，因其死亡率高達 50%。

(5)產氣腸桿菌或靈桿菌之感染 (Infections of *Enterobacter aerogenes or Serratia marcescens*)

產氣腸桿菌其生在健康人之 5 %之腸道內，而靈桿菌爲另一菌種，以前被認爲不會對人產生感染。雖然此菌對健康人體亦有輕微之侵犯力，但主要還是見於在醫院內住院的病患，如同其他之「醫院內細菌」一樣，感染後並不一定會產生臨床症狀。 以前皆以靈桿菌 (*Serratia marcescens*) 所產生之紅色色素來辨別，而認爲此菌是一種專性色素產生菌。但在醫院產生感染的此種菌，卻無色素，故易被誤認爲其他腸內菌。此種無色素的靈桿菌，可以以生化檢查來辨定。

Klebsiella—Enterobacter—Serratia 類常可在痰、尿、血及傷口中混合被培養出來，而在傷口常同時存在有其他病原菌，如鏈球菌、葡萄球菌、大腸桿菌、變形桿菌屬(*Proteus*)、檸檬桿菌(*Citrobacter*)及綠膿桿菌。流行病學上的研究顯示，某些會產生感染的革蘭氏陰性菌，是在病人住院期間所得到，而生存於腸道內，對藥物具有高度抵抗力，如引起菌血症則死亡率可高達50%。得到菌血症之機會與病人原有之疾病，及感染之性質 (泌尿道，呼吸道，傷口感染及膿腫) 有關。

(6)變形桿菌屬或 Providence 屬之感染 (Infection of *proteus or providencia*)

革蘭氏陰性桿菌的 *proteus* 及 *providencia* 屬亦是與其他需氧的革蘭氏陰性菌同樣，常在膿腫，感染之傷口或灼傷等之混合感染中的細菌之一。因它對大部份抗生素有抵抗，使用抗生素治療可將混合

感染，變成純變形桿菌之感染。多形擬菌 (*Mima polymorpha*) 及 *Herella vaginicolla* 係兩種多形性需氧格蘭氏陰性菌，可以對住院病人產生所謂由抗生素治療而誘發的感染。對以上兩種所屬的 *mimeae* 菌族之細菌命名相當混亂，每種皆有15種以上不同之名稱。

(7)類桿菌屬之感染 (Infection of bacteroides)

除了腸內桿菌以外，正常腸道內之菌叢尚有包括腸球菌類 (*enterococci*)，梭狀芽胞菌 (*clostridia*) 及類桿菌屬 (*bacteroides*) 等。類桿菌屬爲專性厭氧、革蘭氏陰性，不形成芽胞的桿菌。此菌常居於口腔，消化道及外生殖器官，在消化道之手術後可發生感染，有時此菌在臨床標本上單獨被發現，但多次皆與其他厭氧及需氧菌同時存在。對此菌屬之分類尚未解決，最近對人的致病性亦被列入類桿菌屬，及細梭菌屬 (*Fusobacterium*) 兩屬之中。類桿菌爲桿狀、兩端圓形、有時成球桿菌狀 (Coccobacillary)。細梭菌，可能爲兩端尖銳的桿狀或成多形性絲狀，具有腫脹部、帶有游離球體。會對人產生感染的爲：鬆脆類桿菌 (Bacteroides fragilis)、產黑色素類桿菌 (*Bacteroides melaninogenicus*), *Fusobacterium necrophorus* (以前被稱爲 *Bacteroides fundiformis* 及 *Sphaerophorus necrophorus*)。

在慢性疾病、癌症、外科手術及膀胱鏡檢視後，類桿菌可侵入血流而引起菌血症，穿進組織及器官而產生膿腫，臨床上的表現可由表面性感染、深部膿腫、菌血病以及休克。消化道，尤其是大腸及盲腸，爲最常見之菌灶。婦科上可見此菌感染子宮，陰道及鄰近組織，常與髖腔內之癌症，與菌性墮胎及產後併發症有關。上呼吸道，以及咽喉，口及頜骨之感染 (扁桃腺及其周圍之炎症、慢性中耳炎及齒槽炎) 逐漸少見，這是由於對未能診斷的咽喉炎大家都使用抗生素 (青黴素或四環素) 治療的結果。此種上呼吸道之感染常會與其他細菌，

如厭氧鏈球菌合併引起腦膿腫。

類桿菌引起的菌血症之特徵爲高熱、黃疸及白血球增多，在 40 歲以上的病人，常伴同一些慢性衰弱性疾病或低血壓，其死亡率會增高。至菌血症常隨着消化道，骨盆腔，咽喉部或靜脈血栓炎之後 而 發生。如在傷口膿腫有臭味之滲出液，病狀有革蘭氏陰性菌，但如在需氧培養下且不見有菌，則表示可能有類桿菌之感染。患有癌症的病人似乎特別容易發生類桿菌之感染，這與病人常在開刀前接受腸內無菌處理，而改變了腸內正常菌叢，可能亦有關係，值得外科醫師注意。肝膿腫之形式正在改變，由類桿菌引起之比率逐漸增高。

類桿菌感染症之治療包括外科的膿腫導流，應以敏感度試驗爲依據作適當之抗生素治療。大多數的類桿菌對青黴素有抵抗性，大概分離出來的菌種之 50％抵抗四環素及林古黴素 (Lincomycin)，但氯黴素及克林達黴素 (Clindamycin, 7-chlorolincomycin) 幾乎對 100％之類桿菌有效。然而最重要的是應該先決定菌血症是由需氧還是厭氧菌所引起，因爲通常對抗需氧革蘭氏陰性菌之抗生素，如康 納 黴 素 (Kanamycin)，克利斯汀 (Colistin)，珍達黴素 (Gentamicin) 皆對類桿菌無效。

VII 螺旋體之感染 (Infection caused by Treponema)

(1)梅毒 (Syphilis, Lues)

(a)梅毒是由梅毒螺旋體 (*Treponema pallidum*) 所引起的一種慢性全身性感染症。以梅毒有關文獻中，可溯自 Hippocrates 之時代 (460～377BC) 此病可能存在人間，於 Columbus (1492) 發現新大陸美洲後，尤其法國 Charles 八世東征伊太利的 Napoli (1494) 之後此病大蔓延，則有與天花不同的「大水痘」流行歐亞地區之記錄。然直至 1512 年日本始有此病之記載。因 1530年 Fracastorius 之詩中，

提起感染此病一牧羊人，此人名爲 Syphilus，是 syn 合同 ＋philein
相愛成病之意，可能就是 Syphilis 之語源。1905 年 Schaudinn 和
Hoffman 從梅毒第二期的病人血清中，發現有 4～14 個 1μm 彎曲
的螺旋體病菌，末端較細，全長爲 5～15μm，寬 0.2μm 被命名梅毒
螺旋體。1906 年 Landsteiner 用暗視野顯微鏡觀察梅毒螺旋體時，發
現此菌可環繞長軸而廻轉，或向兩側之擺動做前進運動。梅毒螺旋體
在人體外生存力較低，會在乾燥和陽光下迅速死亡。於普通的消毒劑
如升汞水（1：1000）或熱肥皂水，均在短時間內死亡。在 40°C 失
去傳染力，48°C 時生存 30 分鐘，60°C 時 3～5 分鐘，100°C 立卽死
亡。但在零下 10°C 尚可生存 3 小時。1910 年 Wassermann 發表梅
毒症可由補體固定試驗（Wassermann 反應）做診斷。

　　(b)梅毒之症狀可分爲 4 期

　　梅毒第一期（Primary syphilis）

　　梅毒病人之性器或肛門之病兆如硬性下疳（Chancre, Ulcus du-
rum），黏膜病斑或扁平濕疣（Condyloma latum）中的梅毒螺旋體，
通常是在性交接觸時，經完整的黏膜，或由有些擦傷的皮膚傷口侵入
人體。感染後平均經 3 週的潛伏期（Incubation time）後，在螺旋體
侵入部位，可發生潮紅性丘疹，稱爲初期硬結。以後糜爛形成紅色潰
瘍，潰瘍上覆以黃色滲出物，稱爲硬性下疳（Ulcus durum）。隨之有
淋巴管炎（Lymphangitis syphilitica），數天或 1～2 週後局部淋巴
腺亦可硬性腫脹，但並無疼痛，稱之無痛性橫痃（Indolent bubo）。
再 1～2 週後對側淋巴腺亦會腫大，又再經 2～3 週全身淋巴腺亦腫
大。約在感染後 6 週，血清梅毒反應呈陽性。由於局部的免疫反應，
下疳可以「不治而癒」，病人表面上似乎處於健康狀態，但潛伏在生
體內的梅毒螺旋體仍繼續繁殖，至感染後 8～10 週大量進入血液循

環中，卽造成第二期早期，將可發現梅毒薔薇疹。在下疳已癒而第二期梅毒疹未發之期間爲第一期隱性梅毒（Syphilis latens）。

梅毒第二期（Secondary syphylis）爲其菌血期，螺旋體可進入血行撒布全身。會發生頭痛、關節痛、肌肉痛、蛋白尿，或黃疸等之前驅症後，在第二期早期軀幹之皮膚發現，銅紅色的梅毒薔薇疹（Syphilitic roseola），但亦無疼痛。繼之出現全身性銅紅色的扁平丘疹，卽丘疹梅毒（Syphilis papulosa）。在肛門周圍，會陰，陰囊，大腿內側，腋下或乳房下之胸壁皮膚等，溫暖、潮濕而常受磨擦之處，丘疹易糜爛，而擴大變成有高度傳染性的病兆，扁平濕疣（Condyloma lata）。四肢之皮下靜脈發炎（Panphlebitis syphilitica），手掌、足底等之梅毒性牛皮癬（Psoriasis syphilitica）亦可在第二期發現。

如生體的免疫力強時，顯性梅毒（Syphilis recenta）可被處於暫時靜止或潛伏狀態，惟待機仍可復發，此卽第二期的隱性梅毒（Syphilis latens）。第二期梅毒是從第二期早發梅毒疹至感染後的3～4年之內。在第二期晚期可發生膿疱者被稱爲膿疱性梅毒疹（Pustular syphilide），此外在第二期，從毛囊的微小丘狀梅毒（Follicular syphilis），可造成斑狀的禿頭，眉毛或鬍鬚之梅毒性脫毛症（Syphilitic alopecia）。梅毒性咽峽炎（Angina syphilitica），前葡萄膜炎（Anterior uveitis），或虛性腦膜炎（Meningismus）等亦可在第二期出現。

梅毒第三期（Tertiary syphilis）

在不接受治療的病人當中，有30～50％可進入第三期。有進行性破壞性的黏膜或表皮的慢性潰瘍之發生，或一種良性的肉芽腫，樹膠腫（Gumma）之形成（圖4-26）。經小血管內皮之發炎（Endoarteritis syphilitica），阻塞，可引起骨軟骨炎（Osteochondritis syphilitica）及肌肉組織破壞。由骨膜炎（Periostitis syphilitica）而骨質新生發生骨

性隆起（Tophus of syphilis）夜間骨痛增強。梅毒螺旋體可侵襲大動脈，引起大動脈中膜炎（Mesoaortitis syphilitica），血管自養管（Vasa vasorum）及中膜之壞死。病灶有小圓形細胞，漿細胞，纖維芽細胞及小數巨細胞之侵入，彈性纖維之崩壞及減少。內膜部有結締組織成分之增殖，石灰沈着等。有時將發生動脈瘤，如發生破裂時，其預後不良。

梅毒第四期（Quaternary syphilis）

梅毒感染 10 年以上未治者，腦，脊髓等之中樞神經實質亦會呈變性。在大腦尤其是前頭葉梅毒螺旋體可引起阻塞性動脈內皮炎及血管周圍炎，造成腦質之萎縮，發生麻痺性癡呆症（Dementia paralytica），卽一種進行性癡呆，有性格變化，記憶減退，幻想及全身性麻痺，如不治療時，多半在 3 年內死亡。第四期梅毒亦會發生於脊髓，卽脊髓（Tabes dorsalis），梅毒螺旋體侵患了腰部脊髓之背索，背根及背根神經節之髓鞘脫失（Demyelination）現象，發現步態不穩，步基寬闊（Wide-based gait），膀胱障礙，陽萎，深部痛覺及溫度感覺異常等。營養神經障害而引起關節退化（Charcot 氏關節）或足部之穿孔性潰瘍。引發下肢電擊性激痛（Lancinating pain），膝反射消失（Westphal 氏症徵），反射性瞳孔硬直（Argyll Robertson 症徵）等，脊髓液中的蛋白及細胞會增加，而 Wassermann 反應（補體固定試驗）亦與血液共同轉向陽性。

(c)梅毒之治療

因極低濃度之靑黴素 G 卽可殺死梅毒螺旋體，大多數病人，應考慮優先使用靑黴素 G。因螺旋體之繁殖速度極慢，不易發生抵抗，卽長期使用，不致降低其藥效。於初期梅毒每 c.c. 病人血清中如含有 0.03mg 以上的靑黴素 G 時，需維持 7 天以上始可治癒。

對梅毒有效的抗生素，另有四環黴素，紅黴素，氯黴素或頭芽孢菌素 (Cephalosporins)。但為抑制梅毒螺旋體之繁殖，需極大量的鏈黴素才有效。

對各期梅毒之治療可參照表 4-11 選用。

(2)雅司病 (Yaws, Framboesia tropica)

此病存在熱帶地域，由 *Spirochaeta pertenue* 之感染。此病之螺旋體與梅毒螺旋體、形態上甚難區別。在雅司病時 Wassermann 反應亦會呈陽性。皮膚症狀類似梅毒，其經過可分為三期。

第一期：由昆蟲叮咬或由擦傷傷口等之接觸感染，經 3～4 週的潛伏期，初發單一丘疹，位於下腿或顏部，與性交無關。丘疹或結節逐漸增大如楊梅或更大。觸摸硬似橡皮，經小膿疱，成為表淺性糜爛，上覆蓋有一層漿液性滲出液之黃色薄痂，好像梅毒的下疳，稱之母雅司(mother yaw) 直徑可達 3～4 cm。其中存有細弱的螺旋菌，病灶會癢。所屬淋巴腺有無痛性腫脹。初期病灶多在 6 個月內遺留萎縮性疤痕而治癒。

第二期：第一期病灶消退後，2～3 個月為第 2 期之潛伏期。續之發生螺旋菌血症，病灶可散佈全身的皮膚，發生脫皮性斑疹、丘疹，及乳頭瘤狀病灶表皮下可透見膿液，破後露出不平的肉芽面，即覆盆子 (Framboese) 之形成。分泌物乾燥後，形成黃色痂皮，發出特別臭氣，舊覆盆子癒合，新的又發生，遺留萎縮性瘢痕。其病理組織像是，單核細胞浸潤，棘皮症 (Acanthosis)，角質增生，及許多螺旋體在病灶中，與第二期梅毒的扁平濕疣之所見相似。全身倦怠、食慾不振、發燒、淋巴腺腫大，及骨炎或骨膜炎均可發現，皮膚病灶會癢，骨部會有夜間痛。此病程可拖延 1～2 年或更久。

第三期：在感染後 5 年以上時會出現動脈內膜炎，皮膚有深或

表 4-11　梅毒之治療法（美國 CDC 1976 年選用）

梅毒病期	對青黴素無過敏者	對青黴素有過敏症者
第 1, 2 或初期潛伏性梅毒期潛伏不明潛伏性梅毒	benzathine Penicillin G 240 萬單位 1 次肌肉注射（可分兩側臀部打）	erythromycin base, stearte 或 ethyl succinate 每天 2gm 連打 15 天
	或 aqueous procaine Penicillin G 每天 60 萬單位,連打 8 天	或 tetracycline hydrochloride 每天 2gm,連打 15 天
晚期潛伏性或期間不明潛伏性梅毒　腦脊髓　正常	同第一期治療法	同第一期治療法
晚期潛伏性或期間不明潛伏性梅毒　腦脊髓　不正常	同神經梅毒之治療法	同神經梅毒之治療法
晚期神經梅毒	aqueous procaine penicillin G 每天 60 萬單位,連打 14 天	erythromycin 類每天 2gm 連打 30 天
	或 aqueous penicillin G 靜脈注射,每天 1200~2400 萬單位,連用 10 天以上	或 tetracycline hydrochloride 每天 2gm 連打 30 天
晚期心血管系或良性第 3 期梅毒	benzathine penicillin G 每週 240 萬單位,連打 3 週	同神經梅毒之治療法
	或 aqueous procaine penicillin G 每週 60 萬單位,連打 10 週	
先天性梅毒	aqueous procane penicillin G 每天每公斤使用 5 萬單位,連打 10 天以上	不可使用青黴素以外之抗生素
	aqueous penicillin G 每天每公斤使用 5 萬單位,分兩次給,連打 10 天以上	
	benzathine penicillin G 每公斤 5 萬單位,一次打完	

淺，境界鮮明的蛇行性潰瘍，及樹膠腫,或毀形性鼻咽炎（Gangosa），上顎穿孔，鼻骨破壞等。但不累及神經或內臟。

治療: 螺旋體病之治療可應用梅毒治療法。

⑶熱帶潰瘍 （Tropical ulcer）

此病是一種皮膚壞疽性潰瘍，發生於熱帶平地居民或戰時，或營養不良者之下腿部。（圖 4-27）由蒼蠅媒介 Treponema schaudinni 及梭狀桿菌 （*Bacillus fusiformis*） 等， 對外傷創口發生混合感染 (Fusospirochaetosis)，起初創口產生小水疱， 形成圓形潰瘍。化膿之後，產生纖維素，頹廢物質，漿細胞，單核細胞，嗜伊紅血球及黴菌等之黃色漿液，形成有惡臭的壞疽性偽粘膜在肉芽腫上，終以瘢痕而治癒。 但有時潰瘍亦會慢慢擴大至骨膜。 局部淋巴腺有腫脹， 不化膿，小無熱，惟病人的血清 Wassermann 反應會呈陽性。

治療: 局部用過氧化氫 （Hydrogen peroxide, H_2O_2) 2.5～3.5 w/v% 之水溶液清拭創口後， 可以做抗螺旋體劑 （ Antitreponemal substance)， 如青黴素， 紅黴素或四環素等之注射療法或局部散佈殺菌法。如使用紅溴汞 （Mercurochrome） 液之局部塗布或 Salvarsan （砷劑） 粉之局部散佈亦有效。

VIII 黴菌之感染 （**Mycotic Infection**）

致病性黴菌大部份屬於細菌門(Bacteria)的眞菌亞門(Eymycetes) 之不完全菌綱 （Deuteromycetes）， 以無孢子繁殖 。 外科醫師與黴菌的關係， 目前正不斷改變中 。 此乃由於化學藥物的進步，可適當控制黴菌，而外科治療其感染的需要已有減少的跡象。不過由於現在廣泛地應用細胞毒劑 （Cytotoxic agent)， 皮質荷爾蒙及抗細菌藥物對於白血病或癌症病人，使黴菌產生投機性感染的機會增加。此外，黴菌對嚴重的灼傷，裝有人造器官及接受器官移植的病人， 亦存有若

干的威脅。黴菌引起的症狀可有：慢性皮膚及黏膜損害，低度發熱，體重減輕，慢性肺部及腦膜病變，肝脾腫大以及淋巴腺病變。除非病因已明確診斷，否則，應隨時考慮是否有黴菌感染？黴菌病可能會與淋巴腫瘤同時發生，例如霍金氏病（Hodgkin's disease）時，可有組織胞漿菌病（Histoplasmosis），及隱球菌病（Cryptococcosis）。臨床上的診斷應依據實驗室方法加以證明。血清學試驗可協助作出一假定診斷，但主要尙是由組織內或培養基上之黴菌結構判別。

　　大部份患有黴菌感染而求醫的病人，感染症狀都很明顯，且常伴有肺部被波及之現象。因之，可謂都患有嚴重的疾病。假若感染到造血系統，則會出現關節腫痛，皮下膿腫有流出物，口咽部有潰爛及腦膜炎等症狀。很多有全身性黴菌感染，亦與皮膚黴菌病的病人同樣，有皮膚之病變，臨床上則有疼痛、癢、滴液、結痂、惡臭味及皮膚變形。腦膿腫（Brain abscess）是分枝孢子菌病（Cladosporiosis）及土壤絲菌病（Nocardiosis）之一惡兆，最好用磺胺劑治療。

　　(1)放線菌病（Actinomycosis）

　　放線菌病是由一種非接觸傳染的感染，由寄生於口腔的一種厭氣黴菌，以色列放線菌（Actinomyces israeli）所引起。由於正常組織之氧化還原電位（Oxydation-reduction potential）之差太高，因之，以色列放射菌無法生長，但其可在壞死組織中繁殖，形成結節性肉芽腫，最後化膿（Chronic suppuration）形成竇管。此乃局部性壞死（Necrosis）之擴大，穿破或沿着筋膜，到其他附近組織，造成纖維化（Fibrosis）產生更硬的組織。屬長期性之疾病，身體會逐漸瘦弱，但並不會產生全身性中毒症狀。顯微鏡下檢視膿，可發現有輕鬆地盤繞的黴菌絲之結節狀集合體，稱爲硫顆粒（Sulfur granules, Druse）如（圖4-28）。

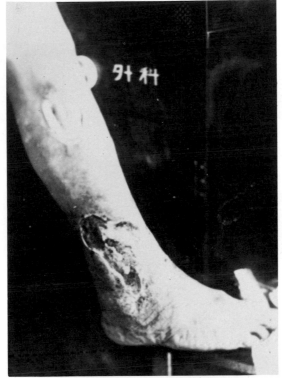

圖 4-27 熱帶潰瘍在下腿部發生

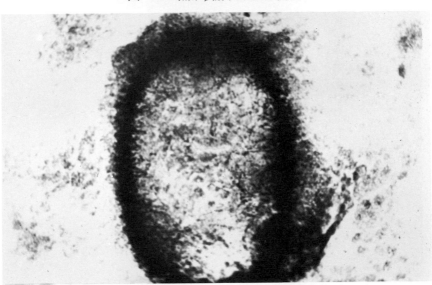

圖 4-28 放線菌之不分枝的棒狀菌絲，形成黃色硫磺狀顆粒，
稱之「硫顆粒」。

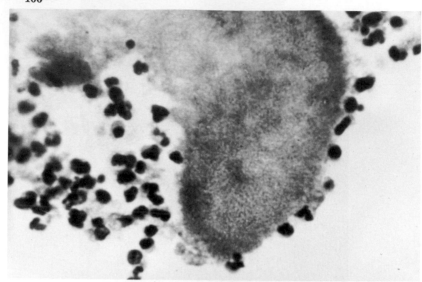

圖 4-29 "硫顆粒"受白血球及圓形細胞之包圍攻擊，發生溶菌現象。

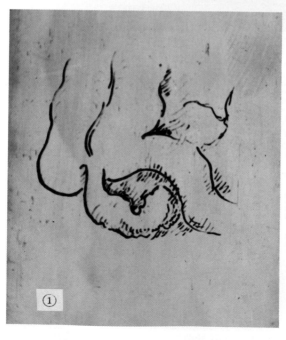

圖 4-30 闌尾(1)之放線菌感染

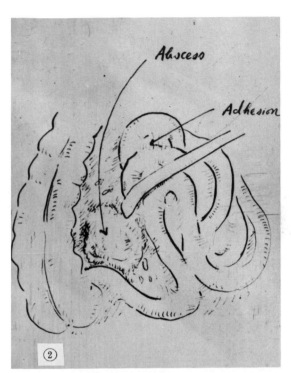

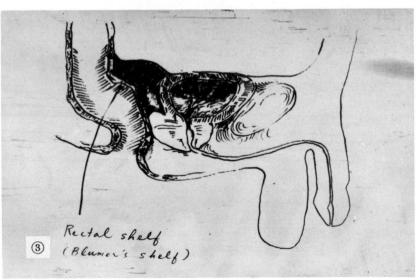

圖 4-30　闌尾之周圍⑵及骨盆內⑶之放線菌蔓延

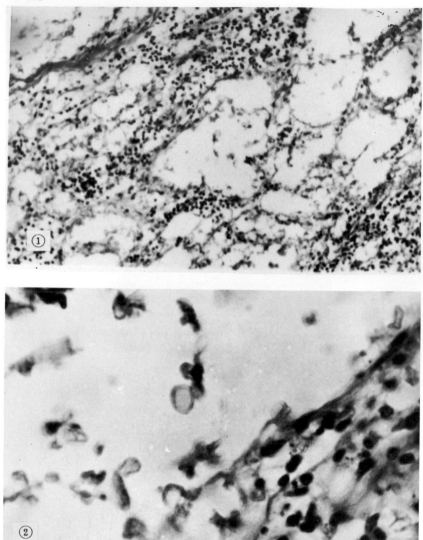

圖 4-31 人肺之隱球菌病　(1)隱球菌之肺胞內原發灶（50×），
(2)新形隱球菌(*Cryptococcous neoformans*)之球形菌
體有較厚的莢膜，可在肺內發芽繁殖（100×）。

在臨床上，可分爲三種：頸筋膜、胸及腹部放射線病。頸筋膜之病變有中等度壓痛，較硬、發炎性結節，最後化膿（圖 4-29），感染之進行隨着寶管之形成而擴散。胸部感染常在發現以前，已漫延甚廣。腹部型則常會與闌尾周圍膿腫，或與盲腸之癌症困難區別，因爲所形成堅硬結節性肉芽腫常位於闌尾或其周圍（圖 4-30）。當感染繼續進行，可形成皮膚瘻管與腹壁之結節，然後化膿變成寶管。

治療膿腫出現時，應切開導流，有時可將整個寶腔切除。對抗此菌最好使用四環素（Tetracycline）或與青黴素治療數週，效果甚佳；但 Amphotericin B 則對本病並無療效。

(2)球黴菌病 （Coccidioidomycosis）

球黴菌病是由泥土中的粗球黴菌 （Coccidioides immitis）吸入，到達終末氣管及肺胞，引起大量之多形核白血球滲出，及一些單核細胞之浸潤，常以肺部感染爲開始。大部份黴菌卽被殺死或抑制，只有少數病人有黴菌繼續增殖，引起肉芽腫病變在肺部，侵犯胸膜或肺門淋巴腺。散播型感染可能引起菜花狀或潰瘍等皮膚病變，及骨髓炎，腦膜炎，水腦症與多發性肺結節或空洞。診斷根據抹片檢查（Smear preparation），及皮膚的過敏試驗 （Skin test）。治療時可用 Amphotericin B。每天劑量爲每公斤體重給 1mg，經靜脈內注射，總量可達 1～10mg 不等。此外，可切除肉芽腫，作腦室分流術以解除水腦的壓力，當肺病灶咳血厲害時可施行肺病灶切除。

(3)組織漿菌病 （Histoplasmosis）

組織漿菌病是由泥土中的莢膜組織漿菌 （*Histoplasma Capsulatum*)乾後成塵埃而被引入肺內，發生「原發複合病灶」，類似肺結核之過程進行，但多半會鈣化而經過良好。由皮膚過敏試驗之陽性可鑑別診斷。臨床上有咽喉部之肉芽腫性潰瘍及肺部變化，尤其發生在

頭部的時候，可能有嚴重的局部淋巴腺腫大。確實的診斷是根據培養或活體切片檢查。治療可用雙性殺黴素 B (amphotericin B) 每日每公斤體重 0. 50 至 0. 75 mg 之靜脈內注射，在急性或亞急性期相當有效。

(4)隱球菌病 (Cryptococcosis)

此病之病原菌爲新形隱球菌 (*Cryptococcus neoformans*)，是一種對人及動物有高度致病性的類酵母菌，不僅存於土壤，在鴿糞中亦時有發現，因致病的菌種常是來自鴿糞中，可能因鴿糞富含氮及各種鹽類的鹼性物質，最適合新形隱球菌之生長。該菌由呼吸道侵入人體，肺部首遭感染（圖 4-31），經血流可散布全身，尤其骨、肝、腦膜、腦、或皮膚等部位。此菌在組織呈球形或近球形，直徑爲 $5 \sim 15 \mu$，不形成菌絲體，亦不形成孢子，完全由「發芽」繁殖，革蘭氏染色陽性，有較厚的膠狀莢膜 (Gelatinous capsule)。隱球菌不會引起活動性的炎症反應，故罕見有急性化膿變化，大都呈慢性炎症。較老的病變有時會出現肉芽腫反應，而肉芽腫內，隱球菌不多，表示單核細胞可破壞隱球菌。這也是本病在白血病或淋巴腺腫瘤抵抗力降下時發生較多之部份原因。但有時亦可見隱球菌存在於單核細胞和巨細胞內，或在細胞外發芽。雖肺原發灶有自然治癒之例，但腦內感染者豫後相當不良。

大腦皮質中出現多數的小膠囊胞 (Gelatinous cyst)，時會開口於軟腦膜面。有厲害的頭痛、複視、頭暈、運動失調、嘔吐、耳鳴、記憶喪失，或傑克森 (Jackson) 型警厥發作，通常不發燒。腦膜可發生白色肉芽腫 (Granuloma)。但如侵犯腦幹時，將壓迫腦導水道，引起嚴重的水腦症。

關節隱球病幾乎均續發於附近的骨骼病變，而散播性感染時，皮

膚會引起多發性小結節或丘疹，直徑數 mm 至草莓般大。

　　治療可用 Amphotericin　B 每天給予 0.75～lmg/kg 之靜脈內輸注，對神經系感染之再發者，於靜脈內注射之隔一天，並可以 0.5 mg 加脊髓液做硬膜下注入，但須注意貧血，低鉀症，或腎障害，或暫時性膀胱麻痺等副作用之發生。

　　(5)芽生菌病 (Blastomycosis)

　　芽生菌病是由一種類酵母菌的皮炎芽生菌 (*Blastomyces dermatitidis*) 或由巴西副球黴菌 (*Paracoccidioides brasiliensis*) 所引起，可產生一無痛的紅色丘疹，最後發生皮膚之潰爛。此潰瘍之特徵爲含有皮內小膿腫，青紫色稍硬邊緣向外伸展，但中央部呈痊癒的傾向。原發性皮炎芽生菌病，雖爲一慢性病，但最終皆會痊癒。惟在多發性之芽生菌病，出現在皮膚上的病變，則爲化膿性丘疹，會逐漸增加而產生血濃性滲出液，可能會發生堅硬的皮下結節（尤其在外傷部位），最後會化膿，造成邊緣彎曲粗糙的潰瘍。南美的芽生菌病是由巴西副球黴菌引起，可發生原發性肺部感染或會蔓延至骨骼或中樞神經系統。

　　治療：對原發性皮膚芽生菌病，可包括邊緣作早期切除。多發性則可用雙性殺黴素 B (Amphotericin B) 及磺胺劑 (Sulfonamide) 作全身治療外，對局部患處亦可做外科治療。患有多發性芽生菌病者，如不治療，在發病後 6 個月內，其死亡率高達 90%。

　　(6)念珠菌病 (Maniliasis, Candidiasis)

　　念珠菌病亦是由一種類酵母菌，白色念珠菌 (*Candida albicans*) 所引起。由於抗生素之廣泛使用,抑制正常菌叢在口腔或腸內之生長，反而，對抗生素極有抵抗性的白色念珠菌就會趁機發生眞正的感染。這種感染比較常見的有,口腔之鵝口瘡 (Thrush)，消化管之發炎（圖

4-32）如膜狀食道炎（Thrush esophagitis），輕度的陰道炎等。尤其最易發生於患有糖尿病或懷孕之婦女及用龍膽紫（Gentiana violet）或尼斯他丁（Nystatin）做過局部塗抹治療的病患。在接受器官移植而細胞免疫受到抑制的病人，外傷或燒傷的病人所發生的混合感染，亦可發現此菌。病人留置尿導管時，白色念珠菌亦會導致膀胱炎。在虛弱的病人可引起全身性感染，經血行首抵腦（圖 4-33）或腎臟，其他甲狀腺、心肌、心內膜、胰、腎上腺和肝亦可出現病變。肉芽腫小結節，如含有菌絲體及類酵母菌之膿瘍，往往會引發廣泛之壞死。

治療：口腔和陰道之鵝口瘡，最好採用局部治療法。Nystatin 口服浮懸液可用於口腔，Nystatin 或 Candicidin 藥片可用於陰道。皮膚念珠菌病，用 Nystatin 軟膏，Miconazole 乳劑，Amphotericin B 洗滌劑，龍膽紫（Gentiana violet）之酒精溶液作局部治療。念珠菌血症，通常拔掉污染的靜脈導管，數天後自然會消失。因留置尿導管引發的念珠菌膀胱炎，可用每公升含 50mg 的 Amphotericin B 溶液冲洗膀胱。如菌血症仍持續時，每天每公斤體重口服 150mg 的 5-Fluorocytosine 可治療腎念珠菌病。如白色念珠菌對本藥已有抵抗性者，須隔日靜脈內注射 Amphotericin B 40mg，總量為 800mg。

由麻藥癮患念珠菌心內膜炎的病人可用 5—Fluorocytosine 治癒，但開心手術，換其主動脈瓣或二尖瓣等，仍是目前最有效的根治療法。

⑺麴菌病（Aspergillosis）

此病是由不完全菌綱、念珠菌目（Moniliales）、念珠科（Monilia）、麴菌屬（*Aspergillus*）之一種，薰煙色麴菌（*Aspergillus fumigatus*）之感染引起。原發感染在鼻腔、副鼻腔，外聽道或眼窩內，於放射治療，使用抗癌劑，抗生素或腎上腺類固醇等虛弱無抵抗力的病人，侵犯其肺、腦、心瓣膜、或全身。肺感染時，有血痰、發

熱、氣喘樣發作（過敏性麴菌病，或侷限性麴菌氣管炎）、或肺膿瘍等之症狀。用內視鏡可看到麴菌塊（Mycelial mass, Fungus ball）存在有氣管上皮的空洞內（圖 4-34）。在肺X光像片上呈半月形的透過性增高帶，包圍着圓形腫塊，較易辨認。腦感染有腦膿腫或昏迷等之神經症狀。全身感染時，有發熱、關節痛或皮膚疹等出現。必要時可切除肺或腦之局部病灶，並對全身性感染施行 Amphotericin B 之靜脈內注射效果良好。

(8)白黴菌病（Mucormycosis）

此病是因藻菌目（Phycomycetes）、白黴科（Mucoaceae）的微小白黴（Mucor pusillus）或同科之米酒麴菌（*Rhizopus oryzae*）等之感染引起。此種黴菌之菌絲較寬大，且不分隔，爲其特徵（圖4-35之１）。白黴科的菌在泥土，肥料，或澱粉食料均可孕育，可從皮膚、眼窠、鼻腔、副鼻腔、呼吸道、或消化道等侵入人體。黴菌由此處沿著血管或血流蔓延抵達顱內，可發生腦膜腦炎（Meningoencephalitis），侵入血管形成血栓，使腦部發生多處硬塞。肺臟、廻腸、結腸、肝臟（圖 4-35之２）之血栓，或心肌梗塞亦可發生。所侵犯之處壞死甚著，巨大細胞等之反應亦甚明顯（圖 4-35之３）。治療以 Amphotericin B 之靜脈內注射有效；碘化鉀（Potassium iodide）之內服有時對皮下之感染亦有效。如施以肺或其他患部之切除可成功。

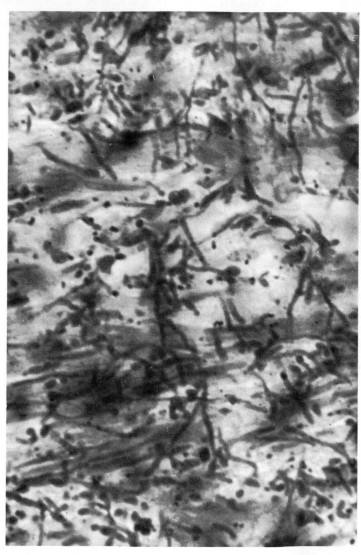

圖 4-32 食道的念珠菌病 (100×) 由卵圓形母體可發芽生殖，其子芽 (Bud) 常延長並與母細胞相連，形成假菌絲 (Pseudomycelia)。

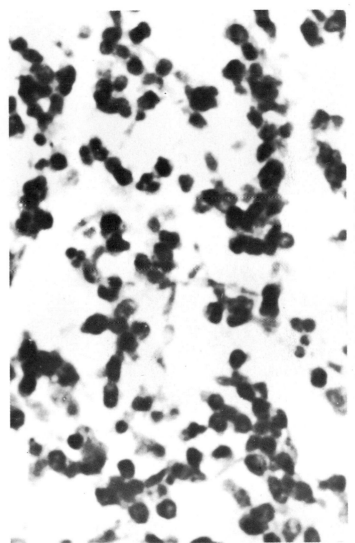

圖 4-33 腦脊髓液中白念珠菌 (100×)

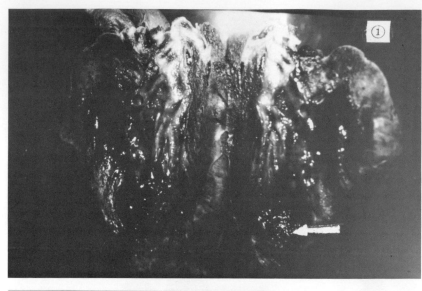

↑圖 4–34 麴菌病（46歲，女）

(1) 菌絲塊在右肺下葉

(2) 空洞壁之 *Aspergillus fumigatus* 寄生（50×）

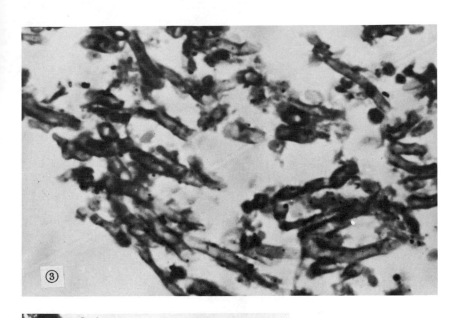

③

①

↑(3)空洞中的 Aspergillus fumigatus 亦會受白血球之攻擊
（400×）

圖
4
|
35

白黴菌病 （8 個月之男孩）

(1)白黴科 (Mucoracea) 之一屬，米酒麴 (Rhizopus oryzae)
的菌絲寬大，可分枝並無隔膜。此菌在小孩之胃粘膜中繁殖
之像 (100×) 。

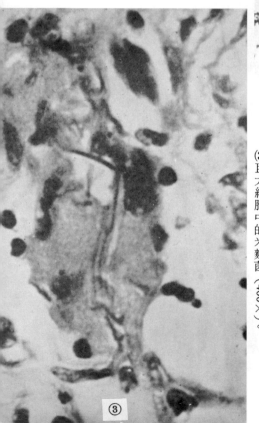

圖
4
－
35
白黴菌病（8 個月之男孩）

(2) 米酒麴（Rhizopus oryzae）在肝內發生血栓（50×）

(3) 巨大細胞中的米麴菌（400×）。

②

③

第 五 章

腫 瘤　　　　　林天祐

不論生體的任何部位，新生正常生體所沒有的異樣塊質（Mass），總稱爲腫瘤。但這稱呼只是總括性，尚可再分爲新生物性腫瘤（New growth）和非新生物性腫瘤（Non-new growth），通常所謂的腫瘤多半指前者。

非新生物性腫瘤之中，除了如急性淋巴腺炎、膿瘍、疔等急性炎症性的另當別論之外，其他例如慢性特殊性淋巴腺炎（如結核性淋巴腺炎）、非新生物性囊腫（如腎水腫、粉瘤）、寄生蟲（如包蟲囊）、鈣化血腫、骨化性肌炎、動脈瘤、甲狀線腫、脾腫等臟器肥大者，每每與新生物性腫瘤難以鑑別。

新生物性腫瘤爲原來的個體組織細胞發生變化的特殊細胞羣。這個細胞羣完全脫離正常調節機構而管毫無關連的自律性增殖，並且不形成固有的組織或臟器，而發育成完全獨個的非管制性成份（Uncontroled elements）。

如前所述發生在生體上腫瘤中新生物性腫瘤，也簡稱贅瘤（Neoplasm），由於佔大部份，而且也佔治療上的重要部門，因此先就新生物性腫瘤的病理，發生原因及其特色加以敍述，至於它與非新生物性腫瘤的鑑別診斷，則於腫瘤的臨床項中另述。

第一節　新生物性腫瘤（贅瘤）的病理

I.　分類及其特色

贅瘤在病理上及臨床上皆可分爲良性贅瘤與惡性贅瘤兩大類，其主要差異如下：

(1)良性贅瘤

(a)如纖維瘤、脂肪瘤、腺瘤等，腫瘤由特殊細胞羣形成，但在其細胞而言，於正常個體細胞並無兩樣，也不見細胞分裂。

(b)發育極緩，經由三年、五年、十年而慢慢長大。

(c)有明確的界限，有結締纖維性被膜，沒有和周圍組織癒著，有移動性。

(d)表面平滑呈圓形或橢圓形。

(e)完全切除後，不會再發。

(f)不會轉移他處。

(g)不會引起惡病質（Cachexia）。

(2)惡性贅瘤

(a)如癌、肉瘤等，呈現與正常細胞完全不同的細胞像，而又因於各種不同的細胞集團而有扁平上皮細胞癌、圓柱上皮細胞癌、髓樣癌等以及圓形細胞肉瘤，紡綞形細胞肉瘤、纖維肉瘤等不同的種類。贅瘤細胞不呈規則性排列，通常其核大，細胞分裂（Mitosis）旺盛。

(b)發育急速，幾個月內就會長得相當大。

(c)無被膜，會侵入周圍組織，很快地喪失移動性。

(d)表面不規則（凹凸不平），多半爲不定形。

(e)具有再發性。(f)會轉移他處。

(g)會起惡病質。

以上爲良性與惡性贅瘤的大致差異，其中最重要的幾點再詳述如下：

II.　局部發育

(1)發育方法

贅瘤的局部發育方式有二，其一爲膨脹性發育（ Expansive growth），其二爲浸潤性發育（Infiltrative growth）。前者的發育方式是贅瘤一面壓迫排除周圍組織，一面增大，常見於良性贅瘤，贅瘤與周圍組織以結締纖維性被膜爲界，故贅瘤的境界明確，贅瘤再大，與周圍組織之間還是維持移動性。當然惡性贅瘤的肉瘤雖也有膨脹性發育的傾向，但不會像良性贅瘤般的形成結締纖維性被膜，所以也沒有良性贅瘤那樣的自由移動性。

浸潤性發育常見於惡性贅瘤，尤其是癌瘤特別顯著。此時贅瘤細胞並不被覆結締纖維性被膜，以致一面破壞組織間隙及周圍組織，一面不斷地浸潤增殖，所以贅瘤的界限不明確，形狀不規則，而且缺少移動性。

(2)發育的速度

贅瘤的發育速度，良性與惡性大有差異。因此，問病歷時，一定要仔細聽取腫瘤大小的速度變化，一般良性贅瘤都是費時數年而漸次增大，而惡性贅瘤只要幾個月的功夫便長得相當大。

一向爲經年累月的良性贅瘤，到最近幾個月間突然急速增大，則要考慮是否惡性變化。若是腫瘤在一、兩天之內突然大得觸目驚心，不論是良性或惡性，這種增大皆非細胞增值，而是腫瘤內發生出血，其內壓增加而造成膨大。

不過，也有惡性贅瘤，一開始便發育極慢，或大到某個程度，停止發育，甚或很稀罕地還有退縮的情形。關於贅瘤的這些種種發育情形，除了贅瘤細胞的生物學性質以外，尚有其他各種因素，例如對贅瘤施以打撞、按摩或切開試驗等機械性的刺激時，它的生長速度會加快，又乳癌在妊娠或授乳期的婦人也會加快成長，因此可以得知此

種贅瘤的發育與病者的荷爾蒙環境有關。

　　良性贅瘤（甲狀腺腫、乳腺纖維腺瘤、纖維瘤等）會有發育停止、自然退縮的現象，在惡性贅瘤之中，惡性絨毛膜上皮瘤和小兒神經母細胞瘤等偶而也會有自然治癒現象。這種現象被認爲極有可能來自免疫機構的作用。

III. 轉移

　　轉移者乃贅瘤細胞經由血行性、淋巴行性、散佈性而在近鄰部或遠隔部誕生第二、第三贅瘤病巢的現象，此將不見於良性贅瘤，僅發生於惡性贅瘤，其轉移的方式有以下三條經路：

　　(1)淋巴性的轉移（Lymphogenous metastasis）

　　此乃經由淋巴路而發生的轉移（圖5-1），視各種不同的贅瘤而異，但是一般癌，黑素瘤多傾向於這種淋巴性轉移。這種轉移先是發生在贅瘤發生臟器的區域淋巴腺，漸次沿著淋巴流而侵犯到遠處的淋巴腺，因此，瞭解各臟器的區域淋巴腺及其淋巴管的解剖，對於惡性贅瘤的治療（根治性手術及放射線療法）極爲重要。

　　大體上各臟器的淋巴管主流都沿著各臟器的主要動脈逆流，唯獨直腸肛門及男子生殖器有點不同，這要注意，卽一直到直腸膨大部爲止的區域淋巴腺乃是沿著腸系膜下動脈、直腸上動脈的淋巴腺與沿著左右髂動脈、直腸中下動脈的淋巴腺，但下部直腸肛門部的區域淋巴腺除上述的淋巴腺之外，亦可進入左右腹股溝部淋巴腺。男子生殖器中，陰莖的區域淋巴腺乃爲腹股溝部淋巴腺，睪丸的則在精索內動脈起始的後腹膜腔的淋巴腺。

　　淋巴性轉移乃沿淋巴流進行，但有時因淋巴管閉塞,而難以料及,遠在與淋巴流成逆行之處發生轉移。（Retrograde metastasis），例如食道癌卻在逆行性地在腹腔淋巴腺發現大的淋巴腺轉移癌。遠隔淋巴

圖 5-1 淋巴性的轉移
　　　　（鼻咽癌頸部
　　　　淋巴腺轉移病
　　　　例）

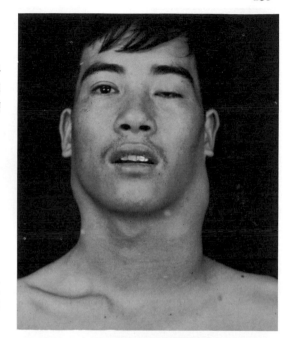

↓圖 5-2 經血的轉移（
　　　　肝癌的肺轉移
　　　　病例）

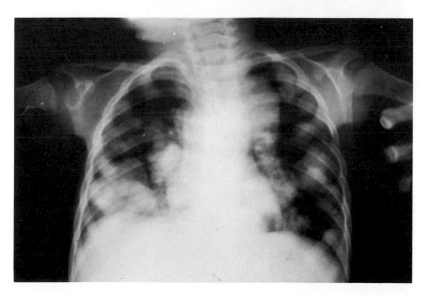

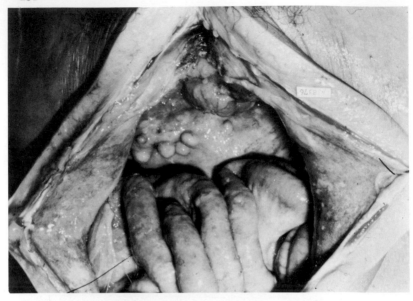

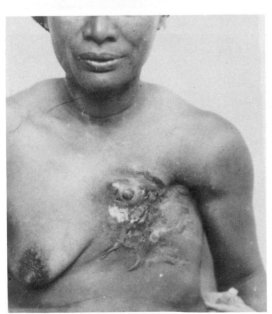

↑圖5–3 播散性轉移（胃癌播散於腹腔的病例，腹膜小腸漿膜表面現出很多播散的癌小結。）

圖5–4 再發（乳癌乳房切除后再發病例）

腺轉移中，有謂　Virchow　轉移者，此爲在左鎖骨上窩淋巴腺的轉移癌，多來自胸管淋巴系有關的臟器癌，特別常見於胃癌。

(2)經血的轉移 (Hematogenous metastasis)

此爲惡性贅瘤細胞進入血流，隨著血流轉移到廣遠的臟器的一種轉移形式，以肉瘤，尤其是骨肉瘤 (Osteosarcoma) 較之癌爲多。但是癌症之中，乳癌、肝細胞癌、甲狀腺癌，前列腺癌等皆有藉血行性轉移到肺、骨等強力傾向。（圖 5-2）

據報告說：因爲手術於癌附近操作，贅瘤局部的靜脈和末梢血液內的癌細胞出現率會增多，又此等血中癌細胞大部份會在流動中死滅。此乃指因爲手術，癌細胞有散佈的可能性，所以手術之際，要注意不可對贅瘤施以粗暴的操作。

(3)播散性轉移 (Dissemination)

惡性贅瘤細胞突破漿膜，出現於臟器表面，這種贅瘤細胞在體腔內剝離，而於他處的漿膜面著床，形成轉移巢的形態，常見於胸腔，特別是腹腔臟器的癌。播散性轉移在腹腔內廣泛波及時，腹水會貯留，謂之癌性腹膜炎 (Cancer peritonitis) (Peritoneal carcinomatosis)（圖 5-3）。此時，剝落的癌細胞若在腹腔內，便會在腹膜、大小腸漿膜面出生硬的小結狀腫瘤，特別集結於 Douglas 窩的癌細胞在此會形成顯著的播散性轉移巢，稱之 Schnitzler tumor，以直腸指診可以觸知。因此，有腹水的患者以直腸指診觸摸到 Douglas 窩的Schnitzler 腫瘤時，則可推診得知此腹水並非來自肝硬化，而是癌性腹膜炎。但結核性腹膜炎也會有腹水和相同的小結性腫瘤，所以最後診斷還是要做小結性腫瘤的組織檢查。

(4)植入性轉移 (Implantation metastasis)

此爲手術之際，附著於手術機器和手指上的惡性贅瘤細胞，或是

當臟器贅瘤（例如肝癌）的經皮刺針切片（Needle biopsy）時，附著於針上的贅瘤細胞轉移到其他部位，（例如在手術創、穿刺創。這都是手術關連而造成的）所以在手術中，有所可疑時，要更換手術機器或手套，在手術後仔細洗滌胸腹腔後再行縫合亦是可行之道。

IV. 再發（Recurrence）

再發乃指贅瘤經由手術取出或經放射線照射而消失之後，又於同一處再育出相同贅瘤的現象。此乃見於惡性贅瘤，卽，惡性贅瘤無被覆而能作浸潤性發育，所以雖然以爲剔除得很乾淨，但實際上惡性贅瘤細胞已偷偷地侵入周圍組織，再度發育。（圖 5-4）良性贅瘤因爲是以被膜被蓋作膨脹性發育，所以一旦和被膜一起剔除，卽不再發，良性贅瘤再發的原因多爲手術不得當，留下腫瘤組織或囊腫壁之故。否則，也有可能是因爲組織檢查錯誤或是腫瘤的惡性變化。事實上，在組織學上曾是纖維癌，經過反覆的手術、再發，最後變成纖維肉瘤的病理報告。再發乃指上述局部性再發（Local recurrence），但有時亦見左側乳癌手術在十年以後，又發現右側乳癌的病例，究竟這是轉移性再發（Metastatic recurrence）亦或是癌的再發生（Reoccurrence），每每難以區別。

V. 惡病質

此乃因贅瘤而使全身的一般狀態受到惡劣影響，引起瘦衰、暈眩、食慾不振、全身無力、貧血、浮腫、腹水等狀態。主要見於惡性贅瘤的末期。一般而言，良性贅瘤本身是不會造成惡病質，但是若其發生部位是生體的重要部位，則有時會導致壓迫症狀（例如神經纖維瘤因壓迫脊髓而引起脊髓麻痺，平滑肌瘤發生於食道時，致使食物通過遭到阻礙），會造成對全身狀態繼發性的壞影響。

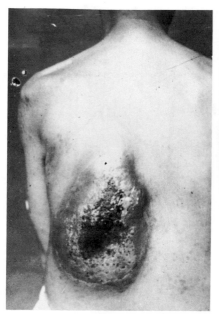

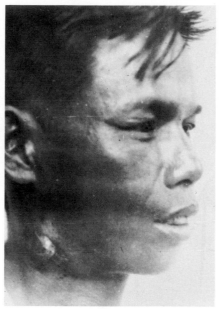

圖 5-5　背部癰形成巨大炎
　　　　性腫瘤

圖 5-6　右側頸部結核性淋
　　　　巴腺炎

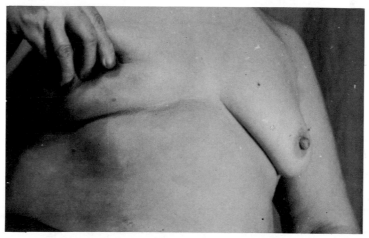

圖 5-7　結核性肋骨骨疽形成腫瘤

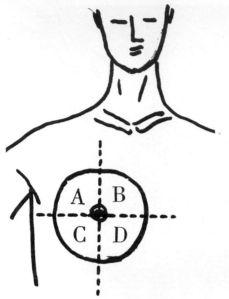

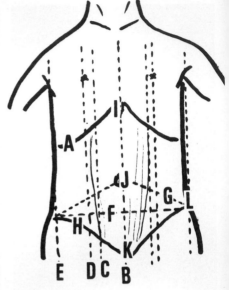

圖 5-8　乳腺四分圓
　　　A、上外象限
　　　B、上內象限
　　　C、下外象限
　　　D、下內象限

圖 5-9　腹部觸診上須用的定點，定線名稱
　　　A、肋弓線，　　　　　B、正中線，
　　　C、副腹直肌線，　　　D、乳頭線
　　　E、腋部線，　　　　　F、髂骨前嵴間線
　　　G、臍─髂骨前嵴線　　H、腹股溝線，
　　　I、劍突，　　　　　　J、臍，
　　　K、恥骨聯合，　　　　L、髂骨前嵴

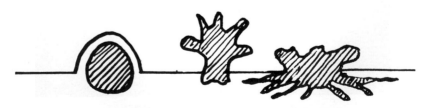

圖 5-10　腫瘤形狀，境界及表面

第二節　腫瘤的臨床

I.　症狀

腫瘤所發生的症狀，非新生物性腫瘤與新生物性腫瘤之間多少有點差別，而且新生物性腫瘤又因良性、惡性及其發生部位而有所不同。

(1)腫瘤

腫瘤患者的症狀之中，不用說百分之百有腫瘤，但腫瘤若不發生在皮膚及表體組織時，便不容易發現。非新生物性腫瘤之中有急性或亞急性炎病者，如急性淋巴腺炎，癰（圖5-5），腎周圍炎，亞急性的闌尾炎性腫瘤，其腫瘤有疼痛、壓痛感，外表性的更可見腫瘤附近出現浮腫及紅潮，因此比較容易診斷。然而新生物性腫瘤的患者，每每貼以民間草藥，以致引起繼發性炎症，因此贅瘤常以急性發炎症的面貌而來求診，這點要特別注意。慢性特殊性炎症者，如結核性（結核性淋巴腺炎，結核性關節炎，結核性肋骨骨疽，腸結炎、結核性腹膜炎）、梅毒性（梅毒性淋巴腺炎、梅毒瘤）、鈣化血腫和骨化性肌炎 (Myositis occificance) 等，有時與新生物性腫瘤難以鑑別，經以活體檢視 (Biopsy) 來診斷，起初還真叫人吃驚（圖 5-6, 5-7）。非新生物性囊腫、寄生蟲性腫瘤也常與新生物性腫瘤難以區別。

外表性的贅瘤不同與炎性腫瘤其最大的特徵是無痛感。良性與惡性的區別，單以視診及觸診，從觸摸腫瘤的性質與其周圍組織的關係等，即可大致診斷得知，但是身體內部所發生的腫瘤，非等到它大到某個程度，否則是無法觸知的，特別是肥胖的人，或是發生部位在橫隔膜下面等隱蔽之處時，更是很難觸知，診斷由是不易。倘若發生於頭蓋內或胸腔內，自然是無法觸知，在此情形之下，腫瘤患者所顯示

的症狀並非腫瘤本身，起初並無症狀，其後腫瘤進展到某種程度時，才會出現下述的種種併發症狀。

(2)發生於臟器的有關症狀

某特定臟器發生腫瘤時，會有與該臟器直接相關的症狀出現。但良性贅瘤、非新生物性囊腫、寄生蟲性腫瘤與惡性贅瘤所發生的症狀也不盡相同。前者（如食道平滑肌瘤、肺囊腫、肝包蟲囊）對於健康臟器組織的壓迫，經過一般長時間，到達相當程度時，才會導致該臟器的機能障礙（例如食道的通過障礙、肺的呼吸困難、肝的肝機能障礙）等症狀。惡性贅瘤因贅瘤細胞發育急速而且有浸潤性，經常會造成贅瘤組織的壞死、脫落、出血、潰瘍形成等、很早便會於各臟器發生各自的症狀，例如肺癌有支氣管的症狀，卽慢性咳嗽、血痰、呼吸困難，食道癌有進行性頑固性嚥下困難、嘔吐，胃癌有食慾不振、胃膨腫感、嘔吐、吐血或柏油樣糞便（Tarry stool），腸癌有大便習慣性的變化、血樣粘液糞便、下痢或慢性腸阻塞，膽管系及胰頭癌有不發熱及無痛的進行性頑固性黃疸、灰色糞便等症狀，又內分泌臟器及生殖腺發生的贅瘤，如腦垂體好鹽基性細胞腺癌等有 Cushing 氏徵候簇、巨人症、尖端肥大症，胰臟的 Islet cell tumor 有胰島素過多（Hyper-insulinism）、Zollinger-Ellison 氏徵候簇等，睪丸的 Sertoli 氏細胞瘤有女性化症狀等特殊的內分泌障礙症狀出現。

因此若訴諸上述的臟器症狀時，雖無法觸知腫瘤，但要馬上考慮臟器贅瘤的可能性，並做種種有效的輔助檢查法（後述），予以確切的診斷。

(3)腫瘤壓迫發生的症狀

腫瘤雖與臟器等沒有直接關係，但是如胸腔內皮樣囊腫、後腹腔脂肪瘤或畸胎瘤等，腫瘤長到相當大時，會對周圍的組織和臟器作各

種不同程度的壓迫而出現種種症狀。壓迫的程度乃受腫瘤大小、形狀、發育形式及周圍組織構造等種種條件所左右，腫瘤大者當然較小者壓迫強度大，但在如腹腔、胸腔等廣大並有移動、收縮自如的臟器處，雖可能因壓迫而造成周圍臟器的走向乃至於位置異動，但卻不太會因而引起臟器的機能障礙狀。但也因此，由於外在的壓迫而造成臟器的走向乃至於位置變化，成了腫瘤存在的重要症狀之一，這點不可不重視。

相反地如頭蓋內、脊椎腔內，在間隙小，抵抗力小的神經組織中雖然是小而且是良性的腫瘤，但較早地便會因腦脊髓壓力的上昇而發生頭痛、嘔吐、鬱血乳頭、或是脊髓症狀，卽步行障礙、排尿障礙等顯明的壓迫症狀。同樣地比較狹小的縱隔腔有胸內甲狀腺腫、縱隔腫瘤等特別是惡性贅瘤時，由於氣管壓迫而有喘息樣的呼吸，也因上腔靜脈壓迫而有所謂上腔靜脈徵候簇（Vena cava syrdrom)出現，這些壓迫症狀也指示體腔內有腫瘤存在，因此也可謂腫瘤的症狀之一。

⑷浸潤性及轉移性發育所發生的症狀

此常見於惡性贅瘤，尤其是癌症，在可資診斷確定爲癌的症狀尚未出現時，原發癌或轉移性癌早已浸潤於神經幹周圍的淋巴腔，犯及神經，而引起難以忍受的持續性激痛，例如肺部癌浸潤到肱叢（plexus brachialis)，轉移到脊椎的癌浸潤到肋間神經及腰神經，胰體部癌浸潤到脊部等，皆造成苦痛難耐的肩痛、脊痛、腰痛等，每每是因藉著X光檢查，偶而發現脊椎處的骨破壞現象，才知道有癌的存在。

又，甲狀腺癌破壞被膜，浸潤到周圍時，甲狀腺所特有的下嚥時之上下運動會消失，而且返神經被浸犯時，會造成嘎聲，這也是贅瘤浸潤性發育的症狀之一。

也有原發癌尚未明之前，轉移癌的症狀出現，經詳細檢查方發現

其原發癌。像上述的脊椎轉移而造成難以忍耐的神經根痛（Root pain）
固屬於此，此外因骨轉移引起的病態骨折（pathological fracture）骨
髓轉移所引起的成形不能性貧血（Aplastic anemia），嗜中性白血球
減少症（Neutropenia）、血小板減少症（Thrombocytpenia）、對消炎
劑無反應的不明熱（主要來自惡性贅瘤的中央部壞死，見於肝癌），
另外尚有在左鎖骨上窩可觸及的 Virchow 淋巴腺轉移，Douglas 窩
可觸及的 Shnitzler 腫瘤（發生於癌性腹膜炎時）、側頸部淋巴腺轉
移（主要是鼻咽癌）等亦皆如此。

II. 診斷

⑴病歷的聽取（History taking）

　　如上所述，有急慢性炎性的腫瘤、非新生物性腫瘤，新生物性腫
瘤等不同的腫瘤，贅瘤又有良惡性之別，因此腫瘤診斷的第一步要先
將上述各種腫瘤的特徵記在腦子裏，詳細地聽取病歷加以鑑別診斷。
淺在性的腫瘤可用視診觸診，若是急性發炎性的必然有疼痛、惡寒、
發熱，而且腫瘤上可以見到紅潮、浮腫，所以急性發炎性腫瘤的診斷
很可確實，不過有時患者以民間草藥來治療眞性贅瘤，結果引起繼發
性的炎症，使得原本無痛的贅瘤變得發熱、浮腫、紅潮，而被誤診爲
急性炎性腫瘤，職此之故，雖然一眼看出急性炎症現象，但一定要知
道急性炎症狀之前，是否爲無痛性腫瘤，有否用過草藥等任何民間治
療等等，病歷必須詳細加以記載。有疑問時，先做幾天的消炎治療，
待急性炎症消失後，再作詳細的觸診。

　　無痛性或比較無痛性腫瘤也未必一定是眞性贅瘤，鈣化血腫以及
骨化性肌炎便是無痛。又，發生在皮下的寄生蟲性腫瘤(Paragonimus
Westermani) 與多發性脂肪瘤、神經纖維瘤，只由病歷或觸視診每每
無法鑑別。

發現無痛性腫瘤，最重要的是要區別是否爲眞性贅瘤，而贅瘤是良性或惡性，亦或是轉移性。因此查問部位、個數、發生期間、發生速度及有關症狀是很重要的。一般身體淺在部位的眞性贅瘤之中，發生於口腔、頸部、乳腺（女人）不少爲惡性贅瘤，因此這些部份的腫瘤必須加以留意。

惡性贅瘤在幾個月當中會以相當的速度增大，而經由淋巴腺轉移者，其附近的腫瘤個數會增多，故要詳細查問是否有此現象。腫瘤若存在了五～十年，可謂良性，但如果最近急速增大或是一向會移動的，現在不動了，便是聽取此種變化經過，應考慮到是否爲惡性變化（例如混合瘤、甲狀腺腫的惡性變化），頸部是原發性的良性贅瘤（血管瘤、水瘤）、惡性贅瘤（淋巴肉瘤、鰓癌 Branchiogenic Ca. ）、淋巴腺癌轉移以及非新生物性腫瘤（結核性淋巴腺炎）等各種腫瘤最易發生之處，所以要特別注意聽取病歷。中國人鼻咽癌特多，而且多爲側頸部的淋巴線轉移，常以單純的腫瘤前來求診，所以如果在側頸部發現有一個或二——三個硬的無痛性腫瘤，便要想到是否鼻咽癌的轉移，查問腫瘤的發生期間、發生速度、個數增加的狀態、有無鼻出血、鼻閉塞感或偏頭痛等，更要檢查鼻咽喉部。此外，訴諸側頸部多數腫瘤（淋巴腺）者亦常可發現何杰金氏病 (Hodgkins disease)、結核性淋巴腺炎等，所以對期間、個數增加狀態、硬度的變化狀態、全身狀態、肺狀態等病歷要詳加查詢。尤其是結核性淋巴腺炎，常多數個，變成硬的塊團據於鎖骨上窩部，乍看之下，以爲淋巴腺轉移癌，因此診斷時要問及是否有肺癌、腹部內臟癌的有關症狀，同時，更不可忘及其結核性。也有患者主訴側頸部淋巴腺腫瘤，但實際上亦可能是侵犯全身淋巴腺系統的淋巴瘤病 (Lymphomatosis)、淋巴肉瘤病 (Lymphosarcomatosis)、淋巴性白血病 (Lymphatic leukemia) 等，

因此要就腋窩、腹股溝等的淋巴腺、脾臟調查，如果可疑時，更要詢及全身狀態（容易疲勞、衰弱、貧血），有無發燒，容易出血否等病歷了。

婦人的乳腺常易發生非新生物性腫瘤（慢性囊腫性乳腺組織增值症 Mastopathia chronica cystica，乳囊腫 Galactocele），新生物腫瘤，特別是良性贅瘤（纖維腺瘤 Fibroadenoma、管內乳頭狀瘤 Intraductal papilloma）以及癌症等。因此要注意有無疼痛感，是否有乳房的形狀與大小的變化，乳房皮膚的變化（所謂柑橘皮 orange skin，表皮微凹 Dimple of skin，糜爛等）、乳頭的形狀與有無乳頭出血，有無腋窩部腫瘤等，若有變化，更要詳細追問是原來的變化，亦或由何時開始的變化，以此作乳癌及其他乳腺腫瘤的鑑別診斷上的重要參考。

雖不是淺在性腫瘤，但是發生在肋骨、上下肢骨骼的骨腫瘤常常很容易以觸視診發現。腫瘤急速增大，而且皮下血管充盈的骨肉瘤（Osteosarcoma）常發生在有局部損傷的歷史的年輕人身上，又因其很快地會導致肺轉移，所以要問問有無局部損傷的歷史之外，還要問問有無咳嗽、血痰等。

頭蓋內、胸腔、腹腔內的深部性腫瘤，多半不是因腫瘤本症而來求診，而是因腫瘤所引起的各臟器機能性的或機質性變化的關連症狀而來，所以要由其主訴的症狀追踪有關該臟器疾病的病態作詳細的病歷。這一點極其重要，也因此對於各臟器的解剖、生理以及各種疾病的病理要充分瞭解，以此為基礎才能聽取詳細病歷作鑑別診斷。因為各臟器皆有不同，內容廣泛、複雜，將於他卷詳述。

在此以有關肛門出血或血糞之例來敘述病歷的聽法。排便口的出血一定來自消化管到肛門之間的出血，但由於出血的部位，出血的原

因（潰瘍、阿米巴或潰瘍性結腸炎、息肉、惡性贅瘤、痔、肛門裂傷等）、出血血液的色調，量，出血與排便的關係、血液與便的關係，回數、有無裏急後重、有無肛門疼痛感，有無腹痛及其性質、有無腹部膨脹及嘔吐、全身狀態等，種種狀態所示皆不同，這幾點要詳細聽取病歷，若無某種程度的估量，就無法決定下一段的檢查方向。

又雖未見明顯的腫瘤，卻有激痛難耐的肩痛、脊痛、腰痛以及無緣無由的一側下肢腫脹（腫瘍對骨盤底髂靜脈壓迫），無損傷的骨折（病態骨折）等，要馬上考慮到惡性贅瘤存在的可能性，而聽取病歷。

(2)局部的診查

腫瘤若發生在頭蓋內、脊椎骨內、胸腔內，自然無法作視診、觸診，但若是淺在性腫瘤或像骨、腹部的腫瘤，能以觸視診診出時，在做複雜特殊的診斷法之前，要先以如下視診、觸診、聽診的順序做局部診查，如此則有了聽取病歷來的假診斷，可確實地得進一步的判斷，並可以決定施以何種特殊診斷法。

(a)、視診

作視診時，一定要左右兩側（患側及非患側）相互對照，例如上下肢，要判定有無肌肉萎縮、腫大，其程度、形態變化狀態等，不作兩側對照比較是難以知曉的。尤其乳腺腫瘤時，乳房的大小（癌會使乳房變小，而肉瘤反而會增大）形狀的變化（乳癌常會使乳房有吊上或扁平的變形）、乳頭的變化（雖也有先天性的凹陷，但如呈病態的凹陷，要考慮到乳癌），皮膚的變化（皮膚淺凹、橘色膚色要顧慮及癌，慢性皮膚糜爛要顧及 Paget 氏病）等的觀察都非常重要，因此若不與非患側乳房互相比較，是無法判斷的。

腫瘤清楚地出現於眼前時，當然要察看它的發生部位、個數，而其大小、形狀、皮膚表面的色素沉澱、有無紅潮、浮腫，有無皮下血

管充盈、有無搏動、腹部腫瘤是否會隨著呼吸運動上下移動等等，皆爲視診時必須注意的事項。

(b)、觸診

視診後其次是對腫瘤的觸診，在診斷上極其重要。觸診時以平手或雙手的手指觸摸，患者以立姿、半坐姿、橫臥姿以及側姿等變換體位接受觸診，也要作吞嚥、深呼吸、雙手用力按住腰，使大胸肌緊張、或使頸肌或腹肌緊張等等，這樣地觸診法，不下功夫是不行的。特別對於腹壁敏感的人，作腹部觸診時，開始不要強壓腹部，先以平手淺在性地觸診，觸及腫瘤抵抗時，才逐漸對該處作深部性的觸診。對於有膣出血、肛門出血、血糞的患者，一定不可忘記做膣及直腸肛門的內診，亦可以指頭挿入作觸診。觸診所要做的診查是：

(1)發生部位

腫瘤發生於表面部位時，以視診卽可決定發生部位，但若在稍深處或皮下脂肪稍厚的情況之下，用觸診才能確定發生部位，同時亦可推斷腫瘤部位的深淺及其與周圍組織的關係。最重要的一點，要明確地記載發生部位。如乳腺腫瘤要以乳頭爲中心，劃乳腺爲四分圓（上外象限、上內象限、下外象限、下內象限），明載腫瘤位於那個象限，離乳頭多遠？（圖 5-8）腹部觸診時，首先要畫肋弓線、正中線、副腹直肌線、乳頭線、腋部線、髂骨前嵴間線、臍—髂骨前嵴線、腹股溝線等定線以及作如劍突、臍、恥骨聯合，髂骨前嵴等的定點於腹壁上（圖 5-9）同時也將腫瘤的部位、大小、形態一如所見明瞭地劃在腹壁上，於是僅僅一見就可想像腫瘤是發生在那個臟器，而見其形也可推測是不是腫瘤？或是脾臟腫大等等。

(2)大小、範圍

腫瘤的大小固可實測其直徑、橫徑而以「公分」（cm）記載。但

也可以單單與周圍的實物相較，寫上粟粒大、米粒大、鷄蛋大、拳頭大、小兒頭大等等，反而更易明白。除了大小以外，也應觀察其發生部位及大小與身體上的範圍關係，例如季肋下部的腫瘤，其上緣於肋弓內，內緣於正中線，下緣及至臍高，以此說明，範圍就很明瞭。總之，如上所述，若以腹壁的定點定線來明示腫瘤的界緣時，則可推斷腫瘤的大小及其範圍。

(3)形狀、境界

　　有圓形、卵圓形、球形、半球形、不整形、有莖茸狀等種種表現法，以觸診確定腫瘤形狀，也要同時確定界限是否明確是否有部份未明，是否整體爲一抵抗物，而無明顯的觸摸界限等等。一般良性腫瘤呈圓形、卵圓形或球形，由於有被膜，因此界限確知，而惡性贅瘤則呈不定形，而且一般沒有固定的界限。(圖 5-10)

(4)表面

　　腫瘤的表面是平滑亦或凹凸不平，此點也很重要，前者多見於良性贅瘤（但肉瘤亦有平滑者），後者常見於癌。

(5)硬度

　　腫瘤的硬軟在診斷上極爲重要，硬軟程度可分骨樣硬、軟骨樣硬、板樣硬、彈力性硬、柔軟、彈力性柔軟等等表現法。通常細胞成份豐富的腫瘤比較軟性，而纖維成份多的則較堅硬。癌通常是硬的，肉瘤是比較柔軟的；但是贅瘤若是中央部壞死（Central necrosis）時，會變得柔軟，內部如果出血，還會顯示波動。混合贅瘤有各種不同的硬度，結核性淋巴腺炎在初期時爲彈力性硬，但病情進行引起乾酪變化後變軟，最後甚至造成寒性膿瘍（Cold abscess），呈現波動。

(6)移動性

　　良性贅瘤覆有被膜，與周圍組織有明確的界限，所以對周圍組織

呈示移動性，而惡性贅瘤的細胞會浸滲到周圍組織，故與周圍組織搓著而缺乏移動性，最好的例子是乳腺的良性纖維腺瘤，這種贅瘤帶有被膜， 在乳腺組織內滑溜溜地移動 (Floating movement)， 而乳癌則浸潤乳腺組織內，沒有移動性。這兒不要誤會的是，它隨著乳房而動並非意味著有移動性。當乳癌越過乳腺組織，而浸滲於大胸肌，移動性就起了變化，亦卽，大胸肌於弛緩狀態時，腫瘤會移動（與弛緩的肌共同移動），但是把手用力按住腰際，使大胸肌緊張，腫瘤便不動了。又無論如何，腫瘤釘在胸壁，一點兒都不動時，乃意味著乳癌已浸滲大胸肌，同時也已浸滲到胸壁了。因此查診移動性的有無，對於測知癌的進展程度以及對於治療方法及其手術予後的判斷是極重要的。結核性淋巴腺炎會引起淋巴腺周圍炎，而與周圍組織瘉著，此外淋巴腺也會相互瘉著成一塊， 造成所謂的小包狀 (Packet formation)。

　　於腹部腫瘤的觸診，在診查腫瘤的移動狀況（可推察）出腫瘤來自那個臟器。通常後腹腔和胰臟發生的腫瘤不太會移動，而胃腸所發生的腫瘤，只要不很快地浸潤瘉著周圍，由解剖位置說來，它應具有某種程度的移動性。而其中，以腸間膜及網膜的腫瘤具有相當自由的移動性。胃腫瘤和肝腫瘤則有相同的呼吸性移動，前者在呼氣時，可以固定腫瘤的移動，而後者的特徵是無法固定。當胃腫瘤的呼吸性移動與肝腫瘤有相同性質的移動性時，則意味著胃腫瘤已完全浸潤瘉著於肝臟。

　　膨脹的胆囊及卵巢腫瘤的特徵是像時鐘擺子一樣只往限定方向左右移動。腎腫瘤則有上下浮動 (Ballottement) 姙娠子宮、膨脹的膀胱均可觸到固定於下腹部之表面平滑的腫瘤，要特別注意。

　　⑺波動

呈現波動者，乃見於含有液體的情況，多見於腎水囊、水瘤、卵巢囊腫、膿瘍。不過如果內容液充滿時，雖是囊腫，波動不會明顯，可以用「彈力性緊滿」來形容其狀態。柔軟的脂肪瘤、粘液瘤也會呈示近似波動的狀態，稱爲「假性波動」(Pseudofluctuation)。巨大的腎水囊（圖 5-11），卵巢囊腫含有明顯的波動，以致於每每被誤爲是腹水，但後者濁音界的位置會隨著體位的不同而變換 (shifting)，故可區別之。

(8)搏動、壓縮性

像動脈瘤及血管瘤，其空洞的腫瘤內容是血液並與脈管相結連時，若壓迫腫瘤，則內容血液會經由連結的脈管逃逸，於是腫瘤變小，但鬆開壓迫，血液又返回原處，腫瘤又變大，此謂壓縮性（圖 5-12-C.D.）。雖同爲血液，但如皮下血腫（小兒頭部損傷時，常常頭部可見到巨大的皮下血腫（圖5-12-A)，血液貯留於血管外時，就無壓縮性。接近大動脈的腫瘤，可以觸摸到瘤的傳播性搏動 (Transmitted pulsation)（圖5-12-B)，但並非像動脈瘤的膨脹性搏動 (Expansile pulsation)，富於血管的肉瘤也可能觸得搏動。又如中心性骨肉瘤、骨囊腫、巨細胞瘤，其骨內腫瘤增大，由於骨質被破壞、壓迫而成極薄狀態時，在觸診時會作啪啦啪啦的羊皮紙樣爆裂聲 (Parchment crackle)。

(c)聽診

只在特別情況下，才作腫瘤的聽診，例如作動脈瘤的聽診，可聽到收縮性雜音，與靜脈連通的動靜脈瘤則可聽到往返雜音。

(3)全身檢查

隨著局部所見之全身檢查，於惡性贅瘤的情況中，不單是診斷，卽使在治療方針的決定上亦至爲重要。

　　全身狀態：營養狀態、貧血程度、皮膚的乾燥及着色等，會顯示出惡性贅瘤之全身性影響，故有利於病期之診斷。良性贅瘤，其腫瘤雖然巨大，但無全身性障害，也不會發生惡病質。

　　淋巴結：淋巴系的贅瘤，淋巴結之檢查自屬重要，但是惡性贅瘤不且在其所屬的淋巴結，甚者會轉移至遠隔的淋巴結，因此頸部、腋部、鼠蹊部、股部等，由觸摸可知的淋巴結檢查當屬必要。同時，潰瘍性贅瘤會因繼發的感染而造成炎症性的淋巴結腫脹，故此時要特別注意。

III.　特殊診斷法

　　體表部乃至於其附近的贅瘤，單以視診和觸診就能獲相當正確的診斷，然而對於深部的贅瘤，爲求正確診斷，要做種種特殊診斷法。概略敍述於下：

　　⑴X光線檢查法

　　單純攝影：向來主要使用於骨系統贅瘤（原發性及轉移性）以及肺、縱隔腔贅瘤的診斷上。最近採用了特殊柔軟的X光線，也可能攝描出軟部組織的贅瘤，此法特別廣泛使用於乳腺贅瘤的診斷上，稱之爲乳房X光攝影術（Mammography）（圖 5-13）。

　　利用造影劑的X光線攝影：消化管的檢查，則以鋇（Barium）經口服（食道、胃、小腸的檢查）或灌腸法（直腸、結腸的檢查），檢查消化管的異常形態（圖 5-14）。近年來，自從開發鋇與空氣之雙重造影法以後，攝取粘膜的微細變化已可能了。此法特別對於胃癌的早期診斷貢獻匪淺。

　　膽道系統常行以口服造影劑，或投經靜脈，以觀察其排泄現象的膽管X光攝影法（Cholangiography），但是如有閉塞性黃疸的情形，此法則無法造影，必須使用經由皮膚把針刺入擴張之肝內膽管，注入

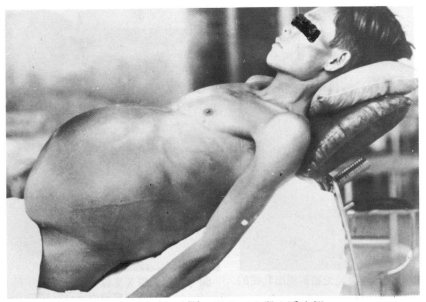

圖 5-11 診斷不易的巨大腎水腫病例

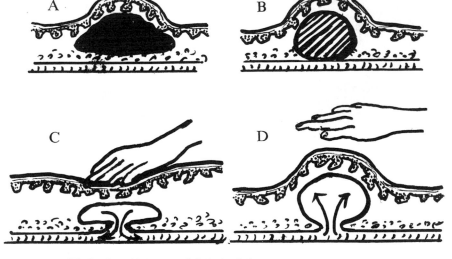

圖 5-12 血管有關的腫瘤檢查要點
　　A. 皮下血腫，不會有壓縮性。
　　B. 有搏動的腫瘤，沒有壓縮性並且搏動是傳播性的。
　　C. D. 血管瘤、動脈瘤之壓縮性檢查法。

(3)其他的輔助診斷法

放射性同位元素（Radio-isotope）: 腫瘤之放射性同位元素診斷
一般被廣泛使用者如下: 甲狀腺腫瘤的診斷廣泛使用 ^{131}I 的甲狀腺閃
爍像（Scintillgram），腦瘤以 ^{131}I 人體血清蛋白，^{203}Hg 掃描，利用
^{74}As. ^{64}Cu, ^{68}Ga . ^{18}Fu，^{124}I 等陽電子放射體的陽電子掃描（Positron
scanning）。肝腫瘤的診斷用以 ^{131}I Rose bengal, ^{198}Au Colloid 的掃
描。此外，膵腫瘤用 ^{74}Se，骨腫瘤用 ^{47}Ca，^{85}Sr . ^{18}F 等，腎腫瘤用
^{203}Hg 或 ^{197}Hg、胃、食道、乳腺等的腫瘤用 ^{32}P 等等，不過如今使
用尚未一般化。（圖 5-19）

超音波的診斷: 超音波通過生物體時，由其異常組織的界面及內
部的變化部位，會產生音響阻抗相差所發生的反射（Echo），應用這
種反射波的分析來作爲診斷，就是超音波診斷法，多使用於腦腫瘤、
乳腺腫瘤、肝腫瘤等的診斷。（圖 5-20）

紅外線輻射測定溫度計的診斷: 以紅外線放射溫度計和紅外線照
相機等測定皮膚的溫度，或用自動溫度記錄器量溫度(Thermography)，
根據其分析可以診斷表在性的腫瘤多被試用於乳腺和甲狀腺腫瘤的診
斷。

生物學的診斷法: 癌的診斷，可由種種血清反應，免疫學上的反
應，特殊因子的證明而得知。如今最被廣泛使用者有肝細胞癌的診斷
所用的 α—fetoprotein 測定，神精母細胞瘤的尿中 Vanillyl man-
delic acid（CVMA）測定，多發性骨髓瘤（Multiple myeloma），骨
肉瘤（Osteosarcoma）的尿中 Bence-Jone's protein 證明，荷爾蒙活
性腫瘤的過剩分泌荷爾蒙證明等。由 Lactic dehydrogenese（LDH）
和 Leucine aminopeptidase（LAP)的上昇（肺、肝、膽系的贅瘤），
Alkaline or acid phosphatase 的上昇（骨贅瘤、前立腺癌的骨轉移）

等，也可以作某種惡性贅瘤診斷的參考。

(4)組織學的診斷法

細胞檢法: 自從 Papanicolaou 確立了以惡性贅瘤細胞的抹片作為細胞學的判定基準以來，由於手技簡便，不會帶給患者太大痛苦，而且能反覆實施，因此贅瘤的細胞診斷急速普及起來，其 中 有 以 胃液、喀痰、腔分泌液等等爲檢體的剝落細胞診斷，病變部擦過、洗淨的剝離細胞診斷，以胸水、腹水、囊腫液爲對象的穿刺細胞診斷，抹片診斷需要有相當的經驗，陽性反應就能確定其診斷，但是陰性反應卻不見得非惡性贅瘤，在此情況下有反覆檢查之必要。

活組織檢法 (Biopsy): 採取贅瘤或疑似贅瘤病變部的一部乃至全部，而以組織學診斷的方法。組織片的採取法有(1)穿刺檢法 (Needle biopsy) (2)內腔鏡檢法 (Endoscopic biopsy) (3)外科檢法 (Surgical biopsy)。

穿刺檢法乃是以特別的穿刺針 (圖 5-21) 穿刺腫瘤存在部 的 器官，或其組織以採取活組織片的方法，但有採取片太小，並且在深部腫瘤盲目穿刺的缺點。

內腔鏡之檢法乃利用上述各種內腔鏡，在直視下取其活組織片的方法，這是消化管臟器的早期癌症診斷上不可或缺的檢查法。

外科檢法有切開活組織檢法 (Incison biopsy) 和切除活組織檢法 (Excision biopsy) 兩種。前者乃將腫瘤的一部份切除的方法，主要是用在無法作根治手術之大腫瘤，而有必要決定組織診斷的情況，或是在手術中要決定腫瘤之良性惡性時行之。後者則是連同病變部周邊之正常組織一併切除的方法。

(5)試驗性的手術

凡無法檢查出腫瘤性質時，則以試驗性的開胸或開腹，確定其診

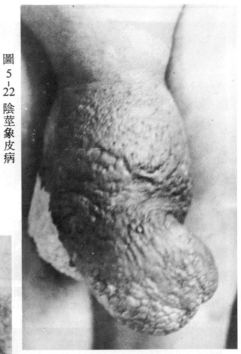

圖
5
－
22
陰
莖
象
皮
病

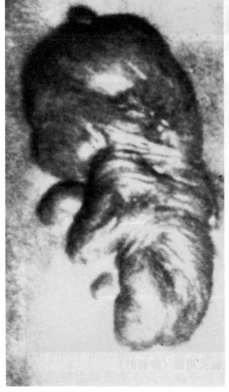

圖
5
－
23
瘢
瘤

過，根治手術只能行於贅瘤尙侷限於局部而無遠隔轉移時，贅瘤的進行度與手術的遠隔成績呈反比例。又，隨著發生器官的不同，根治手術的遠隔成績亦有顯著差異，如甲狀腺癌、乳癌、大腸及直腸癌則較好，肺癌、食道癌、胰癌則顯著不良。

　　(b)姑息性的手術：無法作根治手術時，只能除去贅瘤帶給患者的痛苦和障害，盡力延長病患的生命，此卽謂之姑息性的手術。例如，對於不能切除的胃癌幽門狹窄作胃腸吻合術，不能手術的直腸癌作人工肛門造設手術。又，在以前對於血行性遠隔轉移，雖然原發贅瘤有切除的可能，但是多半放置不予切除，近年來，倘若原發巢切除容易，則先作姑息性的切除，而對轉移巢予以癌的化學療法，使生命得有某種程度的延長。

　　(2)放射線療法

　　此種療法，對於贅瘤尤其是惡性贅瘤，自古就是與外科療法倂用的治療法。近年來也有顯著的進步。由外科觀點，適於放射線治療者爲(a)爲了加強外科手術的治療成績而作的倂用療法(b)對於外科不能根治的病例所作的治療法(c)預期放射線療法較之外科療法更具效果時(d)與制癌劑倂用的情況之下。

　　與外科手術倂用的放射線療法有術前照射、術中照射和術後照射。術前照射的目的在於儘可能地破壞贅瘤組織，使原發巢縮小，而於擴大手術適應的同時，抑制因贅瘤細胞之散佈所引起的淋巴腺及播種性轉移。本法多行於消化器癌（食道、胃、直腸）、肺癌、乳癌等。

　　術中照射則是以外科手法儘可能地切除病巢，而將外科上無法摘除的殘存病巢和轉移巢遮蔽重要器官後直接從開創部做一次照射的方法。此法乃在直視下，確認病巢而予病巢部作強烈照射，對於往往效果不見顯著的胃癌、膵癌和結腸癌等消化器官癌，此法則常具功

效。

術後照射乃在外科手術之後，爲防止殘存的癌組織之再發而做，向來一般使用於乳癌、食道癌和子宮癌。對於有贅瘤殘存之可疑部位，予以有效的照射，故有待外科醫生與放射線醫生緊密的協力配合。

(3)化學療法

近年來，由於新的制癌劑不斷出現，再加上投與法更具效果性，因此癌化學療法的效果，也顯著加強。外科領域內的化學療法有(1)使不能手術的病例成爲有接受手術的可能，(2)防止手術中癌細胞的散佈。(3)殺死手術中看不到的癌細胞。(4)爲手術後再發的治療等目的而予使用。使用的制癌劑有 Mitomycin C、Nitrogen Mustard、Actino-mycin D、5-Fu, Endoxan Adriamycin 等等，使用法也各有不同。

制癌劑的投與法

全身投與法要選擇具有贅瘤感受性的藥劑，分(1)少量長期間投與(2)中量間隔投與(3)大量短期間投與。爲了增強藥劑的效用，也併用纖維素融解酵素、副腎皮質荷爾蒙、MDS、骨髓移植等。最近，還將不同作用的制癌劑組合使用，一方面，也因要減輕副作用，各自減少其投與量而採行多劑併用療法。例如，對胃癌、乳癌、肺癌用 5FU、Endoxan、MMC、Adriamycin Toyomycin, 惡性淋巴瘤用 Vincristin, Endoxan, Adriamycin, Methotrexate, Predonin, 等。

局部投與法，乃對癌病巢投與高濃度的制癌劑，以提高抗癌效果的方法。有贅瘤內注入法、體腔內注入法，動脈內注入法以及局部灌流法等。其中以動脈內注入法在外科上屢被使用。這是在灌流贅瘤的支配動脈內插入導管，長期間對贅瘤投與高濃度制癌劑的方法。例如，對於乳癌，於鎖骨下動脈或內胸動脈，肝贅瘤於肝動脈或腹腔動脈插入留置導管，持續性注入藥劑，較之全身投與要更具效果。

當惡性贅瘤尚侷限於某個局部時，當然外科手術最具治療效果。但是一旦贅瘤已經進行到某種程度，單以外科手術要連同轉移巢完全除去實多困難， 在此情況之下， 便須將外科手術和化學療法合併使用。

(4)荷爾蒙療法

荷爾蒙療法乃針對受到荷爾蒙某種程度特定影響下的荷爾蒙依存性癌， 由於廢絕或積極投與荷爾蒙， 使癌細胞周圍的荷爾蒙環境發生變遷， 以此抑制贅瘤的發育， 以期待各種症狀的緩解之療法。本療法的對象雖是荷爾蒙依存性的乳癌、前列腺癌和一部份的甲狀腺癌， 但主要還是針對進行性癌、再發癌。再發乳癌、進行性乳癌的荷爾蒙療法有卵巢剔出術， 腎上腺剔出術、腦垂體剔出術等外科荷爾蒙療法以及投與 Testosteron 或 Estrogen 的內科荷爾蒙療法。對此等荷爾蒙療法具有反應的乳癌計30～60%， 顯示的反應例卽戲劇性地呈現轉移病巢的消失及病狀的緩解。但大多數例在一到三年內多半會再發。一般對乳癌的外科荷爾蒙療法是於閉經前採用， 但卽使閉經後四～五年亦能期待其效果。

前列腺癌則行以去勢術及投與女性荷爾蒙等抗男性荷爾蒙等併用療法， 也和乳癌相同地試用腎上腺剔出術、腦垂體剔出術等。

(5)免疫療法

近年來從贅瘤與其宿主之間的關係研究， 推定贅瘤亦有 免 疫 反應。利用免疫的贅瘤療法， 主要試用於實驗癌。至於人癌， 目前不過尚處試驗階段， 將此可大別爲；(1)促動免疫療法(2)受動免疫療法(3)非特異性免疫療法。特異性促動免疫療法乃將癌細胞之特異抗原做成免疫原， 使生體免疫， 以試治療癌的方法， 稱爲菌苗（Vaccine）療法。受動免疫療法則是使用由贅瘤免疫而取得的抗血淸、淋巴球等等的方

法。非特異性的療法，乃對宿主（癌患者）投與賦活非特異性的免疫能物質，透過宿主的防衛機構，間接治療惡性贅瘤的方法。此類的免疫賦活劑有 BCG、多糖體等。不過，卽使在實驗性階段，這種免疫療法也尙有諸多問題，對於癌的治癒不佔決定性的有力的要素，僅對外科療法、放射線療法、化學療法等的效果，有助增强之療法而已。此等療法，今後有待發展。

第三節　各種贅瘤的臨床與病理

I.　纖維瘤及纖維瘤樣增殖

(1)纖維瘤 (Fibroma)

由結締織纖維和同細胞倂成的贅瘤。纖維呈密緻排列時有硬固狀、稱之硬性纖維瘤 (Fibroma durum)。如果纖維粗略，且多組織液，呈柔軟狀時，謂之軟性纖維瘤 (Fibroma molluscum)。常發生於皮膚、粘膜、肌膜等部位。纖維瘤會發生於任何器官。後腹腔、腸系膜和腹膜的纖維瘤變得巨大後，在腹部腫瘤診斷上造成問題。纖維瘤中，有一種叫做 Recklinghausen 病，皮膚長出許多稱之爲纖維神經瘤病 (Neurofibromatosis) 的柔軟小結，甚至有色素沈澱或瓣狀象皮病樣增殖，有時還發生內分泌腺失調，有遺傳性。

(2)纖維瘤樣增殖

結締織由於炎症或其他原因，會顯示出局部性（例如異物周圍的結締織增殖、瘢瘤）或瀰漫性（象皮病、囊腫性乳腺病之結締織增殖）的增殖。（圖5-22）

由於創傷、手術傷及火傷或炎症等有時會造成皮膚瘢痕的結締織增殖，而呈示出與瘢痕大體一致的不規則硬性纖維瘤樣隆起，稱之爲瘢瘤。發生於某些特定的人身上，雖用手術除去，但也極易再發。本

症之發生與體質因素有關。（圖 5-23）

II.　脂肪瘤及脂肪瘤樣增殖

(1)脂肪瘤（Lipoma）

此乃呈示出與正常脂肪組織相同構造的贅瘤。內部依其結締織束被分割成分葉狀，外圍爲結締纖維被膜所覆，故依本贅瘤的特徵亦可謂爲分葉狀局部性贅瘤。脂肪瘤雖柔軟（軟性脂肪瘤）（圖5-24），但結締纖維參與量多時則成硬性脂肪瘤（圖 5-25）脂肪瘤多爲單發性，但亦有多發性的。

最易發部位是皮下組織，肌膜下。腸系膜、後腹腔也多見。

(2)脂肪瘤樣增殖：

雖非眞性贅瘤，但脂肪塊卻有瀰漫性的異常增殖，稱之爲瀰漫性脂肪瘤（Diffuses Lipom）。（圖 5-26）頸部脂肪之異常發育而造成的 MAADELUNG 脂肪頸卽屬於此。至於上腹部白線赫尼亞發生前所見的漿膜外脂肪瘤亦非眞性贅瘤。

III.　軟骨瘤（Chondroma）

軟骨瘤見於骨系統，分爲發自軟骨的外生軟骨瘤(Ekchondroma)及由無軟骨部份的正常骨骼（例如長管骨幹部）所發生的內生軟骨瘤(Enchondroma)，後者最多。軟部組織也會發生軟骨瘤，但此多爲混合腫瘤或畸胎瘤之一種。

軟骨瘤呈結狀，軟骨樣硬，單發，亦有多發，以年輕人爲多。

混合型最多的是骨軟骨瘤（Osteochondrma），亦可見纖維軟骨瘤、粘液軟骨瘤，若呈現惡性象，會變成軟骨肉瘤。（圖 5-27）。

易發部位以手指、足趾骨、尤其中手指、指骨最多，其次爲四肢骨。軀幹骨較少，但亦可見。（圖5-28）此中有發生於骨之周邊及發自中心者。周邊性者，於骨外部呈結狀發育，故易於診斷。中心性者

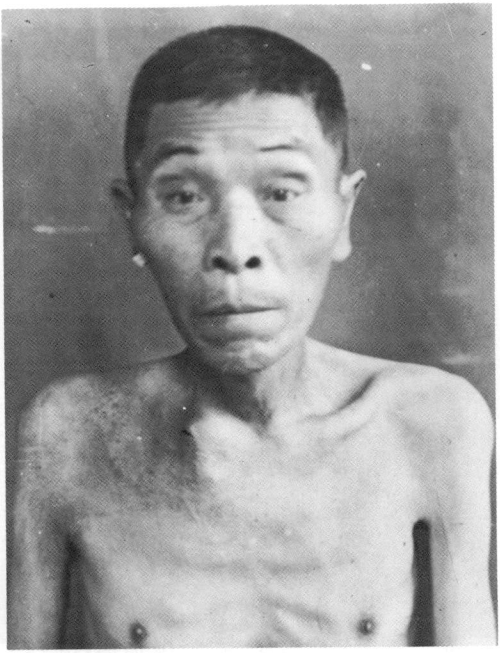

圖 5-27 骨軟骨肉瘤

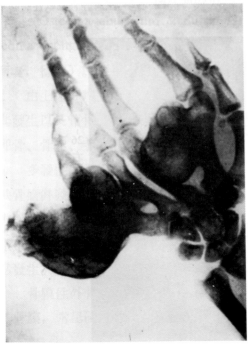

圖 5-28 多發性軟骨瘤Ｘ光線像

其前頭骨、側頭骨、顏面骨或眼窩、顎骨等。

內生骨瘤見於頭蓋骨、顎骨，但爲數極稀。

發生於軟部組織的骨瘤究竟是眞性骨瘤抑或繼發性化骨，尚是一個問題。

骨瘤由於與正常骨相連，至爲堅硬，因此做X光線照射，較易診斷。

V.　血管瘤 （Hemangioma）

血管瘤多爲先天性，發生於生後不久或幼年期，偶有晚發情形。雖有單純性和海綿狀血管瘤之別，但亦有介於兩者之間的混合型、移行型。單純性血管稱 （Hemangioma simplex） 又稱毛細血管擴張症 (Telangiektasis)乃是呈網狀交差的擴張毛細管平面集團。海綿狀血管瘤 （Hemagioma cavernosum） 較之單純性，更呈立體性增殖，網目狀血管腔較之單純性更爲擴張，而且充滿血液，類似陰莖海綿體的構造。 （圖 5-30）血管腔的部位會有血栓形成，經過組織化甚至鈣化會成靜脈石，亦有血管腔擴大而形成囊腫者。

單純性、海綿狀血管瘤均易發生於皮膚、皮下組織、粘膜，尤以面部、頭部最常頻發，有三分之二的單純性毛細血管瘤見於面部。除此而外，海綿狀血管瘤尚見於肌肉，如舌頭及其他肌肉、骨、肝、脾、腎、子宮等內臟器官。

皮膚的單純性血管瘤於面部皮膚等處出現大小各種靑色或暗紅色，圓形或不規則狀的局部性斑點，也因爲是先天性，故於出生時已存在或於出生後隨卽，亦或略遲才出現，隨著身體的成長，平行緩慢或激急地增大，有時有停止增大者或自然消散者，稱之爲血管擴張性痣 （Naevus vasculosus）。

皮下的血管瘤，初期因正常皮膚覆住，不易看見，只見腫脹，發

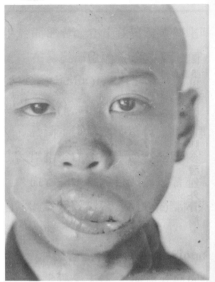

圖 5-31 因於血管瘤的巨唇

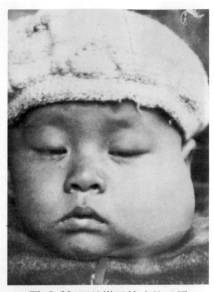

圖 5-32 因於淋巴管瘤的巨頰

圖 5-33 頸部神經纖維瘤

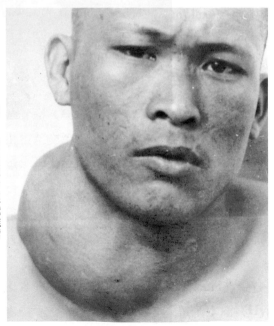

於乳幼兒。由於先天性異常，原始淋巴囊 (Primitive lymphsac) 未與淋巴系連通，因而發生，非眞性贅瘤。壁薄多房性，偶有單房性。

易發部位爲頸部、腋窩、鼠蹊部和頦下的皮下，亦或是肌肉間的結締織，亦見於腸系膜，骶骨部。

診斷上和血管瘤同具壓縮性，但無血性着色，不過囊腫性淋巴管瘤的壓縮性不明顯，多半呈局部性的多房性囊腫之性狀，必須與其他囊腫有所鑑別。此外淋巴管瘤，尤其是海綿樣淋巴管瘤與前述血管瘤同樣極具瀰漫性傾向，穿刺助其識別。

VII.　肌瘤 (Myoma)

肌瘤分爲橫紋肌瘤 (Rhabdomyoma) 和平滑肌瘤 (Leiomyoma)，前者極爲罕見，其稀少程度有時會被認爲是混合贅瘤一部份。

平滑肌瘤的易發部位爲子宮，它和癌瘤都是婦科的重要疾患。此外，肌瘤亦發生於食道、胃、腸管等，但患例稀有，臨床診斷上極爲困難。

VIII.　神經性贅瘤

(1)切斷端神經瘤 (Amputationneurom)

切斷端神經末端的腫瘤自古習稱爲Amputationsneurom，又因也發生於神經的高度挫減部，故亦稱爲 traumatic neuroma)，爲非眞性腫瘤，但能見到軸索、神經鞘以及結締組織的增殖，壓迫會引起疼痛。

(2)皮膚脈絡球瘤 (Glomus (glomel) tumor)

這是見於皮膚，尤其四肢、指頭、趾之爪下的疼痛小腫瘤。皮膚的脈絡球 (glomus) 肥大，呈 Angioneuromyoma 像。自古有 Tuberculum dolorosum 之稱的疼痛性小結，也被認爲是纖維瘤、神經瘤，血管瘤等，但應視爲同類。

(3)神經瘤、神經母細胞瘤 (Neuroma, Neuroblastoma)

神經瘤乃總括具有神經細胞(有髓、無髓)成份的腫瘤，混有神經
細胞時，稱爲神經節細胞瘤 (Ganglioneuroma)。這類腫瘤乃由成熟的
細胞構成，故爲良性贅瘤。不過，此外，亦有惡性的神經贅瘤，此乃
發自神經細胞前期的未熟細胞，因而稱爲神經母細胞瘤 (Neuroblas-
toma)。這類神經細胞的贅瘤易發生於末梢神經，尤其是交感神經（易
發於縱隔洞、後腹腔）以及發生學上與交感神經關係深切的副腎髓
質。

副腎髓質的交感神經系贅瘤，依其贅瘤細胞分化的程度，分爲(1)
最幼嫩的交感神經祖細胞瘤(Sympathogonioma)（最惡性）(2)稍分化
的交感神經母細胞瘤 (Sympatoblastoma) (Neuroblastoma) (3)最分
化的神經節細胞瘤 (Ganglioneuroma)。此症多見於五歲以下的幼兒，
會轉成巨大的贅瘤。又，經由(1)之交感神經祖細胞分化成別支者有親
銘母細胞 (Pheochromoblast) 和親銘細胞 (Pheochromocyte)，由這
些細胞再演發親銘母細胞瘤 (Phaeochromoblastoma) 和親銘細胞瘤
(Pheochromocytoma)。親銘細胞瘤以發作性高血壓和頻脈爲其主要
特徵。

(4)亞神經節瘤 (Paraganglioma)

由亞神經節 (Paraganglion) 的細胞發生的贅瘤稱之亞神經節瘤，
頗爲罕見。副腎髓質 (Paraganglion suprarenale)、頸動脈腺 (Para-
ganglion caroticum) 爲 Paraganglioma 的代表性發生器官。

(5)神經纖維瘤 (Neurinoma)

此乃由有髓神經纖維之 schwann 神經膜細胞所發生的良性贅瘤，
單發，有時亦爲多發，類似纖維瘤，以長梭狀細胞呈柵狀排列爲其特
徵。腫瘤轉大時，常造成軟化之空洞，易發於聽神經根，脊髓神經
根，但亦見於各部之末梢神經及其終末部。（圖 5-33）。也有神經纖

維肉瘤（圖 5-34）

(6)神經膠瘤（Glioma）

發生於腦、脊髓、眼之網膜，有良性、局部性者，亦有惡性，瀰漫性者（圖 5-35）（神經膠瘤乃腦贅瘤中最重要者，於本叢書第三冊詳細論之）。

IX. 良性上皮性贅瘤

上皮性贅瘤，上皮細胞不會單獨增殖，必定隨著結締織增殖。上皮性良性贅瘤分爲乳頭狀瘤、腺瘤和囊腫。但應當隨時牢記乳頭狀瘤及腺瘤與癌瘤之間有不少無法斷然區別之處。

(1)乳頭狀瘤（Papilloma）

乳頭狀瘤乃指上皮細胞增殖，而在粘膜、皮膚的表面呈局部性的隆起。它有廣基性者與援連母體的細莖者，後者依其形狀也常被稱爲息肉（polyp）（尤其是消化器粘膜），其大小亦偶有大姑雞卵者，不過通常都較小。表面上呈草莓、葡萄房或絨毛狀等特異形，所以用肉眼也能診斷。

在皮膚上常見的乳頭狀瘤有尋常疣(Verruca vulgaris) (Common wart) 和尖形疣(Condyloma acuminatum)，(Venereal wart)，前者於手、指之背面單發或多發，後者發生於肛門四周、外陰部，亦有自然痊癒者，是否爲眞性贅瘤尙是疑問。眞性的皮膚乳頭狀瘤很少。又，高齡者的頭部，面部之疣，其上皮有時候明顯地呈圓錘形角狀，謂之皮角（Cornu cutaneum），可視爲乳頭狀瘤之變形。

粘膜上常見眞性乳頭狀瘤發生。口腔內各部、咽頭、食道、腔等扁平上皮細胞皆可見乳頭狀瘤，膀胱、尿管、腎盂則有移行上皮細胞發生單發性或多發性 (Papillomotosis) 的乳頭狀瘤。消化器系胃腸，直腸乳頭多稱息肉，呈多發 (Polyposis intestini, coli, recti) 者不

少。

(2)腺瘤 (Adenoma)

腺瘤多牛呈圓形局部性結節狀，剖面則可見爲被膜所覆和周圍境界分明。在組織學上其圓柱狀或骰子上皮細胞伴與間質結締織形成種種腺腔。乳頭狀瘤多於皮膚、粘膜，少見於器官，相對地，腺瘤於皮膚，粘膜者少，而發生於器官者多。

粘膜之腺瘤發生於消化器粘膜（胃、十二指腸、小腸、結腸等），常呈息肉狀，多發時稱爲息肉病 (Polyposis)。胃、結腸的息肉要注意癌化的可能性，尤其家族性大腸息肉病的癌發生有相當高的比率。（圖 5-36）

甲狀腺頻發的結節性甲狀線腫 (Struma nodosa) （圖5-37）卽爲腺瘤，此外亦偶見胎兒性腺瘤。

前列腺肥大症，以前被認爲是本腺的肌腺瘤樣增殖，不過現在已確知爲前列腺與尿道之間的內括約肌層中之內腺（將列腺視爲外腺則爲內腺，也稱副腺），以及此部份尿道周圍腺的腺瘤。

(3)表皮性囊腫

(a)皮樣囊腫 (Dermoidcyst)：以皮下組織爲多，亦發生於深部。呈球狀的囊腫，雖緊接於皮膚之下，也不會與皮膚癒者。囊腫壁由表皮細胞層、毛髮、毛囊、皮脂腺、汗腺等完全的皮膚及其附屬腺形成，內容包括有脫落毛髮細胞、皮脂腺和汗腺的分泌物，呈含脂肪的粥狀。

發生部位爲頭部、臉部、尤其眼周圍。於頸部者每見於頸下腺的外下方爲頸闊肌所覆蓋者爲多。此外，口腔底、胸腔，尤以前縱隔洞、後腹腔特會發生（圖 5-38）。發生於睾丸、卵巢者乃多複雜性囊腫。

(b)表皮樣囊腫 (Epidermoid cyst)：此乃囊腫壁單由重層扁平上

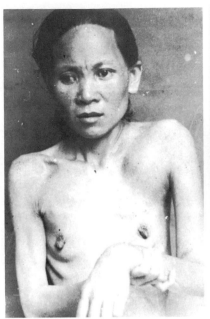

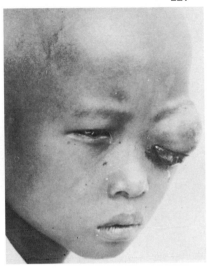

圖 5-35 左眼球神經膠瘤

圖 5-34 右腋部神經纖維肉瘤，引
起激痛及神經麻痺。

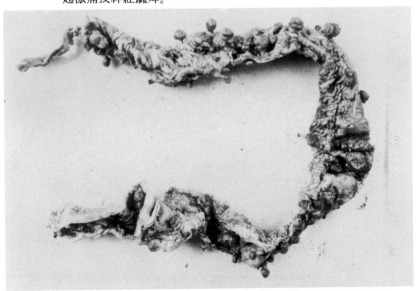

圖 5-36 結腸多發性息肉病（台大病理提供）

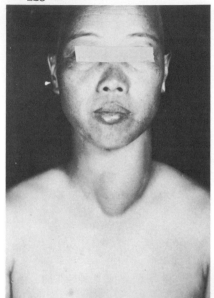

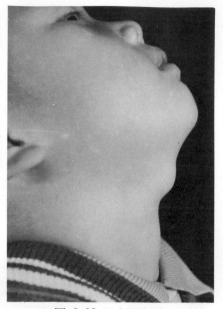

圖 5-37 甲狀腺腫　　　　　　　　圖 5-39 正中頸囊腫

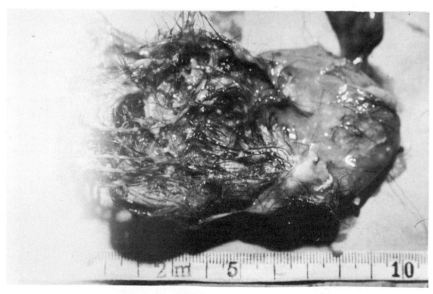

圖 5-38 皮樣囊腫切開囊腫顯出毛髮。

層所形成，缺少皮脂腺、汗腺、毛囊，發生於青春期前，見於臉部、臀部及其他部位，但稀少。

(c)外傷性表皮性囊腫(Traumatic epithelial cyst)：生於手掌，手之側彎，如櫻桃般大小的表皮樣囊腫、被認為是受傷之後，埋沒的皮膚小片所形成的。

(d)膽硬脂瘤 (Cholesteatoma)：在組織學上與表皮樣囊腫完全相同，亦由重層扁平上皮層所形成，但其脫落的角化上皮不成泥狀，而呈堅硬且壓縮之求心性層眞珠樣腫瘤。尿道粘膜的白斑病 (Leukoplakia) 也具有同樣的組織像，角化層呈腫瘤狀時，謂之膽硬脂瘤。

易發部位為中耳、腦軟膜、尿道等，在中耳會有化膿發炎的併發症，破壞骨質，進入頭蓋內的情形發生。

(e)齒釉質瘤 (Adamantinoma)：此乃由齒牙原基琺瑯上皮細胞(Schmelzepithel) 所形成的腫瘤，可分為囊腫性 (Adamantixnoma cysticum) 與實質性 (Adamantinoma solidum)，不過以混合型為多。前者為多胞性，亦有單稱之為囊瘤 (Kystoma)。

由於此症與牙齒有關，故易發於上、下顎，尤其是下顎骨，它和骨中心性腫瘤同樣地極緩慢發育，增大至下顎骨角部，使下顎骨變得極為單薄，會呈羊皮紙音，大體上皆為良性。

(f)齒瘤 (Odontoma)：由齒質母細胞 (Odontoblasts) 異常發育的腫瘤，可分為含有牙髓成份的軟性齒瘤和含有琺瑯質、象牙質、白堊質的硬性齒瘤。

(g)齒根部囊腫：有兩種不同的囊腫，其一是濾胞性齒囊腫可視為因牙濾胞的發育異常或瀦溜發生的囊腫，多發生於年少者（十～十五歲）的下顎，發生部缺少牙齒，其齒沒入囊腫內。再之為齒根囊腫，口腔粘膜上皮侵入齲齒或其他損傷牙齒根部的肉芽組織，形成囊腫，

以中年人的上顎發生者爲多，此部因有病變齒的存在，所以兩者在臨床上鑑別是很容易。

(4)胚生原基發生的上皮性囊腫

(a)先天性頸部囊腫：頸部上有連接舌骨的正中頸囊腫（Median cervical cyst）（圖 5-39）及較之略外方，亦卽發生於下顎、胸鎖乳突肌、舌骨之間的側頸囊腫（Lateral cervical cyst）。前者由甲狀舌管（Ductus thyreoglossus），後者由鰓裂（Branchial cleft）殘基所發生。囊腫壁的內被細胞同由內皮系的顫毛上皮細胞或外皮系重層扁平細胞所構成。

(b)尿膜管囊腫：胚生時的膀胱與尿膜（Allantois）之間的交通管，而後閉鎖成爲正中膀胱臍靱帶（Lig. vesico-umbillicale medium），但若管腔殘存於此中央部，就會發生囊腫，囊壁內層爲扁平上皮細胞。

(c)卵黃管囊腫：卵黃管（Ductus vitellinus）殘遺所發生的囊腫，與前述的各囊腫同樣地由正常胎生原基發生，也有瘻孔。細長的管腔兩端閉鎖，中間部空留而成囊腫，全長敞開是完全瘻孔，唯獨兩端空留是不完全瘻孔。

X.　非贅瘤性囊腫

(1)瀦溜囊腫（Retention cyst）

正常的管腔或腺器官因排泄管閉塞，擴張成囊腫狀，稱爲擴張性囊腫（Dilatation cyst）。

(a)粉瘤（Atheroma）：此乃因通往毛囊的皮脂腺排泄管開口部或毛囊本身閉塞而引起的皮脂腺瀦溜囊腫（圖 5-40）。最初在皮內，但增大時會波及皮下組織，表面中心部與皮膚粘着，內容爲脂肪性粥狀（Atherombrei），發生於全身皮膚，以頭部、臉部、背部爲多。單發，時爲多發。化膿後造成膿瘍，自潰後亦有成爲難治瘻管者。囊壁可見

鈣質沈澱，偶會癌化。

(b)粘液囊腫: 此乃見之於口腔、口唇、舌等之粘膜，爲粘液腺的潴溜囊腫，球狀的半透明小體，診斷容易。

(c)蝦蟆腫 (Ranula): 此乃唾液腺排泄管因外傷或炎症後發生瘢痕，或因結石嵌頓閉塞所引起的排泄管或腺本身的潴溜囊腫，易發於舌下腺。 (圖 5-41) Ranula 於口底、舌下，最初出現於偏側，增大時會越過中央，舉上壓迫舌頭的同時，其外方，頸部也會隆起。內容爲粘稠液，從外部經由口底粘膜，能透見靑綠色的囊腫。

(d)其他潴溜性囊腫: 其他潴溜性囊腫，尚有乳囊腫(Galactocele)、精液囊腫 (Spermatocyst)，膽囊水腫 (Hydrops vesicae felleae)、腎水腫 (Hydronephrosis) 胰囊腫 (Pancreascyst) 等。

(2)浸出性囊腫 ((Exsudation cyst))

(a)陰囊及精索水腫 (Hydrocele testis et funiculare spermatici); 陰囊水腫乃在睪丸莢膜內有黃色透明液潴溜，陰囊會呈西洋梨或卵圓形腫脹。精索水腫爲精索的莢膜突起 (Proc. vaginalis) 有同樣的液體潴溜而發生的。

(b)水瘤 (Hygroma): 滑囊 (Bursa) 或腱鞘由於漫性炎症或刺激造成粘稠液潴溜，多見於膝前、肘部。

(c)關節水腫 (joint hydrops): 由於結核、風濕性慢性炎症引起緩慢或急性炎症，從而在關節內漿液性浸出液潴溜，造成關節腫脹，稱爲關節水腫，多見於膝關節。 (圖5-42)

(3)腱鞘囊腫 (Ganglion)

年輕婦人之手關節背所見的腱鞘囊腫 (Ganglion) 是因關節囊或腱鞘所發生的組織膠樣變性而成的囊瘤。

(4)寄生蟲囊腫:

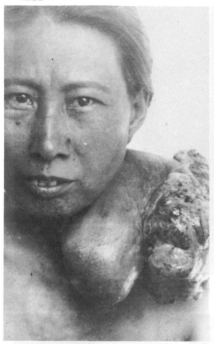

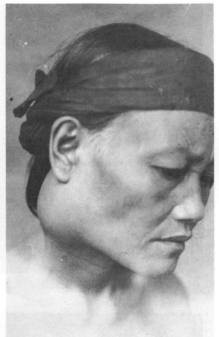

圖 5-58 左肩胛部淋巴肉瘤，皮膚
穿破、肉瘤向外開花發育。

圖 5-59 右耳下腺混合瘤

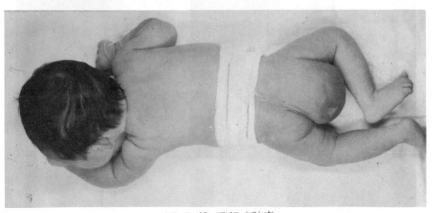

圖 5-60 臀部畸胎瘤

craokle) 可作爲證明。　不久，　肉瘤組織會突破骨殼，　入侵軟部組織或關節腔內，在Ｘ光線上病巢部由於骨缺損而呈示透明的囊腫狀，周圍可見單薄的骨殼像。　（圖 5-56）

臨床上，會出現疼痛、骨腫脹或腫瘤形成及壓迫症狀，有時會引起自發性骨折（Spontaneous fracture），且會造成肺部或其他處的血行性轉移。

XIV.　淋巴肉瘤及淋巴，骨髓組織的惡性增殖

(1)惡性淋巴瘤（Malignant lymphoma）

固有淋巴結組織的增殖而發生的惡性贅瘤,總稱之爲惡性淋巴瘤。在組織學上,可區分爲淋巴肉瘤、網細胞肉瘤,霍奇金氏病（Hodgkin's disease）。

(a)淋巴肉瘤 （Lymphosarcoma） 和網細胞肉瘤 （Reticurosarcoma）。

淋巴肉瘤乃是淋巴系細胞的增殖，網細胞肉腫則爲網狀內皮系細胞的增殖，兩種肉瘤在臨床上所見相同，有局部性和泛發性。

局部性，其淋巴瘤的發生乃局限於一個淋巴結羣（頸部、腋窩、鼠蹊、股、後腹膜、縱隔洞等的淋巴結），再之則爲扁桃腺、胃腸管、脾等淋巴濾胞所發生。局部性淋巴肉瘤初期呈擴張性發育，但不久就向周圍組織侵潤，不能移動（圖 5-57, 5-58）。泛發型，最初多發於頸部，但腋窩、縱隔洞、鼠蹊部的淋巴結會同時多發性或接二連三地作進行性的侵犯。脾，骨髓等亦見其增殖。各個腫脹的淋巴結略呈圓形，表面圓滑，硬度也幾乎相同，彼此之間並無瘉著，有移動性。

(b)霍奇金病（Hodgkin's disease）：在組織學上，爲以好酸球爲主的炎細胞、網細胞、巨細胞組成的肉芽腫。其本態是炎症亦或贅瘤，頗多議論。

所列之表可供參考:

發　病　親　人	預　期　再　發　率　%	
	唇　顎　裂	顎　　　裂
一個弟兄姊妹	4. 4	2. 5
父母親之一	3. 2	6. 8
父母親之一加上 兄弟姊妹之一	15. 8	14. 9

　　唇顎裂分類法很多, 最佳是依胚胎的發生 (1967, Rome Congress, I. C. P. S.) 以硬顎前方的門齒孔爲解剖界標, 門齒孔前方 (包括唇中央部, 四門齒部位的上領骨, 鼻中柱及鼻中隔末端) 稱初生顎 (Primary palate), 後方稱次生顎 (Secondary palate)。初生顎裂可爲單側或雙側, 完全或不完全。 不完全初生顎裂 (Incomplete cleft of primary palate) 的上唇不完全裂開。完全初生顎裂(Complete cleft of primary palate) 的裂隙分開上唇、 經鼻孔底到門齒孔。 次生顎裂 (Cleft of secondary palate)亦分完全及不完全。不完全次生顎裂裂隙未達門齒孔, 主要在軟顎部分, 亦可達部分硬顎。完全次生顎裂由門齒孔往後裂開, 經硬顎大部分而到軟顎。初生及次生顎裂均可多種混合發生。圖 6-1 爲左側完全初生顎裂 (Left complete cleft of primary palate)。圖 6-2 爲右側完全、左側不完全初生顎裂(Right complete, Left incomplete cleft of primary palate) 加上完全次生顎裂 (Complete cleft of secondary palate)。

　　治療針對病人的美觀、言語及牙齒咬合三方面。須由一組有治療經驗的專科醫師、治療師協同診療。其中包括整形外科醫師、矯正牙

科醫師、小兒科（內科）醫師、耳鼻喉科醫師、語言治療師，社會工
作者等。目前治療的原則是：在三個月左右施予唇部手術，十八個月
到上學前做顎裂手術（通常要分二次），以期言語正常。每位病人都
要矯正牙科醫師、耳科醫師診療，語言治療師的評估及治療。至於手
術方法及結果，在別冊整形外科有詳盡說明，不在此詳述。圖6-3與
圖6-2同病人術前側照。圖6-4、圖6-5為相同病人最後一次手術後
五天。

　(2)半顏小臉症（Hemifacial Microsomia）

　　又稱第一、二腮弓症候羣　(First and second branchial arch
syndrome)；顱顏小臉症（Craniofacial microsomia）；口——下頜
——耳症候羣（Oral-mandibular—auricular syndrome)等。

　　臨床特徵：(A)耳廓畸形，程度可由接近正常到只剩二片贅肉（如
圖6-6右側耳圖6-7左側耳）。通常有皮膚及軟骨的遺跡，並常存有耳
垂。(B)外耳道：常消失，有的呈錘狀，以殘存的耳膜為尖端。(C)中耳
畸形由耳骨輕微發育不良到各聽小耳完全黏連，只剩幾個小骨球。中
耳畸形程度與外耳畸形相似。病人有傳導性聽覺喪失。(D)下頜骨畸形
從輕度髁狀突（Condyle）發育不良到上行枝（Ascending ramus）及
髁狀突消失合併平行枝（Horizontal ramus）發育不良。通常最嚴重
在髁狀突部位，下頜中央畸形最少。(E)都有不同程度的顴骨、上頜
骨、顳骨發育不良。患側臉肌、咬肌、顎肌及舌部發育不良。(F)大嘴
症，常合併腮腺消失。(G)第一腮裂竇：此竇沿外耳道向前接近腮腺，
在顏面神經之內或外側往下經下頜骨角後方，開口在下頜骨下方，位
於頸中線與胸鎖乳突肌的中點。

　　病因未明。基因因素只有很低的影響。經驗上，若父母已生有一
個此症的兒女，要生第二個這種病的兒女的機會是2％。外來環境因

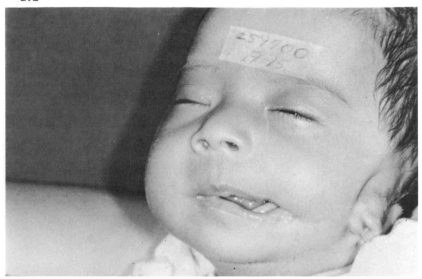

圖 6-7　半顏小臉症。大嘴、小耳畸形，外耳道缺失。

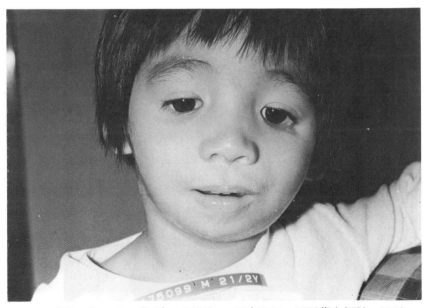

圖 6-8　Treacher-Collin 症候羣，　不完全型。反類蒙古傾斜。眼眶
外下方低陷。下眼瞼內半睫毛缺失。　No. 7 顏裂。病人併有
不完全次生顎裂。

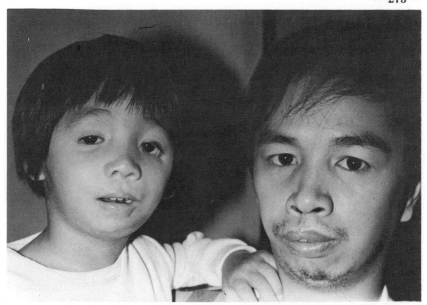

圖 6-9　Treacher-Collin症候羣父子，父親爲頓挫型，兒子爲不完全型，父親伴有不完全初生顎裂。（不完全唇裂）

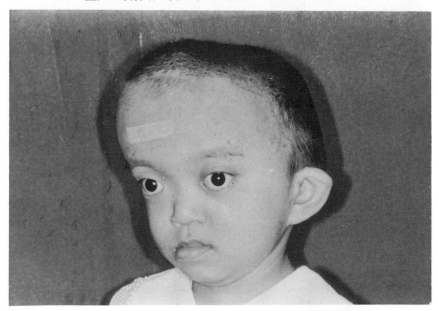

圖 6-10　克魯仲氏症候羣。偏形頭、突眼、中臉部發育不良。

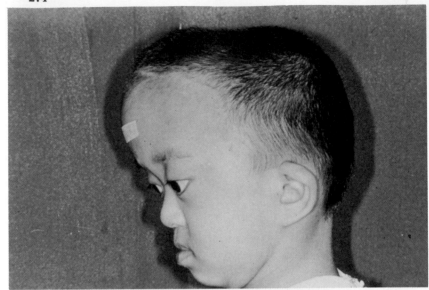

圖 6-11 克魯仲氏症候羣。突眼及中臉部畸型在側照更明顯。

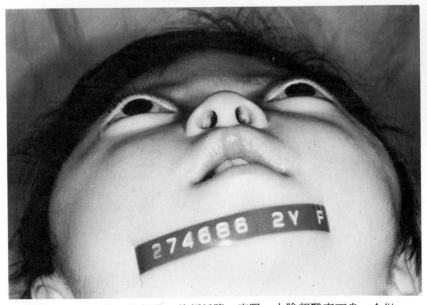

圖 6-12 亞伯特氏症候羣。前額低陷，突眼，中臉部發育不良。合併
　　　　手、腳連指症。

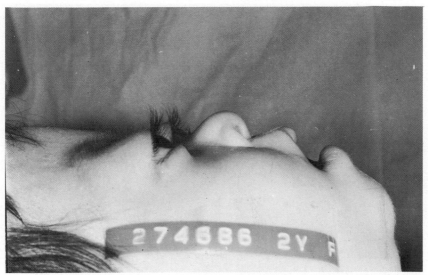

圖 6-13　同圖 6-12 ，側照，突眼及前額低陷明顯。

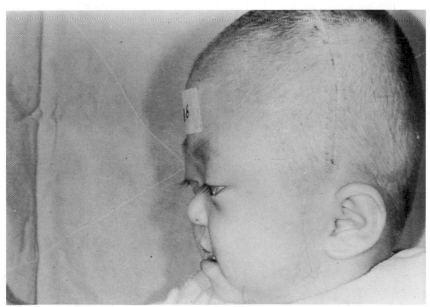

圖 6-14　同圖 6-12， 6-13，前額移前術後二週，突眼改善，中
　　　　臉部移前術須年紀較大才可施行。

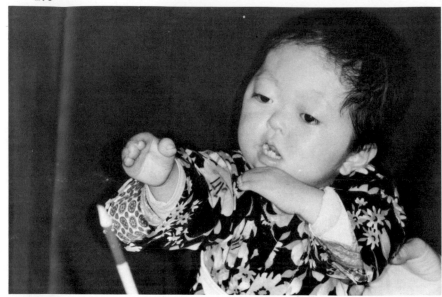

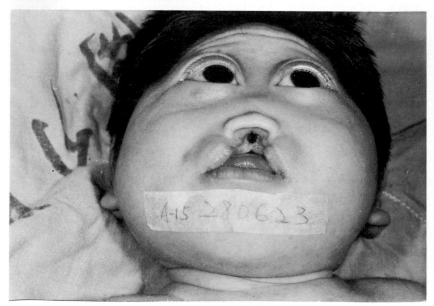

圖 6-15 同 6-12, 6-13, 6-14，雙手連指症，無指關節。

圖 6-16 猴頭畸形。前唇，前頜消失，單鼻孔，無鼻中柱，鼻中隔或鼻骨。突眼，眼眶眼距過窄。

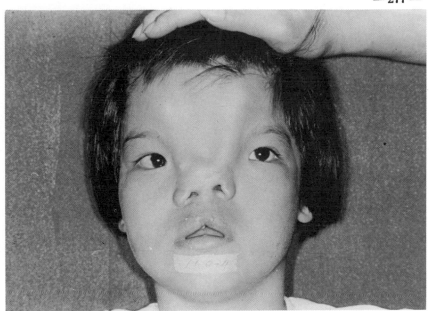

圖 6-17 中央顏裂合併眼眶過遠。眼眶眼距大於 40mm 中央唇裂及
鼻畸形曾修補過。（No. 0 及 No. 14顏裂）

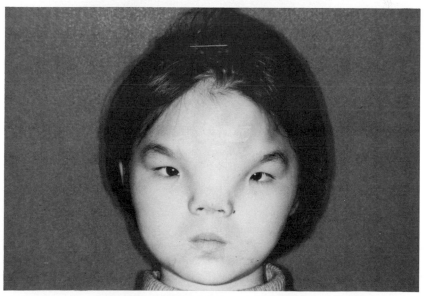

圖 6-18 眼眶眼距過遠。（No. 14顏裂）

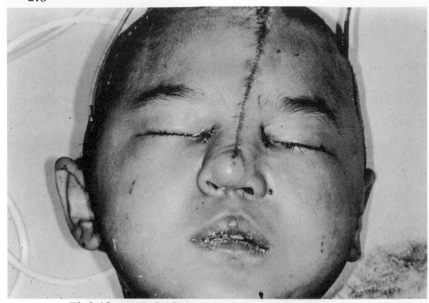

圖 6-19　同圖 6-18，經顱內改正眼眶眼距過遠後一天。

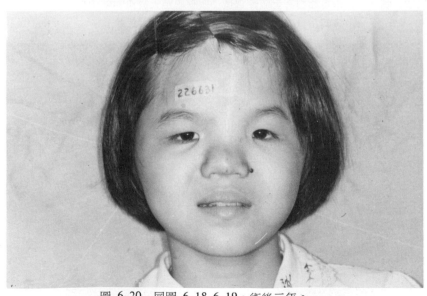

圖 6-20　同圖 6-18, 6-19，術後二年。

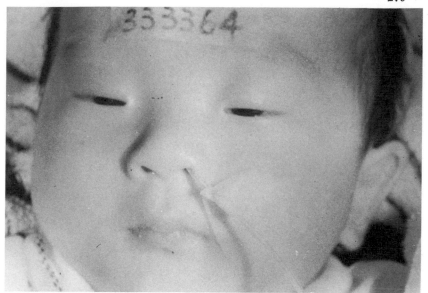

圖 6-21 Pierre Robin 症候羣。病人頦部後縮，呼吸道阻塞，餵食
困難。

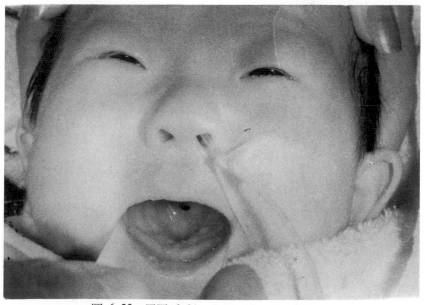

圖 6-22 同圖 6-21，合併不完全次生顎裂。

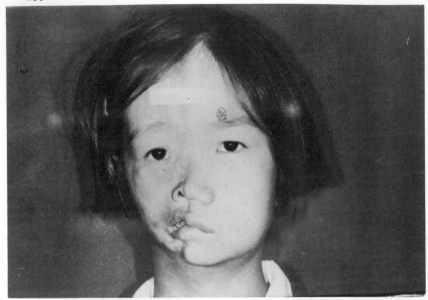

圖 6-23 Romberg 氏病。右側臉進行性萎縮。

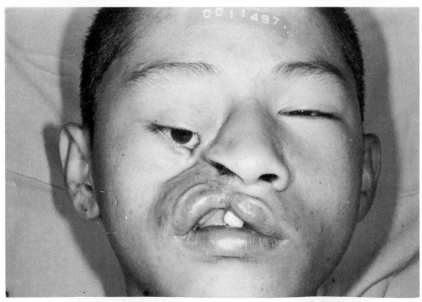

圖 6-25 No. 3 顏裂。由唇、經鼻孔而達眼眶，裂隙在淚孔內側。

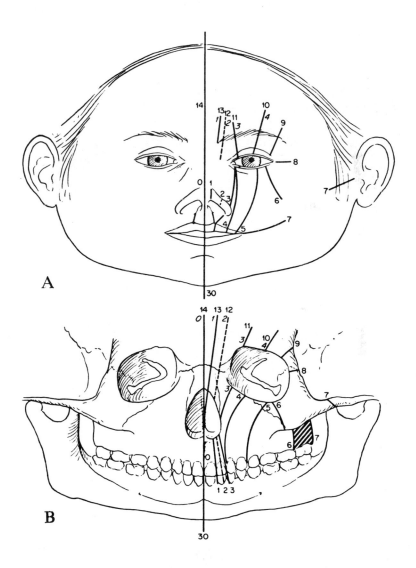

圖 6-24 Tessier 的顏裂分類法。

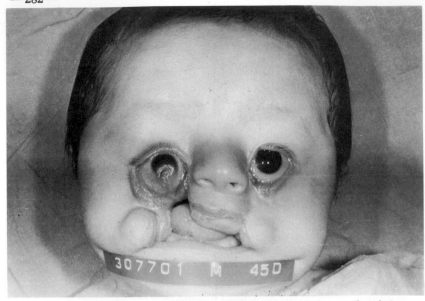

圖 6-26 No. 4 顏裂，由唇到眼眶，裂隙在淚孔內側，左側爲不完全裂。此病人伴有鼻後孔閉鎖（Choana atresia）

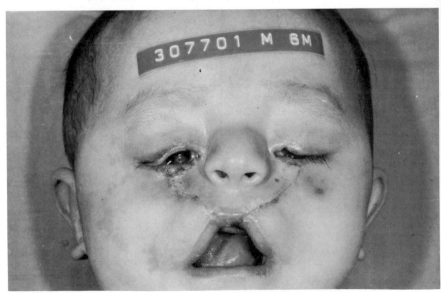

圖 6-27 同圖 6-26，第二次手術後五天。

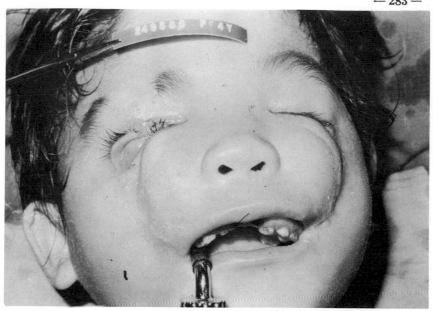

圖 6-28 No. 5 顏裂，二側。右側無眼球。右眉缺毛處可能伴有
No. 9 或 No. 10 顏裂。

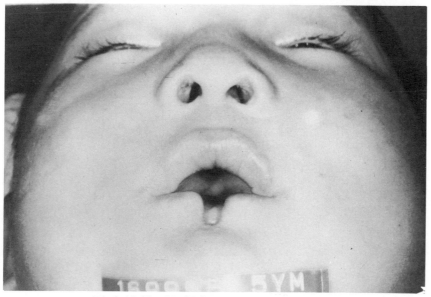

圖 6-29 No. 30. 顏裂。下頜骨中央亦凹陷。

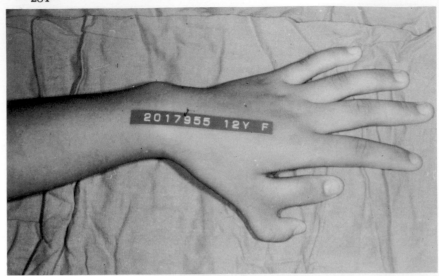

圖 6-30 多指症。

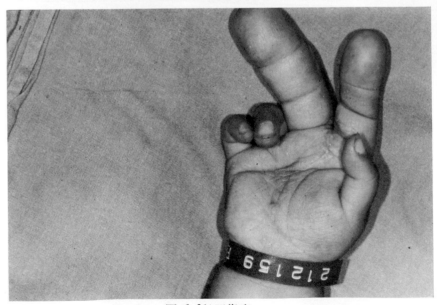

圖 6-31 巨指症

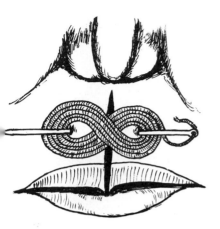

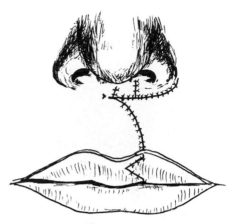

圖 6-32 十六世紀的唇裂手術　　　　圖 6-33 近期的唇裂手術

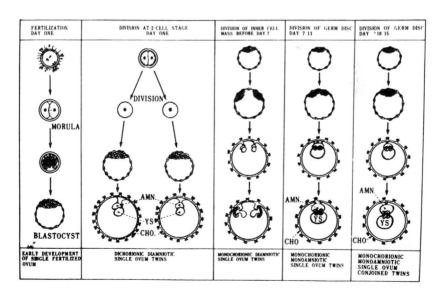

圖 6-34 連體嬰及同卵雙胞胎之發生原因（取自 Eades[24]）

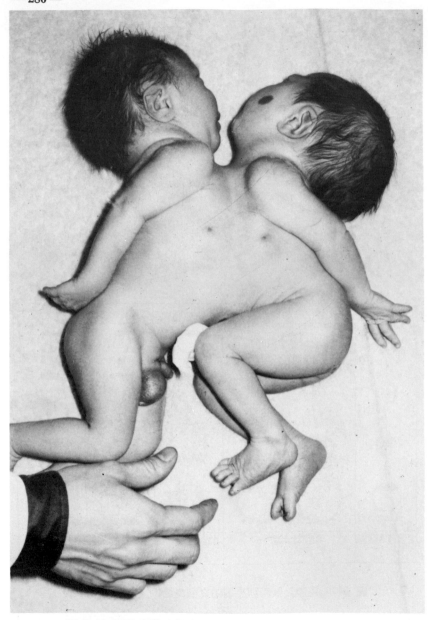

圖 6-35 國內自驗病例之胸部連體嬰，因心臟相連無法分割。

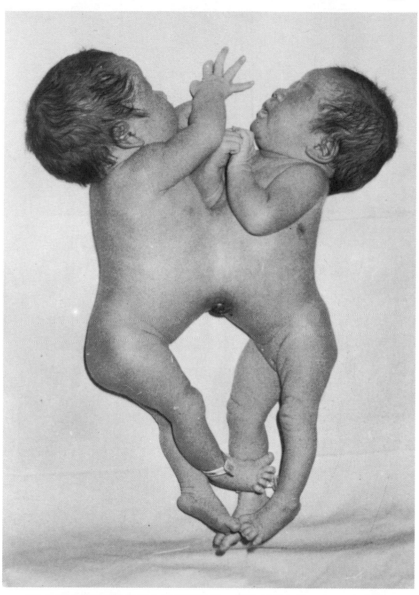

圖 6-36 國內自驗病例之腹部連體嬰。出生以前卽使用超音波診斷出
來。

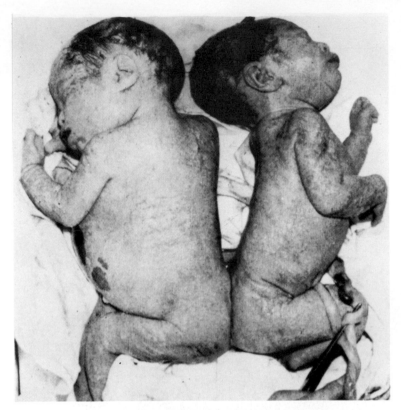

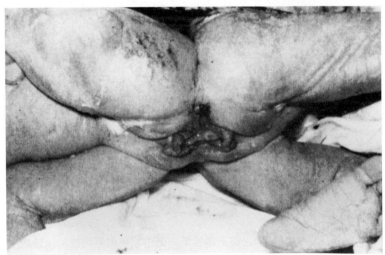

圖 6-37 臀部連體嬰：外陰癒合，只有一個肛門。（取材自東大產婦
人科敎室[25]）

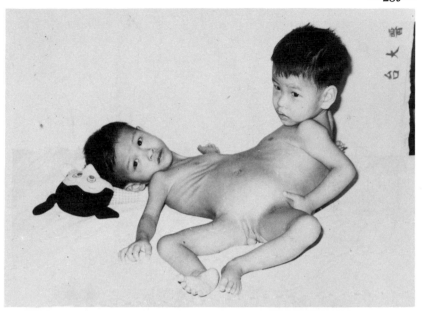

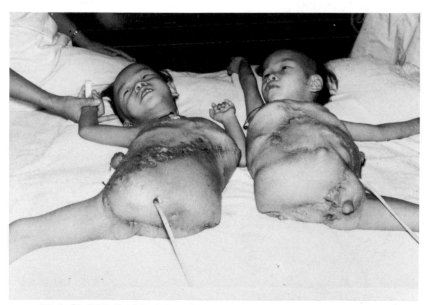

圖 6-38 國內分割成功之三肢坐骨連體男嬰。（分割前及分割後）

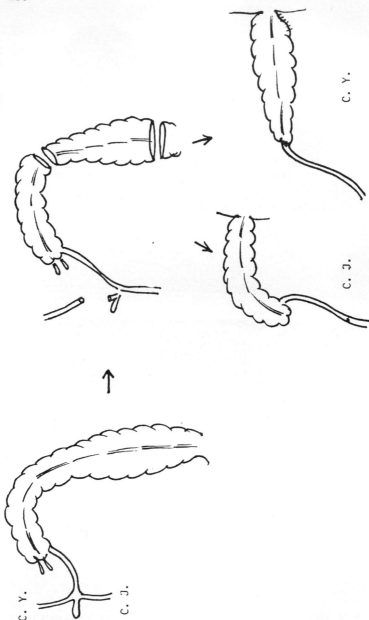

圖 6-39 國內三肢坐骨連體男嬰、共用結腸之分割圖式。

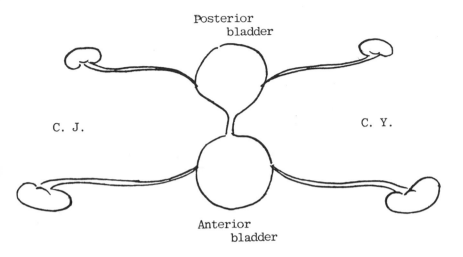

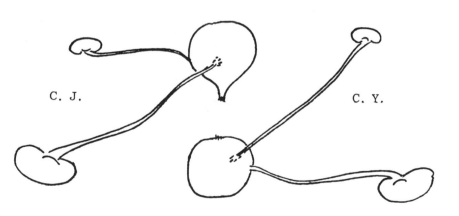

圖 6-40 國內三肢坐骨連體男嬰，泌尿系統之分割圖式。

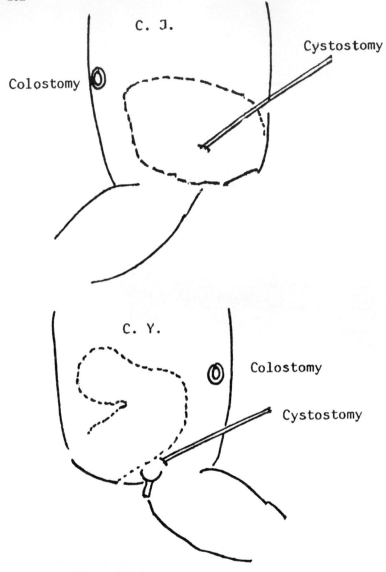

圖 6-41 國內分割成功之三肢坐骨連體男嬰，利用第三
肢之皮膚覆蓋傷口之情形，以及人工肛門，膀
胱造瘻之位置。

第 七 章

寄 生 蟲 疾 病　　　　陳敏夫

與外科有關係之寄生蟲疾病，可分為原蟲（Protozoa）及蠕蟲
（Helminths）兩類。

第一節　原蟲引起的疾病

腸阿米巴病(Intestinal amoebiasis)是由痢疾阿米巴（Entamoeba
histolytica）引起的大腸感染。大多數感染者，處於無症狀之帶菌狀
態，但亦可發生慢性、輕微之腹瀉，甚至暴發性之痢疾。急性阿米巴
性痢疾（Amoebic colitis）突然發作，有嚴重之腹瀉、腹絞痛、高燒、
大量便血、腹部有瀰漫性之壓痛，常令人疑及腹膜炎。阿米巴瘤（A-
moeboma）又稱為阿米巴肉芽瘤，是一種慢性感染，導至結腸有大塊
肉芽組織之形成，甚至圍繞腸管，引起腸阻塞，因具有腹部壓痛，又
好發於盲腸部位，易誤診為腸癌。如突破可能導致腹膜炎或形成瘻管，
不易痊癒。

肝臟之阿米巴病（Hepatic amoebiasis）是阿米巴原蟲從大腸經
門脈抵達肝臟，形成膿瘍，大部分發生於右葉肝臟，單一而較大之
膿瘍（圖 7-1）。如果延遲治療，常導至橫膈膜瘻管形成，膿胸、
肺膿瘍等，或甚至潰破至於心包（pericardium）及腹腔（Ab-
dominal cavity)，增高死亡率。但有時也可能潰破於氣管枝或腸管而
自然排膿治癒。藥物治療包括 Emetine 或 Dehydroemetine, Chloro-

〔293〕

quine 等相當有效。如果肝膿瘍腔大或有膿胸，或心包炎及腹膜炎之併發症，必須卽早做手術引流（圖 7-2），才能減低死亡率。

瘧疾（Malaria）是瘧疾原蟲（Plasmodium）引起的流行病，由瘧蚊（Anopheles）之叮咬而傳染給人類，是世界上重要傳染病之一種。此病特點爲寒戰、高燒、肝及脾腫大（圖 7-3），也有貧血及慢性、復發性之病程。最主要的診斷方法是檢查末梢血液，找出瘧病原蟲。急性發作之治療，使用氯奎寧（Chloroquine）有效。瘧疾引起之脾腫大，常引起腹部壓迫症狀，且經輕度之腹部外傷，常導至腫大脾臟之破裂，併發內出血，故可卽早手術，做脾臟之切除。

其他原蟲引起之疾病，還有萊什曼病（Leishmaniasis）、鉗蟲病（Trypanosomiasis）、毒漿原蟲（Toxoplasmosis），肺囊原蟲肺炎（Pneumocystis carinii pneumonia），滴蟲病（Trichomoniasis）等，在臺灣地區甚少見，亦與外科極少關係。

第二節　蠕蟲（Helminths or Worms）引起的疾病

蛔蟲病（Ascariasis）是腸線蟲病（Intestinal nematodes）的一種。由蛔蟲（Ascaris lumbricoides）引起人類的感染，主徵爲早期幼蟲遷徙所引起的肺部症狀，如氣管炎等或其成蟲寄生而引起的腸症狀，甚至形成整團之蟲體，引起腸阻塞症，尤其小孩常併發腸穿孔，引起致命之腹膜炎。蛔蟲亦可能進入闌尾，引起急性闌尾炎之症狀。進入胰管及膽管，引起類似急性膽囊炎之劇痛，必須緊急手術。（圖 7-4）進入於膽管的蛔蟲死體會形成蛔蟲結石。（圖7-5）一般蛔蟲感染，可用 Piperazine citrate 口服給予，或混合給予 Thiabendazole（合併糞線蟲感染）及 Biphenium hydroxynaphthoate（合併十二指腸鈎蟲感染）等。

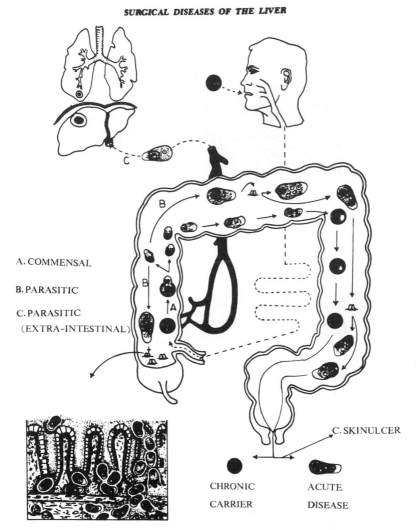

圖 7-1　阿米巴病感染經路及肝臟膿瘍形成過程。

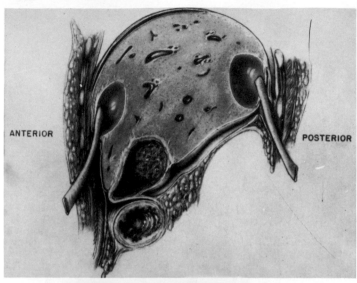

ANTERIOR　　　　POSTERIOR

圖 7-2 阿米巴肝膿瘍及其手術引流法。

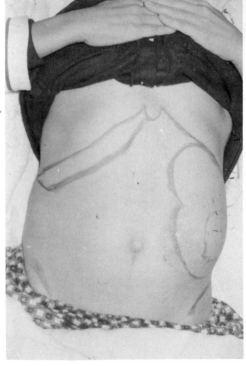

圖 7-3 瘧疾脾腫

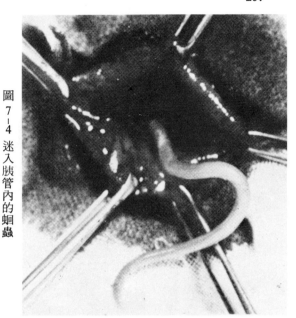

圖 7–4 迷入胰管內的蛔蟲

圖 7–5 由膽管內取出的蛔蟲結石↓

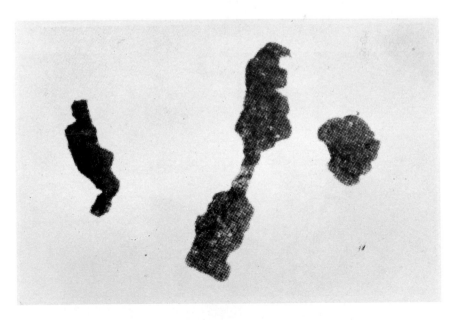

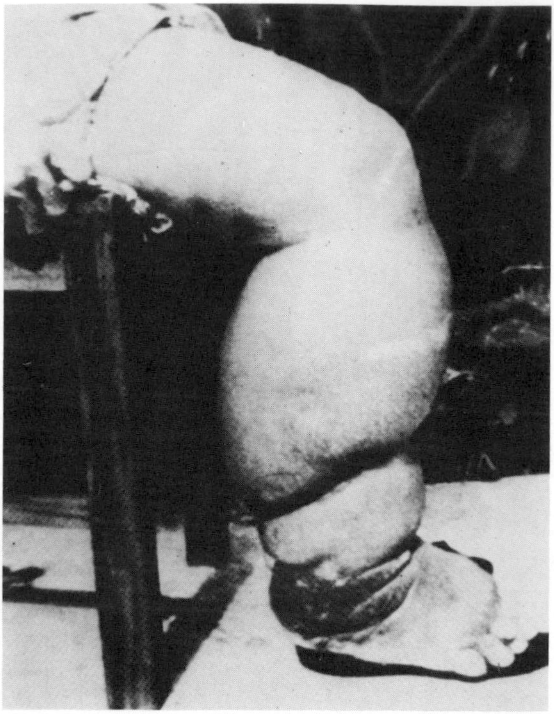

圖 7-6 象皮病（右下肢）

圖 7-7 肝包囊腫，切開后流出許多娘囊腫。↓

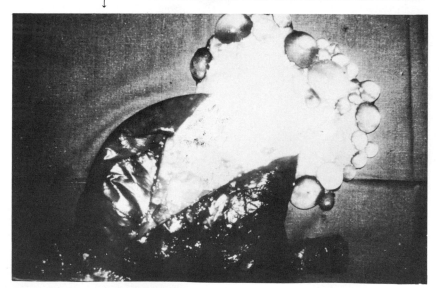

其他之腸線蟲疾病,包括十二指腸鉤蟲病 (Hookworm disease),爬行性幼蟲疹 (Larva migrans), 擬圓蟲病 (Strongyloidiasis), 蟯蟲病 (Enterobiasis), 鞭蟲病 (Trichuriasis), 毛狀圓蟲病 (Trichostrongyliasis), 血管圓蟲病 (Angiostrongylosis) 等引起之感染,與外科甚少關係。

第三節　絲蟲引起的疾病

絲蟲病 (Filariasis) 是由絲蟲超科 (Superfamily Filarioidea) 之絲蟲所引起之感染, 這些絲蟲包括班克洛夫德人血絲蟲 (Wuchereria bancrofti), 馬來絲蟲 (W. malayi Malayan filariasis) 等, 可侵入人類之皮下組織及淋巴管引起淋巴管阻塞,引起肢體之淋巴腫漲 (Lymphedema) 及象皮病 (圖 7-6),常須要外科之矯形手術。

第四節　血吸蟲病 (Schistosomiasis)

包括曼森血吸蟲 (Schistosoma mansoni), 埃及血吸蟲 (S. haematobium) 以及日本血吸蟲 (S. japonicum) 引起之疾病。此病分布於熱帶及亞熱帶地區, 蟲體寄生於人和動物之循環系內, 最常受侵犯之部位為結腸、膀胱、肝, 肺及中樞神經系,尤其會引起類似肝硬化及門脈高壓症狀,併發食道靜脈瘤破裂或肝機能衰竭而死亡。

旋毛蟲病 (Trichinosis) 由旋毛蟲 (Trichinella spiralis) 引起、蟲體寄生於腸內, 成蟲常侵犯各處, 發生肌炎、發燒、眼瞼浮腫等,亦可導致心肌炎或膀胱炎。

其他吸蟲病還有並殖器吸蟲病 (Paragonimiasis), 中華分枝睾蟲病 (Clonorchiasis),後睾吸蟲病 (Opisthorchiasis), 瓜仁蟲病 (Fascioliasis),薑片蟲病 (Fasciolopsiasis) 等,其中肺並殖器吸蟲 (

肺蛭）（Paragonimus Westermani）分布於日本、韓國、臺灣。主
要發生於肺部，引起暗褐色的血痰。成蟲有時會進入於腦內或眼窩部。
中華分枝睪蟲病由中華分枝睪蟲（Clonorchis sinensis）引起之疾病，
此蟲寄生於肝臟肝管內，引起類似阻塞性膽管炎之症狀，平常由於食
用未經煮熟之淡水魚而感染，如有懷疑感染，可經由大便或十二指腸
液之引流檢查蟲卵，即可獲得診斷。內科治療，尚未定論，如 Gentian
violet, Chloroquine, Dehydroemetine 及 Hexachloropararylol (He-
tol) 等，都有報告。如果膽管阻塞症狀顯著，或合併發燒，畏寒等感
染症狀，須盡早接受外科手術，做總膽管切開引流。

第五節　條蟲引起的疾病

　　包括牛條蟲病(Taeniasis bovis)，豬條蟲病(Taeniasis solium)，
關節裂頭蟲病（Diphyllobothriasis latum)，幼條蟲病（Sparganosis)，
胞蟲病（Echinocociasis）等，其中包蟲或稱大條蟲（Echinococcus
granulosus）引起之肝囊腫（圖 7-7），在北非、南非、澳洲、中歐等
地較多見，在臺灣地區尚未發現有此種感染。囊腫（Hydatid cyst）會
很大，有時會灰化，也可能穿通於血管或膽管，如果破裂於腹腔時，
囊腫內的很多小胞蟲（Daughter cyst）就散布於腹腔內並會引起過敏
性休克。肝胞蟲的囊腫須由外科手術摘出。

　　人蛭病（Hirudiniasis），由水蛭（Hirudinea）附着於皮膚或體內
之黏膜，吸取血液，因蟲體唾液會有一種抗乾劑，故雖移走水蛭，亦
必須小心處理局部之出血。

第 八 章

休　　克　　李俊仁

第一節　休克觀念的成長

休克（Shock）一詞首在醫學中出現是在 1743 年，由一位名不見經傳的英國醫師翻譯自法人 Henri Francois Le Dran 的一篇論文「槍傷病人之經過」而來。在上面提及的這篇論文中，作者將休克認為是在受傷後人體器官漸進地失去功能以致於死的一種狀態。至十九世紀末，休克一詞已廣泛地被醫生們所使用，但是均為描述性指出休克病人所具有的種種特徵。例如哈佛大學外科敎授 John Collins Warren 在 1895 年只是把休克稱為「死亡過程中的一種停頓」。實驗室中對休克的探討始於 1899 年，George W Crile 首先利用血壓計以及記錄器，來探討動物對外傷的種種反應，他首先注意到手術時間的長短與出血的多寡對休克具有密切的關係，而且首先確立「由於靜脈回血的減少，使心臟搏出量降低，因而導致全身器官的衰竭」的觀念。他又更進一步的提出利用溫食鹽水的灌注，可以拯救「出血性休克」的療法。Crile 可說是確立低容量性休克病理生理學的始祖。

至本世紀初，對休克的解釋，主要有兩派學說出現，一為血管舒縮的衰竭，這是由於血管的擴張使靜脈血鬱積，回心臟的血液因而相對的降低，而引起休克。另一為血管收縮說，這便是由於動脈的收縮，其阻力增加，血流至重要器官相對的降低，而引起休克。因此在此時對處理休克是否要用血管收縮藥物，抑或是該使用血管舒張劑，兩者

之間有極大的爭論存在。直到第一次世界大戰由於對受傷士兵大規模
的研究，Cannon 首先提出休克乃是由於全身血液量配不上全身血管
容量而起的，而且他還注意到低血壓致使組織氧化不全，因而血中鹼
存量降低，酸血症因而產生。但是他的另一假說「休克是由於受傷部
位分泌一種毒性物質──可能爲組織胺之類，而引起低血壓症」，卻
受到 Blaloch 的挑戰。 Blaloch 把一隻受傷致使血壓降低的狗抽出
血液（假設內含有毒性物質)，打入另一隻同樣也是因受傷而致使血壓
降低的狗，結果非但不使後者的血壓降低，反而使它康復，此說明低
容量性休克完全是由於出血所引起，並無毒性物質參與其中。在第二
次大戰中 D. W. Richards, 利用測定心輸出量的大小，也證實了大
部分休克的主因，是由於體內血液及水分的喪失而起的。在近幾年，
由於韓戰及越戰以及民間醫學團體的研究，休克肺開始受人注意。這
是指在休克或大量組織受傷後而引起肺中氧化機轉漸漸衰竭，而使組
織缺氧致死的一種病。但是此病的詳細起因仍待將來的研究。

第二節　休克的定義

　　最早休克的定義是描述性地指出受傷後種種現象。但病人死亡後
也無法有所解釋。至第一次世界大戰，休克幾乎等於血壓過低的代名
詞，然而我們常常遇到雖然有正常血壓，可是卻有一般休克症狀的病
人。至 1960 年代由於心輸出量能夠被測量，則休克又變成爲「對重
要器官血流量的減少」。到 1970 年，由於對敗血症病人血流動力學
的研究，發現常常這些病人有較高的心輸出量以及低的周圍血管阻力，
而且臨床上具有許多休克的症狀如低血壓、無尿以及血中乳酸的蓄積
等。 但和出血性休克者不同的是， 他們常常具有乾乾而且溫暖的四
肢，以及因過度呼吸而引起的呼吸性鹼血變化。似乎這些重要器官細

胞能有充分的血液到達，但是仍然不能好好作工。所以最新對休克的
定義應該是Ｌ血液對重要器官的灌流不足，而引起細胞缺氧或細胞本
身不能對營養成分行正常的新陳代謝，致使器官功能受損害的一種狀
態!」。

第三節　休克的分類

由不同的觀點來看，休克的分類法可以有許多種，但任何分類最
終的目的，均是在使讀者在臨床應用上，能很快認識休克的存在，而
且能採取適當而正確的處理辦法；所以依血流動力病因學觀點，休克
可分爲下列幾類：

I. **低容量性休克** (Hypovolemic shock)：
　(1)出血性。
　(2)水分喪失。
　(3)血漿喪失。

II. **心因性休克** (Cardiogenic shock)：
　(1)心肌梗塞。
　(2)心律不整。
　(3)心包積水。
　(4)低容量休克末期。
　(5)全身或硬脊膜外腔麻醉。
　(6)肺動脈栓塞。

III. **敗血性休克** (Septic shock)：
　重要器官細胞本身不能好好代謝氧氣及營養物。

IV. **神經性休克** (Neurogenic shock)：
　(1)腦幹或脊髓受傷。
　(2)高脊髓麻醉。

　　上述分類在使讀者對一位休克病人能有系統地探討休克發生的基
本原因，因而能立即採取對策。迅速的診斷及治療是絕對重要的。因
爲任何休克延長時，由於複雜的內分泌系統和神經系統的反應，如腎
上腺素的大量分泌等，體內會增加心搏出量，但是同時末梢血管循環
系統的收縮，使腎、腸及肌肉、肢端的血液轉流至維持生命所必需的
心臟及腦等部位，此叫做選擇性局部貧血。當休克延長時，局部貧血
促使末梢組織灌流不足，產生細胞缺氧；於是在末梢循環之細胞被迫
在缺氧的情況下進行葡萄糖的代謝，結果無氧呼吸作用產生了過多的
乳酸等酸性物質，而引起了酸血症。

　　起初酸血症可以被強力的代償機構（呼吸及腎排泄）所抵消，但
是一段時間後還是會被急速累積的乳酸等所壓倒，所以代謝性酸中毒
和血中 pH 值降低，即爲細胞含氧過少之不可避免的結果。同時，末
梢區域也會產生血液蓄積（Pooling）的現象，實驗及臨床上顯示出隨
着時間的過去及酸中毒的加甚，小動脈括約肌會失去緊張力而不再保
持收縮，因此，血液滙集，蓄積於末梢血管，則循環中的血液量即減
少，所以不論任何一種休克進行中，發生這種事件後，輸血及血液容
量補充劑也只是能暫時地維持有效的血液循環，而氧氣及細胞營養物
也不能送至體內的每一角落，此時可算已進入不可逆性休克中，而終
致死亡。因此不論何種休克，若無法迅速處理，則會走向同一道路，
由組織缺氧，酸中毒，末梢循環蓄積，導致細胞壞死，變至不可逆性
休克而死亡。

第四節　　休克病人的探討

　　臨床上遇到一位休克病人時，若能够有條理的持續記錄此病人在
臨床上，血流動力學上，以及血液化學上的種種變化，則吾人不僅能

認清休克的種類，其危險的程度，同時亦可作爲我們施行治療後，病人的健康是否有進步的一種指標。

I. 臨床上的觀察 (Clinical observation):

在傳統上,吾人對低血壓的出現,雖然常常視爲休克的現象之一,然而這往往是一種較後期的症狀。在此之前，我們人體對付外來的傷害或是內在的危機，均是先增加腎上腺素的分泌，而使血管收縮，這是由於交感神經大爲興奮的結果。所以在早期，交感神經是否有興奮的現象，就構成早期診斷出是否發生休克的不二法門。往往在這些病人的身上，我們不難看到焦慮的面容，蒼白潮濕而且冷冰冰的四肢，扁扁的四肢靜脈，快速而微弱的脈搏，沈重的呼吸；身體盜汗，以及意識狀態的種種變化 。 再加上對病史的詳細調查， 總能給予我們一些休克起因的蛛絲馬跡，而且迅速而仔細的身體檢查，適切而必要的 x-ray 檢查，生化檢查等等的結果，均應詳細而且有次序地記錄在醫療簿上，而且不時再重新檢查，看是否有新的變化。

以下便是吾人從事檢查時的最低要求:

①意識狀態: 完全昏迷；不安；激動；焦慮。

②皮膚: 溫度；濕度；顏色；彈性。

③指甲: 顏色；微血管再充血現象。

④末梢血管: 明顯或消瘪。

⑤頸部血管: 漲大或消瘪。

⑥脈搏: 脈速，強度。

⑦呼吸: 速度，深度。

⑧小便量: 每小時計。

而對病史的調查至少應包括下列諸端:

①受傷——意外跌傷，車禍，槍傷。

表 8-1　休克病人常用的生化及血流動力學指標

項　　目	正　常　值
1.血壓	120/80mmHg
2.脈速	70/min
3.中央靜脈壓	5±2cm 水柱
4.心輸出指數	3. 20±0. 20L/min/M²
5.尿量	50ml/hr
6.動脈血氣體	
PO₂	100mmHg
PCO₂	40mmHg
pH	7. 4
7.動脈血乳酸	1mM/L
8.血球比容	35~45%

②心臟血管疾病：心絞痛，高血壓。

③生化上異常：糖尿病，尿毒症。

④過敏體質：青黴素過敏，花粉熱，氣喘。

⑤遺傳疾病。

II. 血流動力學的測定 (Hemodynamic evaluation)：

表1便是血流動力學上對休克病人最常用的測定指標

(1)血壓：

單憑血壓實不足以顯示休克的程度，因為有些病人的血壓雖高甚至正常，然而這種情形是由於血管極度收縮的結果。此時，末梢組織灌流仍嫌不足，故會有缺氧的現象；反過來，一般血管擴張的病人較能忍受略低的血壓。所謂脈壓，可說是收縮壓減去舒張壓，一般認為脈壓較能代表組織灌流情形，休克的病人，其脈壓會降低，而且脈速加快，若治療得體的話，則脈壓便會回升（正常者為 40mmHg），脈

速減慢；而且休克的病人若移動其四肢,抬高或放下,均會對脈壓的數值有所影響；然而這種情形,在正常人便不會發生。再者,血壓也必須參考病人以往的血壓,舉個例子來說,一位動脈硬化的病人,平日就有高血壓,其冠狀動脈狹窄,腎動脈亦狹窄,則往往需要較高的血壓,才能達到心臟及腎臟的灌流。此時可能 100mmHg 的收縮血壓已達到休克的邊緣了,這種情形在老年人較常發生,而年青人則是較能忍受低血壓。

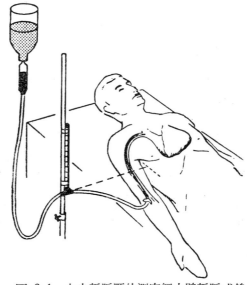

圖 8-1　中央靜脈壓的測定經由臂靜脈或鎖骨下靜脈進入,零點的選擇應取右胸壁中點相當於右心房位置。

(2)中央靜脈壓 (Central venous pressure): （圖 8-1）

中央靜脈壓是間接測量心搏出量及全身血液容積的好指標,它受四個獨立不相關的因素所影響,那就是

①中央靜脈系統內的血容量。

②右心房右心室的擴張及收縮能力。

③中央靜脈的血管彈性。

④胸內壓。

所以,我們若能排除胸內壓改變的情況: 如氣胸 (Pneumothorax),血胸 (Hemothorax)等,則中央靜脈壓可代表著回到心臟的血液容量的程度,以及心臟推動這些血液的能力。故中央靜脈壓已經變成

一種很普遍地爲吾人使用的一種指標，而爲求正確的使用及判讀，我們應時時檢查病人中央靜脈導管是否暢通？有否跑到頸靜脈處？或者對側靜脈？若滴液能舒暢滴入，則代表導管頂端並無塞住；若水位能隨呼吸上下移動，則證明導管頂端確實在胸腔內，然而最完全的測定還是要由 x-ray 來判斷中央靜脈導管的位置。中央靜脈壓的判讀要與其它資料一起參考，太低（低於 2cm）往往是右心房的充塡壓（filling pressure）過低，而過高（高於 15cm）則往往是心力衰竭的現象。有時要快速地給予輸液如血液，代血漿等容量擴充劑，再視其中央靜脈壓的變化。如給予輸液 10～20ml/min，約 10～15 分，若中央靜脈壓沒有升高的跡象，則代表血容量不足是此休克的原因之一，此時應再給予輸液。若給予輸液後，中央靜脈壓馬上超過 15cm，或絕對值增加 5cm，則代表心臟推動血液的力量不足，此時輸液卽應停止或減速，而採用強心劑，以增加心臟幫浦的功能。

　　雖然臨床醫師最喜歡運用中央靜脈壓數值，來做爲吾人給予輸液的參考，但一不小心，便可能引起判斷錯誤，而最常引起錯誤判斷的原因如下：

　　①中心靜脈導管的阻塞或部分阻塞。

　　②中心靜脈導管不在正常部位。

　　③「零點」選擇的錯誤：零點應是右心房的位置，相對於右胸壁的中央，但有時並不盡然，如極度的左旋心（Left axis deviation），則心房位置改變，而且病人躺著或斜躺，零點也會改變。

　　④有心臟血管疾病時：例如心肌梗塞所引起的左心室衰竭。因右心室功能尚好，故中心靜脈壓可能正常，但是左心室功能較差，不能消受右心室所排出的血液，而引起肺水腫（Lung edema），此時雖有正常的中央靜脈壓，但仍要限制水分的進入，及採用利尿劑。另外急

性肺梗塞所引起的右心室衰竭，其中心靜脈壓數值偏高。

　　所以，吾人若能小心地避免錯誤的判讀，由於中心靜脈壓很容易測定，而危險性也不高，故最好每一位休克的病人均能使用，以做為給予輸液或維持體內平衡的標準。

　　(3)肺動脈楔狀壓力 (Pulmonary arterial wedge pressure)

　　雖然中央靜脈壓是一種很好的指標，但有些情況下，它並不能完全顯示左心房或心室的充填壓。這種缺陷在有心臟血管疾病的病人身

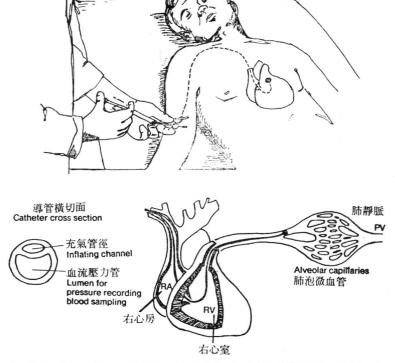

圖 8-2　Swan-Ganz 導管的插入及其位置，肺動脈楔狀壓可藉充氣的
　　　　小球來測定。

上特別明顯。 Swan-Ganz 導管便是特別爲測定左測心臟壓力而設計
的。 Swan-Ganz 導管，其頂端爲一氣球的兩路導管， 它可挿入身體
手臂大靜脈， 經由體腔靜脈， 右心房， 右心室進入肺動脈， 直達肺動
脈末稍（如圖 8-2），其正常的數值爲 5±2cm 水柱壓力。由於左心室的
輸出關係著全身重要器官的功能， 以及左心房， 左心室膨脹性 (Dis-
tensibility) 較小； 所以肺動脈楔狀壓 (或肺微血管壓)比中央靜脈壓，

更能敏感地顯示出全身血
量的不足（圖 8-3）。臨床
觀察在 30 分至 60 分內打
入 500cc. 生理食鹽水，
則肺動脈楔狀壓力較中央
靜脈壓升高的幅度大。而
且此數值幾等於左心房壓
力， 所以在有左心室衰竭
的情形發生時， 此數值便
會高起來。Swan-Ganz 導
管的另一優點爲， 可抽取
混合靜脈血 (Mixed ve-
nous blood)， 從而測定其中氧氣的成分， 稱爲混合靜脈血氧濃度（

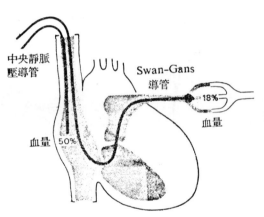

圖 8-3　中央靜脈壓導管放在右心房，當全身血
量有 50％ 改變時， 數值才會改變。
Swan-Ganz 導管放于肺微血管， 18％
血量改變，後者數值就改變較敏感。

Mixed venous oxygen tension—MVO_2)， 一般認爲 MVO_2 最能代
表組織氧化 (Oxygenation) 的程度， 而且經由 Fick 氏法， 及混合
靜脈血的抽取， 我們可以極迅速的測出心輸出量 (Cardiac output)
的數值， 其公式如下：

$$心輸出量\ (l/min) = \frac{氧氣消耗量\ (ml/min)}{體動脈—靜脈含氧量之差 \times 10}$$

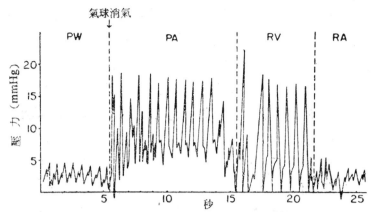

圖 8-4　Swan-Ganz 導管在心臟內各位置時的壓力圖，PW 為肺
　　　　動脈楔狀壓，量此壓時應把小汽球充氣，PA 為肺動脈
　　　　RV 為右心室 RA 為右心房。經由此壓力圖可以測知導
　　　　管確實在肺微血管內。

體動脈含氧量（vol%）＝末梢動脈血含氧量

體靜脈含氧量（vol%）＝混合靜脈血含氧量

　　由於我們治療休克或病危病人的目標之一，便是要如何增加心肌
收縮的機能，以增加心輸出量，所以 Swan-Ganz 導管漸漸地也成為
加護病房內常使用的方法之一。

　　至於 Swan-Ganz 導管的判讀與中央靜脈壓導管的判讀大致上可
說是大同小異，惟往往必須利用 X-光透視法或壓力曲線圖來確定是
否導管已至肺小動脈如圖 8-4。近年來亦有把 Swan-Ganz 導管與心
內心電圖，以及暫時性心節律器（Temporary pacemaker）合而為一
更為方便。

　　(4)血球比容（Hematocrit）:

　　血球比容便是血液中血球成份與血漿成份的比例。血比容量正常
的比例應為 35～45%（卽血球成份佔全血液之 35～45%），這項比例

可告訴我們應用何種輸液來治療休克病人，然而卻不能告訴吾人應要輸多少的液體。例如急性胰臟炎，由於大量的水分流失，因而血球比容高至 60％， 於是生理食鹽水應是此類病人所急需的。 反過來， 一位車禍出血病人血球比容降低 20％， 則輸血應是刻不容緩的。 動物實驗上顯示，利用急性失血來造成休克的方法，發現失血前血球比容在 42％ 左右， 對急性失血最有忍受力。 因為血球比容在 35～45％ 之間時，血液携帶氧氣的能力最強。太低，則單位體積內的血球數太少,携帶氧氣量便隨之減少； 然而血球比容若太高,則黏度（Viscosity）太大，在微血管的灌流不好。所以休克的病人的輸液種類也要參考血比容量。最近流行微量管（Micropipete）， 僅一滴血卽可測出血球比容， 故已成為臨床上最常用的方法之一。

(5)尿量:

腎臟是維持人體恒定性，排泄代謝產物的器官，但是腎臟屬於休克局部貧血器官之一； 當休克發生時， 由於心輸出量減少， 血液便優先灌流心臟、肺臟、及腦等重要生命器官,於是便造成腎血管的收縮,腎血液流量也因而減少了。有時縱使心輸出量已回復正常，然而這種腎血流量的降低,仍會持續好幾天,因而構成腎臟及體內平衡的改變,這種現象在臨床上表現出來的,便是無尿。臨床上對一位無尿的病人,仍要仔細的區分其起因究竟為腎前因素， 或腎本身因素， 抑或是腎後因素。腎後因素（postrenal）往往是有石頭或腫瘤阻塞輸尿管，在臨床上較易判定； 腎前因素（prerenal） 大牛是由於腎血管灌流不足所引起， 腎小球過濾率也因而降低 （Decreased glomerular filtration rate），然而腎臟仍是好的， 所以腎小管再吸收及排泄的功能仍然維持正常， 甚至增加， 這為的是要再吸收及保存體內的鈉量，使循環血液量不致降低。因此尿中鈉鹽的濃度較低 （少於 30mEq/1)， 而尿中肌

酸肝（Creatinine）與血中肌酸肝之比會上升，此時應力求改善休克現象，給予輸液，以提高腎血管的灌流量。若腎本身細胞功能不好時，如發生急性腎小管壞死（Acute tubular necrosis），則伴隨着腎小球過濾率的降低，腎小管對鈉鹽的再吸收功能亦減退，則此時尿中鈉鹽濃度會增加（＞120mEq/l），而尿中肌酸肝與血中肌酸肝之比會降低（小於 20）此時，則不宜再給予輸液，且要小心體內進出的液量，以免引起水分或鹽分過多，而發生中毒。

　　一般認為成人每小時至少必須有超過 30c.c 的尿量，如此才能維持體內代謝的平衡。但對經過大手術或休克後的病人而言，腎臟往往不能把尿液濃縮至 600mosm/l 以下，這對敗血症的病人亦然，所以這種病人往往需要較多的尿量來排泄體內的代謝產物。除非病人每天能有 1000c.c 以上的尿量，否則氮質血症（Azotemia）或甚至尿毒症(Uremia) 都會產生。有時敗血症的病人會呈現一種高輸出的腎臟衰竭，臨床上便表現出尿量極多，但尿中鈉鹽含量甚高，而尿中肌酸肝對血中肌酸肝之比則低，此時應慎防水份及鹽分過份喪失。一般相信，這是因為血管極度擴張，而腎臟血流量大幅度增加所致。

　　尿液的檢查對治療休克亦是很重要的，例如若有糖尿的出現，則暗示着血糖高，此時吾人該懷疑高血糖所引起的休克。若尿中出現酮體（Ketone body），更可證實高血糖代謝性酸中毒現象。離心尿液的沉澱檢查，若有紅血球圓柱（RBC cast）的出現，往往代表着腎本身已受損，故要小心急性腎小管壞死的發生。

　　所以尿的定性及定量的檢查與測定，對休克而言，是非常好的指標。大體上言，若病人每小時能有 50c.c 的尿量，則脫離休克該是沒有問題的。

III. 化學上的測定: (Chemical investigation)

⑴酸鹼的平衡：

休克由於末梢組織灌流不足，及缺氧，致而呼吸作用的結果，體內的乳酸等無氧呼吸的產物會大幅度增加，構成代謝性酸中毒的現象，因此休克的程度與血液酸度具有極大的關係，人體爲中和過多的酸性化物，不能不儘量消耗重碳酸根 (HCO_3^-)，其方法便是將 HCO_3^- 和 H^+ 離子結合，而化成水與二氧化碳，而排出人體，也藉此血液內的重碳酸鹽濃度便會降低，其反應式如下：

$$HCO_3^- + H^+ \Longleftrightarrow H_2O + CO_2 \uparrow$$

此時，呼吸速率亦會加快，以排除體內過多的二氧化碳，而使上述化學平衡向右邊進行。同時腎臟本身也能扮演排泄一部份酸的角色；若休克一直進行，則兩種人體代償器官將不足以維持，此時，不可逆休克便發生，終究導致死亡。極度的酸中毒 (pH<7.2) 非但影響心臟的功能，同時也大幅度降低心臟對於強心藥物如 Dopaomine、Isoproterenol 的反應；因此對休克而導致的厲害酸中毒的急救，首先應用重碳酸鈉 $NaHCO_3$(Sodium bicarbonate)，暫時使血液酸鹼度回復正常，然後再針對休克原因予以治療。血中酸鹼的測定必須同時測定 pH，PCO_2，與 $[HCO_3^-]$ 的濃度，公式爲

$$pH = 6.1 + \log \frac{[HCO_3^-]}{0.03 \times pCO_2}$$

若在正常的條件下 $pH = 6.1 + \log \dfrac{25}{0.03 \times 40} = 7.42$；這普通是用肝素處理過之針筒抽取動脈血而測定的，此時應注意的是，針筒必須排除氣泡，而且加以密封，同時儘快測定，以免 pCO_2 改變。若酸中毒的程度極深 (pH<7.2)，則首先應予補充重碳酸鈉 ($NaHCO_3$)，其公式如下：

所需 $NaHCO_3$ 之 mEq 量＝(25mEq─病人血液 HCO_3^- 量)×

體重 (kg)×0.3

常用的 NaHCO₃ 爲 20c. c 含 7w/V% 等於 1 瓶含 17mEq。若所需之 NaHCO₃ 量極多，則應先予以半量，其餘的半量再以點滴滴入，同時持續測定血液的 pH 值, 這步驟是絕對必要的。在休克病人接受曾在血庫儲存過的血液輸血時，由於血液內大半含有酸性抗凝血劑（如 Acid citrate），而且血液放久後會酸化，所以每 2～3 單位血液輸入後，應補充重碳酸鈉一瓶（17mEq）。對休克治療中使用重碳酸氫鈉爲救急權宜之計，只能一時改善酸鹼平衡，若致使休克的基本原因無法獲得改善, 則酸血症仍將繼續存在, 一直要用重碳酸鈉補充。因此，改善休克本身的毛病才是根本解決酸血症的方法。另外值得注意的是，每 1mEq 重碳酸鈉含有 1mEq 鈉離子，這對腎機能不好的病人，尤應列入考慮。

(2)血液中的氧氣濃度及肺內血管分路（Intrapulmonary vascular shunt)，末梢組織的氧氣供應由三個因素所共同決定:

①要有健全的呼吸器官

②要有足夠的血紅素來携帶氧氣

③要有良好的心輸出率，才能把充氧血帶至體內任何一角落。

休克對上述的三個因素均能構成威脅，而致使組織缺氧; 所以測定血液中氧氣的濃度，也是休克病人必要的檢查之一。在理論上，任何血液中的含氧量均等於紅血球內血紅素所携帶的氧量加上溶解於血漿中的氧量。上述這句話可表示成如下的式子:

$$CaO_2 = RO_2 + DO_2$$

其中 CaO_2 爲血液中的含氧量

RO_2 爲紅血球內的血紅素所携帶的氧量

而 $RO_2 = 1.34 \times (Hb) \times \%saturation$

Hb 爲每百 c.c 血液中所含的血紅素量（gm%）

%Saturation 爲紅血球氧化的比例

DO_2 爲血液內所溶解的氧，

$DO_2 = 0.003 \times PO_2$，其中 0.003 爲氧的溶解係數

而 PO_2 爲氧的分壓（mmHg）

例如，若動脈血含 16gm% 之血紅素，而且 90% 飽和，而流經 100 mmHg 的氧氣

則　　$CaO_2 = (1.34 \times 16 \times 0.9) + (0.003 \times 100)$

$$= 19.3 + 0.3$$

$$= 19.6(\text{vol}\%)$$

卽　$CaO_2 = 1.34 \times Hb \times \%\text{saturation} + 0.003PO_2$……公式（1）

至於肺泡內的氧分壓（P_AO_2）可由下列公式求得

$$P_AO_2 = B - P_AN_2 - P_ACO_2 - P_AH_2O$$……公式(2)

其中 B 爲大氣壓力； P_AN_2 爲氮分壓； P_ACO_2 爲二氧化碳分壓； P_AH_2O 爲水蒸氣分壓：

若給予病人呼吸 15 分鐘 100% 氧，則 P_{AN_2} 幾等於 0

$$\therefore P_AO_2 = B - P_ACO_2 - P_AH_2O$$……公式(3)

由於 Busen solubility coefficiency（0.0031），是指若每增加 1mmHg 的氧氣分壓，則血中應增加 0.0031vol% 的氧氣。

$$\therefore C_cO_2 = C_aO_2 + (P_AO_2 - P_aO_2) \times 0.0031$$……公式(4)

其中 C_cO_2 爲依肺泡內的氧氣含量所計算出動脈內應有的含氧量。

而 CaO_2 爲血液內的含氧量；由機器測定之，

P_AO_2 爲肺泡內的氧分壓。

P_aO_2 爲動脈內的氧分壓。

肺內血管分路 (Intrapulmonary vascular shunt)

正常人的肺動脈血流經肺臟後，仍有一部份血不能完全氧化，叫做生理性肺內血管分路 (Physiological shunt)，此數值應小於 7%。對休克的病人而言，此數值有增加的跡象，這意味着有更多的血流過肺臟而不能完全氧化，其計算方法為:

$$\frac{Q_S}{Q_T} = \frac{C_cO_2 - CaO_2}{C_cO_2 - C_{\bar{V}}O_2} \quad \cdots\cdots\cdots\cdots\cdots\cdots\cdots\cdots\cdots\cdots\cdots\cdots 公式(5)$$

其中 Q_S 為肺內血管分路

Q_T 為心輸出量

CaO_2 為動脈血含氧量

$C_{\bar{V}}O_2$ 為混合靜脈血的含氧量

C_cO_2 為依肺泡內的氧氣分壓計算出的動脈血內應含氧量。

由公式(1)代入公式(5)得

$$\frac{Q_S}{Q_T} = \frac{\{[1.34(Hb)\%sat] + 0.003PCO_2\}}{\{[1.34(Hb)\%sat] + 0.003PCO_2\}}$$

$$\frac{-\{[1.34(Hb)\%sat] + 0.003P_AO_2\}}{-\{[1.34(Hb)\%sat] + 0.003P_{\bar{V}}O_2\}}$$

若病人予以呼吸 100%O_2, 15 分鐘，我們可以假設流經有呼吸的肺泡的血液均能得到 100% 氧化

$$\therefore \%sat = 100\%, \quad P_cO_2 = P_AO_2$$

$$\therefore \frac{Q_S}{Q_T} = \frac{1.34(Hb) + 0.003P_AO_2 - 1.34(Hb) + 0.003PaO_2}{1.34(Hb) + 0.003P_AO_2 - \{[1.34(Hb)\%sat] + 0.003P_{VO_2}\}}$$

$$\cdots\cdots 公式(6)$$

$$= \frac{0.003(P_AO_2 - PaO_2)}{C_cO_2 - C_{\bar{V}}O_2}$$

再把 $C_cO_2 = CaO_2 + 0.003(P_AO_2 - PaO_2)$ 代入

可得

$$\frac{Q_5}{Q_T} = \frac{0.003(P_AO_2 - P_aO_2)}{(CaO_2 - C\bar{V}O_2) + 0.003(P_AO_2 - P_aO_2)} \cdots\cdots 公式(7)$$

例如大氣壓力＝738mmHg

P_{aCO_2}＝32mmHg

P_{AH_2O}＝50mmHg（病人體溫 38°C）

P_{aO_2}＝180mmHg

P_{VO_2}＝35mmHg

%satV＝70%

Hb＝13.5gm%

則 P_{AO_2}＝738－32－50＝656mmHg……用公式(3)

$\frac{Q_5}{Q_T}$

$$= \frac{0.003(656-180)}{[(1.34 \times 13.5) + 0.003 \times 656] - [(1.34 \times 13.5 \times 0.7) + 0.003 \times 35]}$$

（用公式(5)）＝20%

若混合靜脈血不易獲得（經 Swan-Ganz 導管），則我們假設 $(CaO_2 - C\bar{V}O_2)$ 爲 6vol%。

則上述題目爲

$$\frac{Q_5}{Q_T} = \frac{1.43}{6+1.43} = 19\% \cdots\cdots 用公式(7)$$

亦可獲得相當準確的答案。

利用上述的一些公式，我們給予病人呼吸 100% 純氧時，我們可以利用計算出的 PaO_2 與探血所得的 PaO_2，而計算出肺內血管分路爲多少。吾人在平常的新陳代謝率之下，肺泡內氧氣分壓與動脈內氧氣分壓，每相差 100mmHg 時，約等於有 5% 肺內血管分路的增加。

表 8-2 為利用 5 隻狗進行全身麻醉,所測定出來的肺內血管分路,
平均值為 9.1±3.0%,　而且此數值與麻醉時間的長短並無關連。　這
些狗的動靜脈含氧量之差並不高,這代表着在麻醉的狀況下,這些狗並
無缺氧(Hypoxia)的現象,　其次再以七隻狗作實驗,　利用靜脈放血來
產生休克,見表 8-3。其中有四隻狗(第 1,4,6,7 號),其肺內血
管捷徑均增加,而導致此四隻狗的死亡。第 2 隻狗並沒有增加 shunt,
但死於 Pentothal 過量, 剩下的兩隻狗 (第 3,5 號) 經過休克後能
倖存,而他們的 shunt 均無增加。第 3 隻狗只經過 60 分鐘的休克,
因此 shunt 沒有增加。　由此我們可知,　當出血性休克延長時,肺內
血管分路會增加,而且時間延長時; 分路的數值會變大,　由此可見,
迅速的處理休克是絕對必要的。

　　此外,　在七位進行開心手術,而經過使用體外循環 (Extracor-
poreal cardiopulmonary bypass)的病人,經測定分路值(表 8-4),我
們可發現其數值均增加,　而且若病人經手術後,　分路值大於 20%,
那幾乎無法生存。其中第三例,　經發現有高的分路值後,　馬上給予

表 8-2　經全身麻醉後狗的肺內血管分路變化 (對照組)

No.	動脈-靜脈 氧氣飽和度差（%）	肺內血管 分路值（%）	麻醉時間
1	19	9.1	32min.
2	25	8.0	180min.
3	28	13.7	60min.
4	15	4.6	240min.
5	24	10.3	240min.
Mean	22.2	9.1	
S.D.	4.6	3.0	

表 8-3　出血性休克後狗的肺內血管分路變化

Dog No.	休克時間 （分）	肺內血管 分 路 值	預　　後
No. 1	90	12. 23%	Died
No. 2	120	8. 6 %	Died of pentothal
	240	6. 3 %	overdosis
No. 3	60	11. 0 %	Alive
No. 4	120	16. 6 %	Expired
	240	36. 0 %	
No. 5	120	11. 4 %	Alive
	240	6. 9 %	
No. 6	60	9. 5 %	Expired
	120	24. 0 %	
No. 7	120	8. 8 %	Expired
	240	31. 0 %	

表 8-4　臺大醫院七位開心手術後的肺內血管分路值及預後

病人 號碼	診　　斷	肺內血管分路值		體外循環 時間(分)	預　　後
		術　前	術　後		
1	MI	15. 8	6. 2	33	Alive
2	MI	—	10. 95	103	Alive
3	MI**	4. 02	23	69	Alive
4	AI	—	46. 5	53	Expired
5	VSD	17. 0	29	83	Expired
6	MI+AI	4. 2	28. 5	100	Expired
7	MI+AI	7. 81	10. 5	83	Expired
Mean:		9. 8%	23. 0%	75 min	
P Value:			<0. 003		

* Cardiac output　　　　** IPPB applied.

Intermitent positive pressure breathing 呼吸器，以幫助呼吸，則病人缺氧情形獲得改善，也因而病人活下來了。

3.乳酸過多（Excess lactate）

當末梢組織灌流不足，而引起無氧呼吸時，體內的乳酸（Lactate）就會增加，臨床上利用 Semicarbazide 及光譜儀（Spectrophotometer）可算出體內的 Lactic acid 與 Pyruvic acid 之量，其原理為：

$$L(+)-\text{Lactic acid}+B-DPN \overset{LDH}{\rightleftharpoons} \text{Pyruvic acid}+$$

$$B-DPNH$$

若加入 Semicarbazide 則能把 Pyruvic acid 變成為 Pyruvic acid semicarbazone 而使上述反應有利於反應物，因而反應向右進行。此時試液內的 B−DPNH 與對照組（未加 semicarbazide 組）之比即為 Lactic acid 的量。同樣的，若吾人加入 LDH，則能使該反應向左進行，所以只要比較加入 LDH 前後的 B−DPNH 即可測知 Pyruvic acid 的量。至於 B−DPNH 之測定，則是運用 Spectrophotometer 在 $340m\mu$ 下即可測得。由上述 Pyruvic acid 及 Lactic acid 量，吾人可求得過多的乳酸量（XL）

$$XL=(Lt-Lo)-(Pt-Po)Lo/Po$$

其中 Lt 為 t 時（檢查時）之乳酸量

Lo（0.618mM/L）為基本狀態下的乳酸量

Pt 為 t 時之 pyruvate 量

Po 為基本狀態下的 pyruvate 量（0.142mM/L）

表 8-5，為6隻狗經過體外心肺循環，而全部死亡，死因為呼吸及血液循環衰竭，由此可以看到乳酸均大幅增加，此現象在人體亦可見到，不過其程度較輕（表 8-6），然而我們亦可看出，當乳酸過多,而超過 4mM/L 時，並無倖存的病例，所以乳酸量的多寡，可作為預測病人

休克程度以及預後的參考。（見圖 8-5）

表 8-5　　6 隻狗經體外心肺循環之乳酸過多情形

| 狗的號碼 | 乳酸過多量 mM/L | | | 預　　後 |
	循　環　前	循　環　中	循　環　後	
1	1.60	6.67	9.82	Died
2	0.32	6.60	14.04	Died
3	1.22	5.53	9.73	Died
4	0.76	6.86	9.50	Died
5	2.39	7.67	13.41	Died
6	4.22	8.10	12.29	Died
Mean	1.75±1.40	7.05±1.22	11.46±4.13	

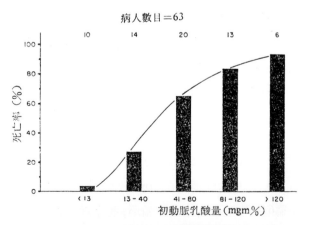

圖 8-5　63 位休克病人其死亡率與動脈內 Lactate
　　　　含量之關係，明顯地隨着血內 Lactate 的
　　　　增加，死亡率也增加，

表 8-6　臺大醫院十位開心手術後病人之乳酸過多及預後表

病人	年齡	性別	臨床診斷	手術方法	體外循環時間(分)	乳酸過多量(mM/L)			預後
						循環前	循環中	循環後	
1.	9	M.	RHD(MI)	Mitral V. Replace.	105	2.30	3.65	1.47	The postoperative course was uneventful
2.	32	F.	RHD (MS.MI, & AF)	Mitral V. Replace.	50	—	2.66	0.94	The postoperative course was uneventful
3.	45	M.	RHD (MS, MI, & AF)	Aortic V. Replace. & Commis. of Mitral V.	120	—	—	1.12	The postoperative course was uneventful
4.	20	M.	RHD (MS, MI, & AF)	Mitral V. Replace.	60	3.99	3.46	2.61	The postoperative course was uneventful
5.	39	F.	RHD (MS, MI, & AF)	Mitral V. Replace.	75	—	1.77	1.82	Expired 28 days after operation due to sepsis and hepatic failure. The immediate postoperative course was smooth
6.	7	F.	CHD (VSD), pulm. hypertension	Teflon Repair of VSD	85	0.32	2.52	1.85	Expired 2 days after operation with A–V block followed by heart failure
7.	46	F.	RHD (MS, AI, & AS)	Aortic V. Replace. & Mitral Commis.	90	2.18	2.87	4.78	The postoperative course was uneventful
8.	44	M.	RHD(MS)	Mitral Commis.	30	—	7.17	3.58	The postoperative course was uneventful
9.	9	M.	CHD (VSD & AI) S. valsava Rupture	Aortic V. Replace. & Repair VSD	146	4.57	4.73	6.05	Three hours after operation he developed hypotension, apnea and respiratory failure and died 10 hours after operation in spite of all forms of resuscitation
10.	42		RHD (MS, AS, & AI)	2nd op. for repair of perforation of the aortic aneurysm under hypothermia	135	—	6.08	—	Died of rupture of mycotic aneurysm with subsequent shock on operation table
								2.69 ± 1.77 (Average)	

第五節　休克的個論及治療

　　就如休克的種類有好多種，在治療上，並沒有完全相同的休克治療法。例如針對出血性休克及心肌梗塞性休克而言，前者給予輸液，則病人的病情便可能獲得改善，然而後者，若給予輸液，則有時可能會使病情惡化。雖然如此，但休克治療的目標則都是一樣的，那便是如何保持良好的組織灌流 (Perfusion)，以恢復體內各器官系統的功能。爲達成此目的，對付各種不同的休克，以及不同的人體生化，血流動力學上的變化等等，所採取的措施及步驟應是不一樣的。因此，治療的第一步應是找出休克的病因及其特殊的血流動力學上的變化，再針對此變化加以補救。前文已提及，不論何種休克，進行至某一程度時,可能有許多器官系統都會被牽涉在內,而慢慢走向同一道路——不可逆性休克。此時，在嚴重的休克狀態下，我們首先要注意的便是心臟血管系統，呼吸系統以及腎臟系統。

　　前文已提到，對休克病人必須作迅速而確實的身體檢查，詳細的病史調查，以及必要的生化；X-ray 檢查。若需要時，中央靜脈導管，Swan-Ganz 導管，導尿管等，均可使用。上述的這些事項，應在最短時間內完成，必且詳細地記錄於病歷簿上，而且每小時作一次 vital signs 的記錄，如此一來，這些資料應已足以使醫師對此病人有一基本的了解，並且也知道此病人何種器官系統出毛病，需要我們改善。當然也能由此判斷我們的治療功效如何。雖然上面所寫的，都是治療一般休克的基本原則，但有時病情的嚴重，實不容吾人有片刻的遲緩。所以休克一旦發生時，首先要給予治療支持的，便是心臟血管系統，以及呼吸系統。

I. 心臟血管系統 (Cardiovascular system)

(1)增加靜脈回流 (Venous return)：

給予輸液以增加靜脈回流，以增加心輸出量，這應是每位休克病人所需要的。除非明顯地心室負荷太重。也可以這樣說，每位休克病人，除非證實其身體已有充分的循環血管，否則吾人應懷疑此病人含有低容性因子 (Hypovolemic factor) 的存在。

(2)增加心肌收縮的速度，力量，及規則性，

若有足夠的靜脈回流，但是心輸出量仍嫌不足時，便是心臟本身幫浦的力量不夠了。此時應考慮給予腎上腺類激素，或改善心律，或甚至給予血管擴張劑，以降低末梢血管阻力，來增加心的輸出量。

(3)血壓的維持：

平均血壓 (Mean blood pressure) 須在 60mmHg 以上，才足以維持腦部及冠狀動脈的循環。若平均血壓低於 60mmHg，則心臟及大腦的灌流不足，而引起意識不清，或心力衰竭。對於老年人，或是患高血壓及動脈硬化的病人，還需要更高的血壓才足以維持心臟，大腦等器官的功能。雖然如此，吾人卻不能用藥物來提高過度的血壓，增加末梢血管的阻力。血壓的高低，應視是否足以維持人體重要器官的功能，來作標準，故犧牲末梢組織的灌流，而來獲得血壓的提高，實為不智之舉。

表 8-7　各類休克之血流動力學及新陳代謝障礙

	血壓	脈　速	中央靜脈壓	心輸出指數	尿　量	對輸液反應	動脈含氧量	動靜脈含氧差
1. 低容性	↓	↑	↓	↓	↓	↑	↓	↑
2. 心因性	↓	↑或↓	↑	↓	↓	↓	↓	↑
3. 神經性	↓	↑	↓	↓	↓	↓	↓	↑
4. 敗血性	↓	↑	↑	↑	↓	↓	↓	↓

II. 呼吸系統 (Respiratory system)

(1)呼吸的協助:

臨床上靠測定動脈血的氧氣及二氧化碳的濃度，以及觀察病人呼吸的情形，應可判定病人是否需要呼吸器的協助，或是需施行氣管切開術，或僅給予氧氣卽可。作為一位外科醫師，應熟練氣管內管的插入，以及呼吸器的使用，以備危急時應用。

(2)氧氣的輸送:

氧氣的輸送一方面靠著有力的心輸出量，一方面靠適量的紅血球携帶。當血球比容在 35～40% 之間時，血液携帶氧氣的能力最好，若血比容量太低，則有貧血，紅血球數不足的現象。若太高，則因為黏度 (Viscosity) 高，氧度的交換不好。所以適當判斷給予病人全血，或純紅血球 (Packed RBC) 或血漿 (Plasma)，是有益於氧氣的輸送的。

此外，吾人必須牢記在心的是，有可能二種不同原因所產生的休克併在一起，或休克進行至相當程度，另一器官系統的失常便會使休克加速惡化。例如敗血性休克，便很容易再引發心力衰竭的現象。而出血性休克治療一段時間後，有可能再加上敗血性的因素；尤其老年人、小孩，及本身抵抗力較弱的病人更容易發生。所以在治療休克病人時，應不時的衡量病人各器官系統的狀況，以預防或早期發現各種併發症的產生，才能成功的治療病人。

III. 各類休克的特點及治療:

(1)低容量休克 (Hypovolemic shock) (見圖 8-6 8-7)

體內無論血液，水分或血漿的流失均可引起休克，這是一種外科醫師最常見的休克；液體的喪失可能是很明顯的。例如嚴重的外傷，或腸胃道及腹部器官的內出血。但有時這種休克亦不易為吾人所察覺，

如灼傷後的病人，由暴露
的傷口大量的蒸發水份，
而導致休克等。因為循環
的血量減少，所以體內一
切反應的機轉，均是指向
保留每一滴水份，這表現
出來便是尿少，血球比容
降低，心輸出量減少，中央
靜脈壓降低，末梢血管阻
力增加，體內的乳酸增加，
作動脈血氣體分析，發現
血中含氧量， pH 值，二
氧化碳含量均降低。事實
上，在其他各類的休克中，
也都需要考慮是否有循環
血量不足現象的存在。

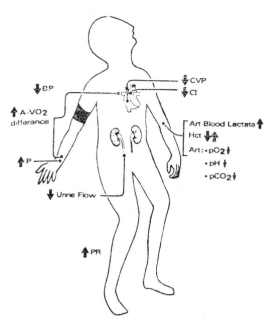

圖 8-6　低容量性休克的血液動力學上及新陳代
謝上的改變

　　對於低容量休克治療，最重要的便是輸液的給予，不論是輸液的
需要量，種類或速度均應相當注意。輸液的取捨完全依生化學，血流
動力學上的種種資料來判斷，所以時時衡量人體對輸液的反應，便是
治療低容量休克的不二法門。

　　(a)溶液的需要量：醫師在治療各種休克時，首先要使心房及心室
的充填壓 (Filling pressure) 達到足夠的程度，才能保證心臟有有效的
心搏出量，臨床上可以看出頸靜脈的擴張與否，或更好地以中央靜脈
壓來作指標。除非靜脈壓已高過 10cm 水柱壓力，否則在 20 分鐘
分內，應給予患者 500c.c 的水份。若靜脈壓很快的上升，則代表著

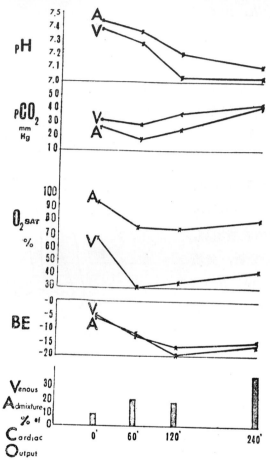

圖 8-7　狗的出血性休克實驗。人體臨床上所見的如酸血症，
　　　　動靜脈含氧差別增加，進行性氧氣不足，肺內血管循
　　　　環捷徑增加，血中鹼缺乏等在狗實驗中均可看到此動
　　　　物終於死亡。

（中華民國外科醫學會雜誌 3 卷 3 號1970）

心臟負荷已達飽和，不應再供給水份。若靜脈壓不高，或臨床症狀有
所改善的話，則吾人可推論病人有低容性的因子存在，此時應再給予

輸液。若在心室輸出有毛病時，中央靜脈壓往往在輸液已過量，甚至引起肺水腫時，才會高起來。所以此時 Swan-Ganz 導管所測定的肺動脈楔狀壓，在臨床上較有意義。在休克時，並沒有一條公式能算出輸液眞正的需要量爲何，因爲心臟遭受休克，低血壓後，功能可能有所改變。故吾人只能時時依據臨床觀察，靜脈壓大小，及病人反應的好壞，來做決定。

低容量性休克，吾人給予病人輸液後，若在臨床上，其情況已獲改善，則吾人便應注意病人進出量的平衡，避免液體積蓄過多。若病人需要長期的輸液治療時，病人每天體重的增減，應最能幫助我們去決定該給予病人多少的輸液，才是適當的。

(b)輸液的種類：輸液的選擇完全視液體流失的種類而定；但在急救時，目標應放在如何先維持足夠的循環血量，而不必拘泥於一定要求全血，或其他輸液的給予。此時，救急應以手邊方便，能馬上應急的輸液爲主，其次再針對病人的需要，尋求適當的輸液，例如在車禍現場出血性休克的急救時，可能以 Ringer's 液爲優先補充液，等到達有較好設備的醫院時，再給血液，以爲補充。

輸液的種類有下列諸種：

①血液：正常人若有 500c.c. 血液流失時，人體應是尚足以應付，而不會發生問題的。若屬慢性出血至 1000c.c.，體內也不會有多大的變化。然而，若在短時間內出血超過人體全身血量的 15～25％時，休克就可能產生。例如一位 70kg 重的人，若在短時間內流失約 1kg 重的血，則其血壓會降至 80～90mmHg，休克於是產生。雖然出血性休克，在短時間內用食鹽水可以保持循環血量，但貧血本身會加重心臟的負荷。所以輸血對出血性休克是必需的。至於輸血種類和量的抉擇，端視中央靜脈壓及血球比容而定。當循環血量已達飽和，但

貧血仍然存在，若此時血球比容仍低，且心臟的功能不好，不能忍受過多的輸液負荷時，則吾人應給予病人凝縮紅血球 (Packed RBC)，除此之外，還是以給予全血爲最恰當。由於血球比容介於 35～45% 之間時，血液的携氧能力最好，故適時地抽取血液，算出血球比容爲多少，應可決定病人需要的紅血球數量，而由吾人供給之。

②容量擴張劑 (Volume expander)：當體內的血漿蛋白隨著水份大量喪失時，例如急性胰臟炎，腹膜炎或灼傷後，或大量出血，卻沒有血液供應時，均應考慮給予一種輸液，其分子量較大，而能保留在血管內，這便是容量擴張劑。

容量擴張劑的種類應有下列數種：

（ⅰ）血漿 (plasmanate)：這是利用乙醇萃取出人類的血漿蛋白成份，包括白蛋白，α 及 β 球蛋白。此輸液並不含有血凝固因子或任何免疫性蛋白。由於此輸液在製造過程中曾加熱至 60°C，所以含肝炎濾過性病毒的可能性較小。這種輸液主要用於血蛋白的補充及血漿的擴充。

（ⅱ）白蛋白 (Albumin)：這也是由人類血液抽取的成份。在 0.9% 氯化鈉或 Lactated Ringer 1000c.c 中，加入 25～50gm，亦和血漿一樣可以增加循環血量。其缺點則是價錢太貴。

（ⅲ）Dextran 這有兩種，一爲較大分子 (分子量 70000)，另一爲較小分子，分子量 40000，由於大分子 Dextran 較不易離開血管，所以作爲容量擴張劑較爲理想。但是小分子 Dextran 對微血管循環的暢通 (microcirculation) 較有助益，常用於手指再接或末梢血液循環不良的休克。上述兩種 Dextran 均可避免小血管產生堵塞的毛病，而且由於 Dextran 加入血管後，能吸住水份，因而構成血稀釋 (Hemo-dilution) 避免紅血球過度擁擠，可以增加組織灌流及心輸出量。但

若使用 Dextran 超過 2 升時，便可能有出血的危險。

　　(iv) 電解質溶液：雖然出血性休克一定要血液的補充才行，可是單給予全血，對病人的幫忙並不大，必須再給予含電解質的溶液才行。其理由如下：1. 當出血厲害時，血管內的血量減少，於是細胞外的間質液 (Interstitial fluid) 流入血管內，因而被流失，此時鈉鹽亦向血管內移動，以吸收水份進入血管，維持循環血量，所以鈉量也會流失。2. 研究已顯示，在休克的病人，其肌肉細胞能主動運輸鈉鹽進入細胞內，而鉀鹽則離開細胞，進入細胞外液。3. 電解質液能降低小血管內的血比容量以及纖維原 (Fibrinogen) 的含量，使血液黏度降低，血流獲得改善。所以給予病人電解質液，一方面可增加循環血量，一方面收縮的細胞間質液亦得以擴充，而恢復正常的機會。這種細胞外液的補充 (Extracellular fluid)，對受傷後的休克之治療相當重要。有時由於受傷器官的擠壓 (Sequester) 出來的液體流失過多，往往病人甚至要補充液體至體重增加 3~4 公斤，才能得到足夠的靜脈壓，及足夠的心房充填壓。這些補充液體等到體內達到平衡時，可以由腎臟排出。

　　臨床上有許多種電解質液可以利用。臨床醫師應熟悉各種輸液所含電解質的量，以及個別的好處，和各種輸液對體內酸鹼平衡的影響。例如 Ringer's lactate 液的好處，便是它的成份最接近人體的細胞外液，而且又能供給鈉鹽，又其中的乳酸根 lactate 可由肝將之變爲重碳酸根 bicarbonate，以對抗代謝性酸中毒；但在嚴重休克，或肝昏迷病人，肝臟的機能太差了，而不能把 Lactate 變成 Bicarbonate，反而使 Lactate 蓄積在體內，此時要對抗代謝性酸中毒，可把葡萄糖水 (Glucose in water) 加入重碳酸鈉 (Sodium bicarbonate)，這種溶液在靜脈中給予較佳。等張性食鹽水 (Normal saline) 對細胞外

液的擴張，亦是一種很好的輸液，但若大量給予時，會加重休克所引起的酸中毒現象。應加入緩衝劑（Buffer）才行。

(2)心因性休克（Cardiogenic shock）（圖 8-8）

心因性休克可定義爲雖然心臟的充塡壓（Filling pressure）爲正常，但由於心臟輸出量的不足，使重要器官的血液灌流不足，而引起的休克。心因性休克的代表性原因爲心肌梗塞，可是在許多接受手術的病人亦可發現其存在。

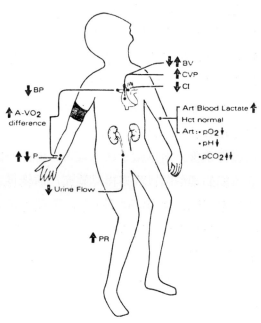

當我們認爲或懷疑心臟是休克的主凶時，我們對心臟功能狀態的探討必須馬上展開。休克是否因全部心肌的功能都受抑？

圖 8-8　心因性休克的血液動力學及新陳代謝上的變化。

或是完全爲機械上（Mechanical）的損傷？ 這些問題均需要不同的診斷及治療法。例如心包積水（Cardiac tamponade），僧帽瓣或主動脈瓣的狹窄或急性閉鎖不全，夾層大動脈瘤等，都會有其特出的臨床表徵，而且 x-ray, 心電圖等均可幫忙。近年來，Echocardiogram 及心導管的普遍化，更使診斷這些疾病獲得長足的進步；若臨床上，吾人懷疑這些疾病的可能性時，應立卽將病人轉診至有此設備的醫院，因爲上述的這些疾病，惟有針對其特殊病變，才能解決休克的問題。

例如心包積水，只有經心包穿刺才能改善，而心臟瓣膜的毛病最後惟有置換瓣膜，才能解決。

　　心因性休克的心輸出量減少，很多都是因為心室的功能受損，不過最多的原因還是心肌梗塞。此時臨床血流動力學上出現低血壓（小於 80mmHg），心輸出量減少（$2.0l/\text{min}/\text{m}^2$），而末梢阻力為正常或略增。此時治療的目標有三：(1)增加心輸出量(2)減低心臟必需作的功(3)保持冠狀動脈血流。

　　心輸出量是心臟每次收縮量乘以每分鐘心臟收縮次數，而心收縮量又是有關於心的前負荷（preload），後負荷（afterload）與收縮力及心跳速度。

　　(a)前負荷：依據 Starling 規則，一條肌肉纖維被拉得愈長，則收縮力愈強（在一定範圍內），因為心擴張（stretch）愈大，卽前負荷愈大，則收縮力也愈大。臨床上這種前負荷便是由左心室的舒張末壓（Left ventricle end diastole pressure）為代表，其正常值為12mmHg，此數值與左心房平均壓相同，也等於肺動脈楔狀壓；所以由 Swan-Ganz 導管我們可以得知心臟的前負荷為多少。在心肌梗塞後，或心臟動過手術的病人（Post-cardiotomy patient）往往需要比正常人更高的前負荷，才能使左心室的機能發揮至極致，所以小心輸液的給予至 12～20mmHg，而避免肺水腫的出現，是大有幫助的，但是肺動脈楔狀壓繼續升至 24mmHg 以上，則大半會引起肺水腫，而反而有害了。

　　(b)收縮力（Contractility）：在一定的前負荷與後負荷之下，心肌纖維每次收縮的力量，便是心縮力，臨床上已有許多藥物可以增加收縮力，最早而至今吾人仍然使用的便是 Digitalis（下文討論），但醫師必須記著當心肌受過傷，例如心肌梗塞或開心手術後，心臟對

Digitalis 的忍受性可能降低，所以必須更加小心地使用 Digitalis。如
時時觀察心律以防止毒性的產生。此外，腎上腺素類（adrenergic）藥
物往往也用來增加心臟的收縮力。由於冠狀動脈的灌流主要在心臟的
舒張期，所以適量的提高血壓，又不至於影響血管阻力過大，但對心
臟的收縮力則大有幫忙，這可由接受冠狀動脈繞道手術的病人，在提
高血壓，往往心肌接受氧氣及營養物的灌流較佳，收縮力也增強，而
得以證明。在腎上腺素類中，近年來 Dopamine 較爲風行，因爲它
能刺激心臟的收縮，同時亦保存了腎臟的灌流。收縮力同時與血液內
的離子，如鉀，鈣的濃度亦有極密切的關係，應設法維持血內離子濃
度在正常範圍內。

　　(c)後負荷（afterload）：後負荷是指在左心室收縮完時的張力，
它與大動脈的壓力，以及收縮後心室的體積有關。所以後負荷愈小、
卽主動脈的壓力小及收縮後心室的體積愈小，則心輸出量會增加。此
外，心臟的氧氣消耗亦和後負荷有關；後負荷愈大，心臟要作的功便
愈大，氧氣的消耗也愈大。基於此說，對心肌衰竭，使用血管擴張藥
物如 Nitroprusside，可使肺動脈楔狀壓降低，而增加心輸出量。

　　可是降低後負荷也會降低冠狀動脈灌流，因爲冠狀動脈的灌流大
半是在舒張期，平常在 60～120mmHg 的舒張壓中。舒張壓一降，
冠狀動脈阻力也降，所以對血流無影響。可是超過此限度（＜60mmHg
舒張壓）或冠狀動脈有部份阻塞時，則必定要有一定的心舒張壓，才
能達到足夠的冠狀動脈灌流。但如此一來，在治療上便有了困難，因
爲給予血管收縮爲主的藥物，則動脈壓增加，同時冠狀動脈灌流亦增
加，但加大了後負荷，心臟需氧量也增加，給予血管舒張劑又會降低
冠狀動脈血流，造成心肌缺氧，這種情形最好的解決辦法便是大動脈
內氣球幫浦法（Intra-aortic balloon pumping）（圖8-9）來幫助冠狀

動脈灌流。這是把一條長形氣球放入主動脈內。當心臟收縮時，氣球放氣使血流流過；在心舒張時，氣球漲氣，迫使血液流向動脈弓的基部，增加冠狀動脈的灌流；此時，主動脈弓的壓力沒有增加，後負荷不會增加，同時冠狀動脈的血流獲得改善，此法在臨床上的使用，對一部份的病人已有顯著的效果。

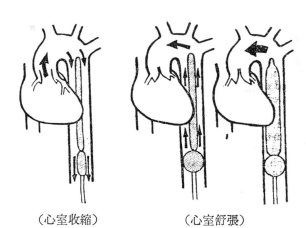

（心室收縮）　　　（心室舒張）

圖 8-9　主動脈內氣球幫浦法（IABP），在心室收縮時，氣球放氣，不會構成壓力的增加，在心室舒張時，氣球脹氣使血流向主動脈基部增加冠狀動脈灌流。

(d)心跳速率及規則，當心的收縮力一定時，則增加心跳速率能增加心輸出量，但若心跳過速 ＞150/min，則心輸出量反而降低，因為心臟不能獲得充分的充填（filling）血。

應用 Isoproterenol 以增加心跳速率時，要得到最佳的反應之心跳，是約在 120～140/min 之間，心跳過慢（＜60）同樣會影響心輸出量。不規律的心跳也會造成心輸出量的減少。臨床上有許多種的心律不整。吾人應熟悉它們在心電圖上的形狀，及其治療法。

基於對心肌梗塞的病理研究，若壞死的心肌細胞佔左心室的40％

以上，則很少的病人有生還希望。針對此點，Austen 對厲害型的心因性休克（因心肌梗塞而起），提出兩個假設，一爲雖然心肌梗塞會馬上造成休克，然而其死因大半都是休克後血流動力學的惡化，再增加梗塞的範圍，以致於死的。二爲打破上述的惡性循環，可在大動脈氣球幫浦法的協助下，行冠狀動脈攝影法，緊急做冠狀動脈繞道手術，使心肌梗塞範圍不再增加，同時剩餘心肌的血液灌流也加強。據報告，經此法後，有 40% 因心肌梗塞導致休克的病人獲救，然而這種較激烈的方法，尚有待於將來進一步的研究與評價。

(3)神經性休克（Neurogenic shock）

當脊柱受到嚴重損傷或較高位的脊柱痲醉，均可造成休克，原因是痲醉交感神經或改變血管舒張（vasomotor）緊張度，而引起末梢血管擴張，結果血壓降低，而引起休克。此外，對心臟本身亦可能失去交感神經的控制，而使心跳速率降低，心收縮力降低，中央靜脈壓高起來。對大半的神經性休克，若能好好處理，如給予 Ephedrine，輸液或呼吸的協助，病情往往容易控制。但由於同時有神經上的缺陷，如下肢癱瘓，或尿控制不好等，容易發生尿道感染或褥瘡（Bed sore），故應愼防敗血症的後遺症。

(4)敗血性休克（Septic shock）（圖 8-10）

大半產生敗血性休克的病人，往往在產生休克之前，已有一段敗血症的情形，而且有相當的時間，人體的重要器官飽受細菌血（Bacteremia）與毒血症（Toxemia）的侵襲，而終致防禦機轉（Defense mechanism）崩潰，而產生休克。敗血性休克在年青人較少，但在老年人或生產後的女人爲最多。有特殊的幾種病易產生敗血性休克，如糖尿病，肝硬化，白血病，癌症，接受抗免疫劑治療（Immuno-suppressive therapy）先天免疫低落症，膽道阻塞疾病；潰瘍性大腸

炎(ulcerative colitis), 腹膜炎, 腸胃吻合滲漏(Anastomosis leakage), 燒傷後, 膀胱鏡檢查後尿道發炎, 以及腹及胸部大手術後。至於為何由敗血症 (Sepsis) 進行至休克的機轉, 至目前為止, 吾人並不完全明瞭, 但可能與人體的抵抗力大有關係。

敗血性休克的研究, 可說是近幾年來的事情, 至 1951 年 Waisbren 才把細菌血性休克 (Bacteremic shock)視為一種獨立疾病來研究。

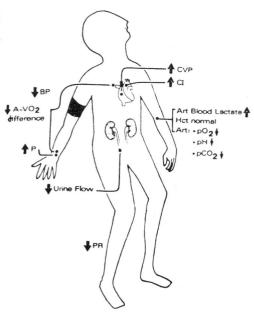

圖 8-10 高動力性敗血症休克的血液動力學及新陳代謝上的變化。

近 20 年來, 它與休克肺 (shock lung) 是休克內被人們花費最多時間研究的對象。 利用革蘭氏陰性毒, 如 *E. Coli* 的細胞壁製造出內毒素 (Endotoxin), 再把這種內毒素打入狗的身體內, 結果產生低血壓, 同時門靜脈壓力 (Portal pressure)增加, 以及肝靜脈收縮, 肝臟的重量增加, 雖然上述的這些現象在一小時內就消失了, 但是實驗動物在幾小時後卻死亡了。屍體解剖的結果發現, 死亡的主要原因乃是腸道出血, 及腸道靜脈蓄積 (venous pooling) 等。此等病變, 雖然給予輸血, 或直接對腸繫膜動脈輸血, 亦無法改善。經電子顯微鏡及生化酵素上的研究, 發現腸黏膜細胞的滲透性 (Permeability) 增加, 而且細胞內自行分解 (Intracellular self-lysis) 的現象相當嚴重, 可能為 Lysosome 受刺激變成活性 (Active form), 而影響細胞

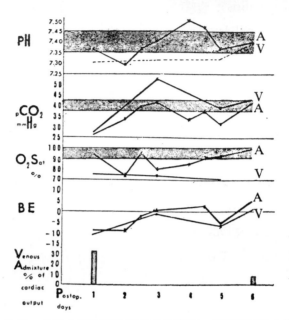

圖 8-11　爲敗血症休克治療成功的病例，初期可見酸血症，
　　　　血氧降低，肺內血管分路高至 35％ ，經膽排膿手
　　　　術及其他治療；血中氣體測定趨向正常而分路降至
　　　　9.2％ 病人痊癒。
　　　　（中華民國外科醫學會雜誌 3 卷 3 號 1970）

本身的新陳代謝。雖然狗實驗中可見明顯標準化的敗血症休克變化，
但在人體內的發現並無一致。近年來的研究統計僅得下列的結論：病
人通常爲 45 歲以上；此問題有漸漸增加的趨勢，腸胃道及尿泌系統
爲最常見的兩大受襲系統，倖存者平均有 2．3 天的休克，很少有腎
上腺分泌不足的情形，以及在革蘭氏陰性菌血症中約有 30％ 會產生
休克。

　　①高動力性敗血症休克 （Hyperdynamic shock）

　　此種休克爲敗血症休克最常見的一種，早期可以發現到(1)呼吸過

速 (Hyperventilation) (2)中央靜脈壓增加 (3)心輸出量增加 (4)鹼血症 (Alkalosis) (5)尿少(6)嚴重低血壓(7)末梢血管阻力降低(8)四肢溫暖而且乾燥(9)乳酸增加，在這些病人中，往往需要較高的心輸出量，研究顯示出休克前的心輸出指數 (Cardiac index) 在 $2.5l/\text{min}/\text{M}^2$ 身體表面積以下時，其死亡率高達 75%，在 2.5 次上時，死亡率僅有 15%。由於心輸出量指數低時代表著休克發生時心臟的功能已經受損，或有低容量 (hypovolemic) 的因素在內，而此種休克會產生末梢血管阻力降低，周圍靜脈血蓄積，以及細胞代謝不正常，所以需要較高的心輸出量；故心輸出量低的病人死亡率就增加了。對這種病人的治療，應指向如何增加心輸出量，輸液的補充，以及對發炎部位的處理，如給予抗生素及外科排膿等措施。

②低動力性敗血症休克 (Hypodynamic septic shock)

此類型的休克最常見於腹膜炎，腸道潰瘍，或腸繫膜動脈栓塞，往往在休克前有敗血症的存在，而且有液體蓄積在第三空間 (third space)，這是指在體內，如胸腔，腹腔內有體液的積蓄，但這些液體並不能有效的加入體內的循環，反而構成器官正常運轉的妨礙一如胸水，腹水對呼吸系統的妨礙，由於大量液體留入第三空間，所以循環血液相對地減少，因此亦有低容量 (hypovolemic) 的因素在內。臨床上表現出來便是低容量休克，一般如中央靜脈壓的低下，低血壓，心輸出量也降低，末梢血管壓力的增加，乳酸增加，小便量減少，而四肢也變得冰冷。治療除了針對敗血症發生原因予以除去外，其餘的方法和低容量休克一樣。

③擴散性血管內凝固 (Disseminated intravascular coagulation)

在敗血症休克當中，有一部分人會產生擴散性血管內凝固，雖然有許多不同的因素，包括內毒素在內，能刺激並加速血管內的凝固，但

原因雖不同，若產生 DIC，則結果是相同的，臨床上表現出來就是腸胃道出血，胰臟炎，肺水腫，腎皮質壞死，以及肌肉發炎，甚至癲癇的發作，病理發生的原因就是在血管內產生甚多的凝固作用，這些大大小小的凝血酶（Thrombin）是由血小板與白血球，紅血球凝固而成，它們妨礙了微小循環（Microcirculation），甚至於構成栓塞，使器官壞死。當血中凝固過多時，病人產生不可逆休克，可以馬上死亡。當輕微凝固產生時，僅是血中凝固因子的降低；大半的病人都在此二極端之間，由於血中凝固的產生消耗了甚多的凝血因子，影響正常的凝固作用，因此出血幾乎必定會出現，出血可由原來的傷口，或體內任何有黏膜的部位，如口腔，腸胃道，及膀胱等，在急性發作時間，下列的檢查非但可幫助吾人作診斷，而且與 D.I.C 的反應程度有關：

（ⅰ）纖維蛋白原（Fibrinogen）：在 D.I.C 中，纖維蛋白原會大幅地降低，其正常值為 200～400mg％。

（ⅱ）血小板數（Platelet count）：與纖維蛋白原相同，血小板數亦會降低，其正常數值為 200,000～400,000/mm^3

（ⅲ）血凝固及溶解：在 D.I.C 中，全血凝固時間正常，而且血塊收縮（retract）時間亦不慢。血凝固時間正常為 6～18 分鐘。

（ⅳ）凝血酶元時間：（Prothrombin time）在 D.I.C 此數值會略增加，其正常值為 11～16sec。

（ⅴ）活性部份凝血活酶時間（Activated partial thromplastin time APTT）：可以測出體內凝血因子的缺乏，在 D.I.C，此數值會增加。

（ⅵ）纖維蛋白分解產物（Fibrin split products）：由於 D.I.C 血內的纖維（Fibrin）會增加，而且纖維蛋白分解的產生也增加。

一般而言，如 D.I.C 不嚴重，並不需治療，只要嚴加觀察即可，

若病人因大量出血而休克，則此時首先應給予全血以維持體內足夠的循環血量。若臨床上懷疑血內凝固仍然進行時，Heparin 是唯一的治療方法。因爲 Heparin 能防止血內凝固，使凝血因子不再消耗，而漸漸恢復正常的凝血作用。Heparin 的劑量，在通常，應恰好維持凝血時間（Clotting time）在 2 倍內，敗血性休克所產生的 D. I. C 對 Heparin 的治療效果較差，此時若加入 Dextran 可能對病人的治療有所助益。

此外，在敗血症的病人中有一共同特點，就是代謝作用相當的旺盛，而且有過多的蛋白質消耗，這代表病人細胞的代謝作用有困難，需要更多的養分來支持，但這些病人很多都有腸胃道毛病，不能進食，或因其它毛病，胃口並不好。因此時間一長，體內的能源很快地被消耗掉了，更降低了身體的抵抗力，此時應考慮給予口外營養法（Parenteral hyperalimentation），即經過大靜脈給予高濃度的基本營養物，如葡萄糖，胺基酸及各種維他命，使體內的氮平衡（Nitrogen balance）不致於變成負平衡，以增加抵抗力。

總之，敗血性休克至今仍是臨床醫師治療上的一大挑戰，這些病人往往休克前就有敗血症的問題，若再產生休克症狀，則預後更不好，所以早期發現休克現象，予以積極治療，才能降低死亡率。

④休克肺（Shock lung）（圖 8-12）

近年來大家觀察到一些休克後，或大出血後，或經心肺體外循環（Cardio-pulmonary bypass），以及一些接到器官移植後的病人，雖然臨床上他們的休克狀態，或者血液動力學的狀態已大有改善，但是肺的機能卻日見衰退，氧氣的交換也愈減少，此便構成急性肺呼吸衰竭（Acute respiratory failure），所以此種肺叫休克肺，

（ｉ）休克時的肺病變：

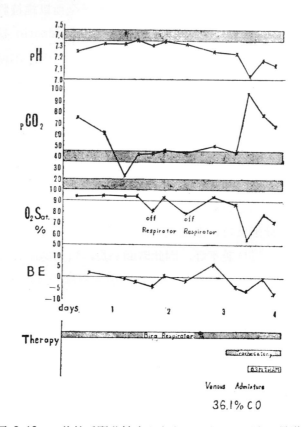

圖 8-12　一位接受腎移植病人產生呼吸衰竭，圖表可見進行
性酸血症，二氧化碳濃度增加，血氧飽和度降低，
血中鹼缺乏增加，雖然給予呼吸器幫忙，並行氣管
切開術，但肺內血管循環分路高至 36.1% 病人死
於呼吸衰竭。(中華民國外科醫學會 3 卷 3 號1970)

　　間質性或廣泛性之肺水腫有許多原因可造成，例如在敗血症，脂
肪栓塞，心臟衰竭，電解質輸液過度負荷 (overload)，肺部挫傷，氧
氣中毒，胃含物之吸入 (Aspiration) 或輸血後的小栓子所引起。這
種急性呼吸衰竭 (ARF) 為受傷病人和接受加護照顧之病人之主要死

因。大多數的呼吸衰竭均以水腫開始，如果原因是心臟衰竭爲其主因，其預後較好當心衰竭加以治療後，氣體的交換因肺間質水分的喪失可恢復正常，但若呼吸衰竭和敗血症有關，則問題較困難，而且卽使感染受到控制後，其結果還是不好。所以我們會想到是否不同的急性呼吸衰竭會有不同的基本差異，否則對治療的反應如此懸殊。在心臟衰竭或單純的給予輸液過多尤其電解質液過多，液體因增加肺微血管壓力或因肺微血管內之膠體滲透壓 (Oncotic pressure) 降低，使水分離開肺微血管進入肺間質內引起水腫。在狗的實驗中，嚴重的類晶體液 (Crystalloid) 卽電解質液過度負荷所引起的只是間質性水腫，這並不會改變氣體交換，若再在胸部主動脈加一膨脹氣球，可製造出肺小泡的水腫 (Alveolar edema)，可是氣體交換可因減少血流至水腫地方 (卽無換氣地方) 而獲得改善與保護。相反地，敗血症所引起的呼吸衰竭，缺氧 (Hypoxia) 的情形較嚴重，而不能單純用增加肺微血管壓或減少膠體滲透壓來解釋。

呼吸衰竭時之體內氧氣不足，呼吸 100％ 之氧氣並不見得會改善缺氧現象，表示肺部之換氣有許多地方並不發生，只是血流經過而達不到交換氣體，亦卽肺血管分路的存在 (Intrapulmonary vascular shunt) 之增加，對敗血症引起 ARF 死亡病例的解剖檢查，早期可發現含空氣的空間小泡水腫，常常在沒有肺炎發生病例上亦有如此的變化，較晚則有玻璃樣膜 (Hyaline membrane) 之形成及廣泛的纖維化，最後則是蜂窩狀的病變。有一合理的假定是敗血症引起之 ARF 破壞肺小泡之第一型細胞—此爲有氣體交換能力的細胞，若病變變得很嚴重，至足以破壞微血管和使大纖維原分子 (Fibrinogen molecule) 通過，則玻璃樣膜就會形成，此時痊癒則須靠第二型細胞（可以產生表面活性劑 surfactant 之細胞之修補，若破壞已十分嚴重,此時痊癒

只是肺的纖維化這是不足以維持生命的。

血量不足引起之休克 (Hypovolemic shock) 也可引起肺機能之異常，有時再輸注液體時發生血中缺氧 (Hypoxemia)，同時有中等度至十分嚴重的局限性間質及肺小泡出血及水腫，這解釋的原因爲在灌流不足時，會增加肺小泡—微血管之滲透性而臨床上表現出來就是在肺灌流恢復至正常時引起肺水腫，有人研究單純出血性休克時，肺微血管會增加蛋白質之滲透性，此是因微血管孔 (pores) 數目之增加而非半徑之增加。

總而言之，若急性衰竭的原因是單純的水腫，則給予利尿劑增加心輸出，則可渡過難關，經由肺灌注地區之改善來增加氧化，和肺淋巴系統來除去水腫，可得很好的代償作用，但在敗血症，吸入異物或大量出血後，有時會造成肺小泡細胞和肺微血管之破壞，則病人不能忍受，因爲痙癒時會限制了肺交換氧氣及二氧化碳之能力。

（ii）急性呼吸衰竭之預防及治療:

正常的肺可忍受液體的負荷，但量亦不會太多，無疑地，急性呼吸衰竭的經常表現方式是肺部水的積蓄，預防的方法可針對過多水平衡 (positive water balance) 的避免，特別是對敗血病的病人，應小心進出液量及其中所含的鹽份並兼顧滲透壓的維持。許多病人過多水份蓄積的原因是因休克存在時，爲保持生命器官 (Vital organs) 有足够的灌流，所以給予超量的液體，此外慢性病及癌症引起的鈉及水的不平衡，後者是營養不足，而全身鈉對鉀的比例升高。

仔細的計算水分和鈉之需要量，利尿劑之使用，每天量體重和完全的靜脈營養法均可避免 ARF 之產生，時常的改變姿勢來預防液體蓄積和氣體空間之閉塞 (Atelectasis) 更是重要。有必要時要增加吸入的氧氣濃度來改善血中缺氧若仍嫌不足就必須使用呼吸器 (Respirator) 通常　PCO$_2$＞50mmHg PO$_2$＜65mmHg，就代表呼吸衰竭應考慮呼吸器來幫忙呼吸。臨床上對有胸腹傷口的病人要減輕痛覺而不抑制呼吸往往是個理想不易達到。硬脊膜外腔痲醉法在上腹部手術後 24～48 小時對肥胖的病人特別有效，適當的止痛劑可使病人咳嗽力增強，痲醉前後測定病人單次呼吸最高的排氣速度 (Single breath peak expiratory flow rate)，結果發現只有在痛解除後病人才能有有效咳嗽能力，即呼氣速度 ＞125l/min 時，才能有效地排痰，此外 40 微米 (micron) 之過濾器在多次輸血時可加以利用，以減少肺小栓塞之產生。

對使用氣管內插管 (Endotracheal tube) 的病人尤其對呼吸道的清潔及無菌操作尤要注意，必須常常行氣管內細菌定量培養，此可分別不須抗生素治療之污染和須抗生素治療細菌的侵犯，有人報告當細菌濃度小於 10000/ml 吸入物很少有呼吸道的感染，若大於此數則往往有細菌感染之發生，而臨床症狀（如聽診異常）和X光之變化須較晚才會出現。

至於症狀已確立之 ARF，此時治療也是與上述相同，直接針對生理異常的改良，此時應給予呼吸器並以動脈內的氧含量爲指標，必要時要行氣管切開術以利抽痰或長期呼吸器之使用。

第六節　常用的休克治療藥物

許多種的藥物被用來治療休克，但是每一種藥物的使用均須視休克的種類及其基本原因而定,再加上充分瞭解該藥物的藥理作用才行。

I　血管增壓劑 (Vasopressor agents)（見表 8-8）：

(1)Dopamine：

是 Norepinephrine 的前驅物 (Precursor)，其構造式爲

表 8-9　常用血管增壓劑

藥　　物	靜　脈　劑　量	效　　　　用
Isoproterenol (Isuprel)	1 毫克（5 毫升）加於五百毫升 5%D/S 或 D/w 以點滴注入。一般點滴速度不超過 10μg/分	β-receptor 刺激劑，可增加心臟輸出，降低末梢血管阻心速速度增加 120/min 以上心律不整出現機會增加
Metaraminol (Aramine)	25～100 毫克於 5%D/w 點滴注射	具 α 與 β-receptor 之刺激劑但 α-receptor 爲主末梢血管阻力增加，心輸出量增加。
Levarterenol (Levophed)	4-8 毫克於 1000 西西 D/S 或 D/w 中點滴	強烈 α-receptor 作用增加血管阻力，增高血壓。
Dopamine (Intropin)	2-20μg/kg/min 於 5%D/w（低劑量）20-50μg/kg/min 於 5%D/w（高劑量）點滴劑量	直接刺激心臟 α 與 β-receptor 使心收縮力增加，腎血管舒張增加尿量。

Ho

Ho—〈　〉—$CH_2CH_2NH_2$，Dopamine 能直接刺激心臟的腎上腺素的 β-receptor，增加心臟的收縮能力與略增脈速。它的作用與使用的速度有關，平常使用爲 1 瓶五西西含 200mg（Intropin）放入 250 或 500 西西 5% 葡萄糖水使用，限靜脈使用通常由中央靜脈導管滴入，因它對末梢小血管有強烈收縮作用，當點滴速度小於 10μg/kg/min 時，Dopamine 可以使腎臟及腸動脈擴張，心跳加強，尿量也會增加。可是當點滴速度增加至 10μg/kg/min 以上時，α-receptor 的作用開始增強，所以會引起肌肉，內臟血管的收縮，再高量（50μg/kg/min）則腎臟血管也收縮，而尿量也會變少。Dopamine 被用於許

多種類的休克中，因它比 Norepinephrine 更能增加心輸出量而不致於血管收縮過劇，又比 Isoproterenol 更能提高血壓，所以在目前是最常用的休克用藥之一，尤其在心因性休克特別受重視。缺點爲價錢較貴以及會導致心律不整現象尤其是心室早期收縮(Ventricular premature beat) 最多。在使用中 Dopamine 不可與重碳酸鈉 (Sod bicarbonate) 等鹼性物質合用，因爲 Dopamine 在鹼性溶液內會失去效用。

(2)Isoproterenol (Isuprel)

這是一種純 β-receptor 藥物，它增加心跳速度以及心臟收縮力而增加心輸出量，它對血管及氣管的平滑肌有強烈舒張作用，因爲周圍血管擴張的緣故，末梢血管的阻力大幅降低，所以末梢組織的灌流改善，細胞的活力增強。休克中對於心跳較慢 (80/min) 而有較高的心室充塡壓(Filling pressure)以及心輸出量降低的病人最爲有效；當心跳速度用 Isoproterenol 維持在 100～130/min 時作用最大，更高則心輸出量反而降低了。使用中應隨時注意全身循環血量是否足夠，以免使用此藥血管擴張致使循環血量不足。副作用之一也是會心律不整尤其大量使用一心室過早收縮的發生增加。

(3) Levarterenol (Levophed)

此藥構造式爲 HO—$\langle = \rangle$—CH_2OH-CH_2NH_2，是一種主要 α-receptor 作用的藥物，能加強心臟的收縮，使血管收縮，血壓增高，而反射性地使心跳降低，雖然心輸出量會增加，但末梢組織因末梢血管收縮而顯得灌流不如，若劑量太大，使血壓升得太高會增加心臟的負荷，使心跳減慢，反而降低心輸出量，所以不應一味地用 Levophed 來提高血壓，使末梢血管極度收縮而犧牲末梢組織的灌流。 Levophed 最多用於周圍血管擴張性的休克，或有些心因性休克因血壓過低而使冠狀動脈灌流不佳的病人。 Levophed 的使用可以 1amp＝4c. c＝8mg 行點滴輸入大靜脈，通常調整速度至血壓達到 100mmHg 或休克前的血壓卽可，使用中應注意不能漏出血管外，若有漏出應馬上使用 5mg Phentolamine 來作拮抗劑，以免組織因極度微血管收縮而壞死。

(4)Epinephrine：

其構造式爲 HO—$\langle$HO$\rangle$—CHOHCH$_2$NHCH$_3$， 它是最古老的心臟刺激藥物之一，在低劑量時，主要爲 β-receptor 的作用，而高劑量時 α-receptor 的作用較強。Epinephrine 能增加心跳，增加心肌收縮力，昇高收縮壓而舒張壓不變或略增，冠狀動脈，大腦內臟及肌肉的血流均增加，但皮膚及腎臟的血流降低。當血壓降至 50mmHg 以下時，大腦及冠狀動脈的血流會不够，此時可加入 Epinephrine 把血壓提升，Epinephrine 最好打入血管內，若大量由血液內漏出，應使用 Phentolamine 來補救。對原先有高血壓的病人或原先血管阻力增加的病人如動脈硬化的病人，維持較高的血壓是必須的，而老年人的冠狀及腦動脈管徑會變較細，也必須有較高的血壓才能達到足够的灌流。此時 Epinephrine 可加入點滴注射。此外在心跳停止時之急救可用 Epinephrine(1：1000)1c. c 行心臟內注射並立卽施行體內人工心肺急救術，若反應不好，可以追加數次以及加上 Sodium bicarbonate, vitacal 等藥。

(5)Metaraminol (Aramine)

此藥的作用與 Norepinephrine 相似， 它能刺激節後交感神經 (Postganglionic sympathetic nerve) 末梢分泌出 Norepinephrine 所

以其作用能被 Reserpine 所阻止,在長期使用後因神經末梢的 Norepinephrine 含量減少而漸漸失效。它具 α 及 β-receptor 的作用但 α-receptor 的作用較強，能增加心臟收縮力，提高血壓也會增加末梢血管阻力，但比 Norepinephrine 較優的是對腎血管的血流降低不似前者那麼明顯。

II. 血管擴張劑: (Vasodilator agents)

(1)Phentolamine (Regitine)

此為 α-adrenergic receptor 的阻斷物， 能對抗休克所引起的血管收縮，使組織灌流改善，並略降低血壓使心臟的後負荷降低，心肌獲得休息，在使用此藥必須確定體內血液量的足夠,並隨時注意心輸出量能夠維持以免加重休克，因此使用的機會不大。

(2)Nitroprusside:

$$\text{這一種構造奇特的化合物} \quad \left/ \begin{array}{c} +\text{NO} \\ \text{CN}^- - \!\!\!\mid\!\!\!- \text{CN}^- \\ \mid \\ \text{Fe}^{++} \\ \vdots \\ \text{CN}^- - \!\!\!\mid\!\!\!- \text{CN}^- \\ \text{CN}^- \end{array} \right/ \quad \text{它是一種很強而且作用迅}$$

速,消失亦迅速的藥物，它能很快地把小動脈打開使血壓降低,其詳細作用的機轉並不很清楚，大概與血管平滑肌有關。在使用時必須時時以血壓來作依據以免血壓突降構成危險，並時時以中央靜脈壓或肺動脈楔狀壓來作指標。此藥主要用於高血壓危機時 (Hypertensive crisis) 以及胸內夾層動脈瘤 (Dissecting aneurysm)， 在特殊休克時例如在心因性休克利用 Nitroprusside 可以使心室充填壓降低而使心輸出量增加以改善左心室功能， 也就是在血液動力學上病人出現有低心臟輸出同時有末梢血管壓力增加而且對心臟強心劑如 Dopamine 等反應不

佳時，此時加入 Nitroprusside 可以見到很好的效果。使用方法為 50mg 放於 5%500 西西葡萄糖水行靜脈注射，點滴初速度為 $1\mu g/kg/min$，以後每 3～5 分再量一次血壓以調節滴速，此藥對光能起反應而失效，所以必須避光使用，而且此物含有氰化物(Cyanide)進入體內在肝臟能迅速被解毒，但不能長期使用否則對肝臟機能的損害極大。

III. 毛地黃 (Digitalis) (表 8-9)

毛地黃 (Digitalis glycoside) 在臨床上使用已經有一世紀多了，但是對它真正藥理作用仍在研究之中，現今的理論似乎它與心臟纖維膜對 Na^+, K^+ 離子的交換有關，而且能增加供給鈣離子給收縮細胞用，可以加強心臟收縮力。Digitalis 對鬱血性心力衰竭，以及中央靜脈壓增加或心房性心跳過速的病人特別有效。所以在心因性休克病人使用來增加心臟輸出。臨床上有許許多多的毛地黃製劑可以使用，但應時時注意心律的變化以及電解質的改變，以便早期發現它的毒性出現。

IV. 利尿劑 (Diuretics)

當體內水液補充已充足但尿量排泄仍不甚理想時，或在鬱血性心力衰竭時，就應用利尿劑 (Diuretics)。研究證實利尿劑在治療及預防急性腎小管壞死 (Acute tubular necrosis) 扮演相當重要的角色。

(1)Ethacrynic acid and Furosemide:

這是二種最常用於休克的利尿劑，他們作用於 Henle's loop 以及腎小管的近側管 (Proximal tubule)，使鈉鹽的再吸收受抑制，現已明瞭在遠側腎小管 (Distal tubule) 內的鈉鹽濃度對控制腎盂過濾率很有影響，當低血壓產生時，腎盂濾過液就會減少則經過 Henle's loop 流至遠側腎小管的鈉鹽也會減少,再度引起腎盂過濾率的降低以

表 8-9 常用的毛地黄药物及其用法

药 物	肠胃吸收	作用开始时间(分)	颠峰效果	平均半衰值	主要代谢途径(排泄方法)	平均毛地黄剂量 口服	平均毛地黄剂量 静脉	一般每日口服维持剂量
Ouabain	不可靠	5-10	$\frac{1}{2}$-2小时	21小时	肾脏；部分经由肠胃排泄	—	0.3-0.5毫克	—
Deslanoside	不可靠	10-30	1-2小时	33小时	肾脏	—	0.8毫克	—
Digoxin	60-85%	15-30	$1\frac{1}{2}$-5小时	36小时	肾脏；部分经由肠胃排泄	1.0-1.5毫克	0.75-1.0毫克	0.25-0.5毫克
Digitoxin	90-100%	25-120	4-12小时	4-6天	肝脏；代谢物经由肾脏排除	0.7-1.2毫克	1.0毫克	0.1毫克
Digitalis leaf	约40%	—	—	4-6天	与 digitoxin 相似	—	—	0.1克

維持體內鈉鹽及循環的血液量，實驗中若人爲地把遠側小管利用微滴管加入鈉鹽，則腎盂過濾率可以保持，所以給予 Ethacrynic acid 及 Furosemide 能在 Henle loop 抑制鈉鹽的再吸收，以增加遠側腎小管的鈉鹽因而增加腎盂過濾率而增加尿量也可以保護腎臟。通常 Furosemide 用靜脈注射 40 毫克； 2 分鐘後應可見到效果， 若成績不理想可以每半小時給予 40 毫克至全部劑量 2 克爲止，Ethacrynic acid 可以靜脈給予 50 至 100 毫克。假若人體對二者均無反應，應想是否心輸出量太低使腎臟的灌流不好，通常腎盂過濾率降至 10ml/min 以下時利尿劑就難以發生作用，另一原因就是腎臟已產生急性腎功能衰竭，此時應小心進出的液體量，以及血液中的電解質量尤其血淸鉀的濃度，必要時給予腹膜透析或血液透析以維持血液內平衡。

(2)Mannitol：

Mannitol 是一種低分子量的碳氫氧化合物，它利用滲透壓增加的原理，使血液內的滲透壓大幅增加，因此使細胞外液的水分大量移入血液內，增加循環血流量使尿量增加。Mannitol 對急性腎衰竭亦有效通常在 100～500 西西葡萄糖水內加入 25gm Mannitol 在 10～30 分內打完,若小便能出來則劑量可重複至 24 小時用 100 克爲止，把上述 Furosemide 與 Mannitol 合用對利尿作用有增強效果。Mannitol 作用就是把細胞內的水分帶出來，所以在降低腦壓以及對付急性水中毒（water intoxication）時特別有效。

V. 腎皮質類固醇（Corticosteroid）：

雖然 Melby 等的報告說在實驗室或臨床上休克的動物或人類體內的腎上腺並不會減少分泌，甚至有分泌增加的現象，但是若預先給予類固醇則實驗動物在各類休克中均會有較強的抵抗力，到目前此現象尚沒有合理的解釋,有人報告類固醇能增加心肌收縮力,另有人報告

表8-10 各類 Corticosteroid 的劑量及力價 (potency)

學 名	大約相等劑量(毫克)	抗發炎力價	一般初用量(毫克/天)	
			威脅生命病	中等嚴重病
Hydrocortisone	20.0	1.0	—	8C–120
Cortisone	25.0	0.8	—	10C–150
Prednisone	5.0	3.C–5.0	5C–100	2C–40
Prednisolone	5.0	3.C–5.0	5C–100	2C–40
Triamcinolone	4.0	3.C–5.0	4C–30	1€–24
Dexamethasone	0.75	20.C–30.0	7.5–15.0	3.C–5.0
Methylprednisolone	4.0	3.C–5.0	40–80	1€–32
Betamethasone	0.6	20.C–30.0	€–12	2.4–3.6
Paramethasone	2.0	8.C–12.0	2C–40	8–12

它具有輕微 α-receptor 阻斷劑的效果能增加組織的灌流。Weissman 證實類固醇能穩定粒腺體 (Mitochondria) 表膜，減少 Lysosome 的釋放，使細胞遭受破壞的機會較少。此外 De Duve 特別對溶小體 (Lysosome) 的研究，在正常情況下，溶小體及其強力的水解酵素能行細胞內消化。各種有害的刺激顯然地使溶小體失去完整性例如缺氧、酸中毒等休克症狀均可使溶小體分出溶解酵素破壞細胞，而類固醇對細胞及溶小體膜之安定極有幫忙。雖然如此，類固醇在治療休克方面仍有待研究，因為很難有一實驗能單獨證實類固醇對休克的好處，反而在臨床上我們常常發現長期使用類固醇作為免疫抑制治療 (Immuno-suppressive therapy) 的病人對休克的反應最差。事實上已有報告顯示 Hydrocortisone 若長期使用，會加速感染的擴展，降低人類抵抗力。現在大家已同意短時間及大量投與類固醇是休克病人接受類固醇治療的方法，尤其在敗血性休克中對其他治療無進步時可試用大量

類固醇給予，臨床上使用的類固醇種類很多，力價（Potency）各有不同，推薦的劑量爲靜脈給予 3mg/kg Dexamethasone 或 30mg/kg Methyl prednisolone，接著再 4～6 小時給予 100～200mg Methyl-prednisolone，長期使用類固醇爲不智之舉，應使用 48～72 小時爲止（若病人無良好反應）。在使用中如可能時應給予抗酸劑治療，來防止急性胃腸潰瘍及出血。

參 考 資 料

1. Altemeier, W. A., Todd, J. C., and wellford, W. I. Gram-negative septicemia:
   A growing threat. Ann. Surg., 166: 530. 1967

2. Baue, A. E., Tragus, E. T., Wolfson, S. K., Cary, A. L., and Parkins, W. M.: Hemodynamic and metabolic effects of Ringer's lactate solution in hemorrhagic shock.
   Ann. Surg. 166: 29, 1967

3. Blalock, A: Experimental shock, the cause of the low blood pressure produced by muscle injury.
   Arch. Surg., 20: 959, 1930

4. Border, J. R., Gallo, E., and Schenk, W. G., Jr.: Systemic arterio venous shunts in patients under severe stress. A common cause of high output cardiac failure?
   Surgery, 60: 225, 1966

5. Bounous, G., Hampson, L. G., adn Gurd, F. N. cellular nucleotides in hemorrhagic shock: Relationship of intestinal metabolic changes to hemorrhagic enteritis and the barrier function of intestinal mucosa.

Ann. Surg., 160: 650, 1964

6 Bounous, G., Sutherland, N.G., McArdle, A.H., and Gurd, F.N.: The prophylactic use of an "elemental" diet in experimental hemorrhagic and intestinal ischemia. Ann Surg., 166: 312, 1967.

7. Cannon, W.B. Acidosic in cases of shock, hemorrhage and gas infection, J.A.M.A. 70: 531, 1918.

8. Chatterjee, K., Parmley, W.W., Ganr., W., etal: Hemodynamic and metabolic responses to vasodilator therapy in acute myocardial infarction, Circulation, 48: 1183–1193, 1973

9. Crowell, J.W. and Guyton, A.C: Further evidence favoring a cardiac mechanism in irreversible shock, Am. J. physiol., 203: 248, 1962.

10. Davis–Christopher: Textbook of surgery 11th ed.

11. Franciosa, J.A., Guina, N.H., Limas. C.J. et al: Improved Left ventricular function during nitroprusside infusion in acute myocardial infarction. Lancet 1: 650–654, 1972

12. Freid M.A. and Vosti, K.L. The importance of Underlying disease in patients with gram-negative bacteremia Arch. Intern. Med. 121: 418, 1968

13. Gelin, L.E.: Intravascular aggregation and capillary flow. Acta chir Scand., 113: 463, 1957

14. Goldberg, L.I.: Drug therapy: Dopaminc–Uses of an endogenous catecholamines N. Engl. J. Med., 291: 707–710, 1974

15. Jordan, G.L., Jr. Reul. G.J. Greenberg, S.D. Prevention of post–traumatic pulmonary insufficiency. Arch. Surg., 106: 386. 1973.

16. Lemire. J. and Johnson, A.L.: Is cardiac resuscitation worthwhile?

gist, 18: 423, 1975.

36. Weisel, R. D. Berger. R. L., and Hechtman, H. B.,: Measurement of cardiac ocetput by thermodilution. N. Engl. J. Med., 292: 682, 1975

37. Wilson. R. S., and Pontoppidan. H.: Aceete respiratory failure: Diagnostic and therapeutic criterio, Crit. care. Med., 2: 293, 1974

第 九 章

輸血 (Blood Transfusion)　　劉禎輝

第一節　輸血之歷史

I. 血液與生命

在古代的種種故事記載中，常可以找到古人重視血液爲 L生命之源泉 7 的證據。古埃及之王侯和貴族就有浸浴於捕虜者血液池以治療疾病之說，而古羅馬亦有生飲捕虜者之血液以維繫靑春永駐之法，在圓形鬪技場，每當有戰士死亡時，觀眾蜂湧而入，爭飲其血之記載，這些都表示古代人，本能地相信 L血液 7 是生命之源泉， L血液 7 有起死回生之功能。

II. 輸血之歷史

有關輸血之歷史，可分爲古典的輸血（1900年以前，非理論性輸血）及近代的輸血（理論之輸血）。概略記述如下，以窺見一斑。

(1)古典的輸血

六世紀—見於 Arthur 王時代， Villiant 王子之故事中。有一天 Geo freg 將軍負傷落馬，昏迷不醒,其年輕的妻子割破自己的手腕，用葦筒將流出的血液輸給將軍而挽救了他的生命。

十五世紀—Hebri 醫師，犧牲了三個年輕人的生命，將他們的血液，輸給了昏迷的法王 Innocent 三世。

十七世紀—

1615: Andrean Libavices 用管子連接健康人與病人之血管，而

1967—Bensch 解說2. 3DPG 之意義。

1971～73——人的紅血球之冷凍保存法之實用化。

1976——紅血球冷凍保存法之簡易化。

III. 日本之輸血狀況

我們的鄰國—日本，在地理環境與文化背景與我國有相當多之共同性，若能了解其輸血之歷史，作爲借鏡，亦有「他山之石」的意義。日本明治維新後，將西洋醫學全面輸入，於 1919 年（英國 Robertson 用保存血液開始治療戰傷者的第 2 年）鹽田慶重首先輸血應用。1921～24 年河石教授發明河石式輸血器，用於輸血，盛行一時。1932 年以後，中日戰爭及第二次世界大戰期間，雖有動物輸血試驗，乾燥血漿之製造等研究，但似乎沒有實際上進步，戰後之與歐美國家相比，落後甚多。

到 1952 年才成立了日本紅十字會血液中心，在其前則有民間經營之血液銀行（20 個以上），當時血液來源幾乎全依靠賣血者。1960 年於東京開了國際輸血學會，日本承認了日本輸血方面之落伍。其後輸血後肝炎頻頻發生，一度被大眾抨擊，視爲「黃色血液之恐怖」。從 1962 年以後，在輸血事業當事者之努力及國民善意的合作下，一躍成功地完成自「賣血」到「捐血」的 180 度大轉變。民間血液銀行自動關閉，最爲引人注目。1978 年以後，血液中心充實設備，努力於安全而有效的輸血爲目標。

IV. 臺灣之輸血狀況

第二次世界大戰前後，在臺灣一般醫療中之輸血，大致上與日本相同，主要依賴職業性賣血者。1953年中華民國紅十字會血庫(Blood Bank) 成立，很遺憾的，仍祇是賣血者與患者之間的媒介而已。社會人士之不滿逐漸增高，乃於 1974 年 3 月，在多數公共團體之支援下，

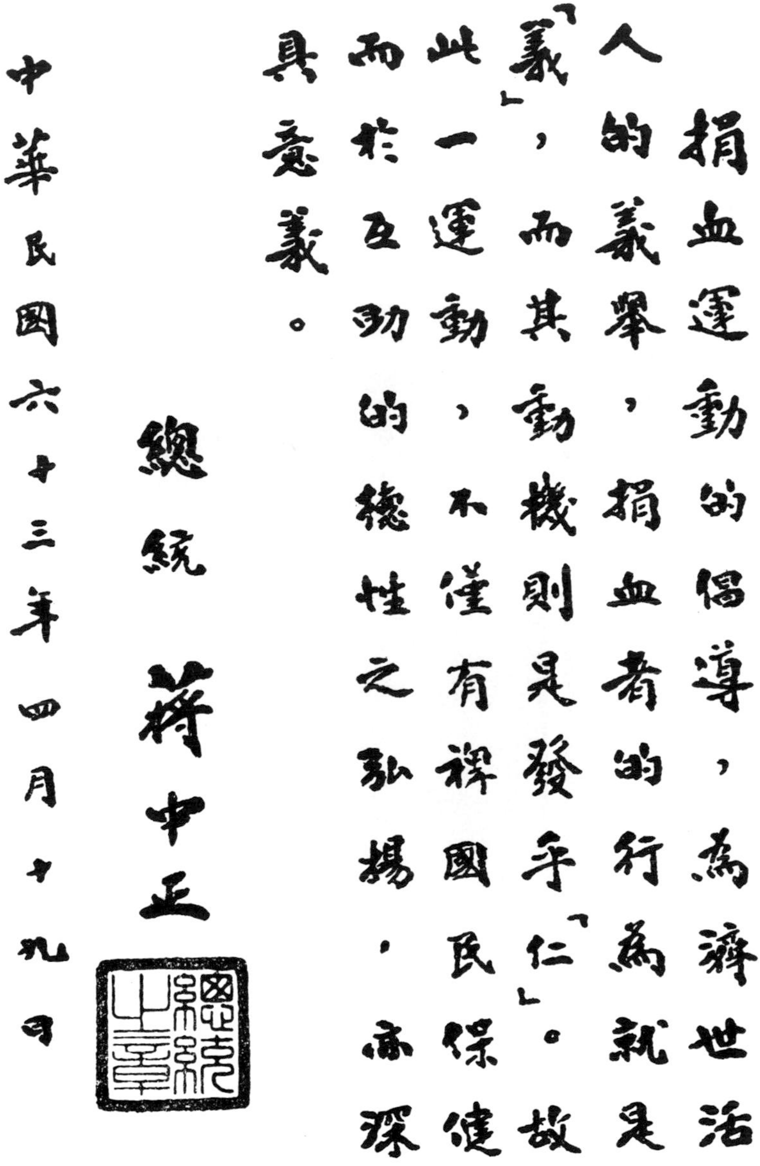

捐血運動的倡導，為瘠世活人的義舉，捐血者的行為就是「義」，而其動機則是發乎「仁」。故此一運動，不僅有裨國民保健而於互助的總性之弘揚，尤深具意義。

中華民國六十三年四月十九日

總統 蔣中正

圖 9-1 先總統 蔣公昭示，捐血互助。

第二節　血型抗原（Blood group antigen）

人類紅血球表面上，已知有 250 種以上抗原存在，其中最重要的有 ABO 系；Rh 系；MNS, I, P, Levis, Lutheran, Kell, Duffy, Kidd 及 Xg 等系。（表 9-2）

表 9-2　主要血液型

血　　液　　型	發　　見　　者	發見的年
ABO	Landsteiner	1901
MNSs ⎰MN	Landsteiner & Levine	1927
⎱Ss	Walsh & Montgomery	1947
P(Q) ⎰P	Landsteiner & Levine	1927
⎱Q	Imamura	1934
Secretor & Non-secretor	Shiff & Sasaki	1932
E	Sugishita	1935
Rh	Levine & Stetson	1939
	Landsteiner & Wiener	1940
Lutheran	Callender & Race	1946
Kell	Coombs, Mourant & Race	1946
Lewis	Mourant	1946
Duffy	Cutbush, Mollison & Parkin	1950
Kidd	Allen, Diamond & Niedziela	1951
Diego	Layrisse, Arends & Dominguez	1955
I	Wiener, Unger, Cohen & Feldman	1956
Xg	Mann, Cahan, Gelb, Fisher, Hamper, Tippett, Sanger & Race	1962

表 9-3　Blood type of ABO system and Rh(D) type

Genotype	Pheno type	Antigens on red cells	Antibodies in serum	Phenotype of frequencies			
				USA: Western Europian descendent	USA: African descendent	Japanese	Chinese
A_1A_1, A_1A_2, A_1O	A_1	A_1,(H)	Anti-B (Anti-H)	35	23	40.5	30.2
A_2A_2, A_2O	A_2	A_2, H	Anti-B (Anti-A_1)	10	6		
BB, BO	B	B, (H)	Anti-A, A_1	8	17	23.3	22.1
A_1B	A_1B	A, A_1, B	(Anti-H)	3	3	10.1	5.4
A_2B	A_2B	A, B, H	(Anti-A_1)	1	1		
OO	O	H	Anti-A_1, A_2 Anti-B	43	50	27.9	42.3
hh	Oh	None	Anti-A, A_1 Anti-B Anti-H	Very rare	Very rare		
Rh(D)				85	95	98.59	99.58

ABO 系 (ABO blood group system)

抗原A及B，單獨或共同存在於紅血球表面上，而分別爲A型，B型及 AB 型，若不具備此二種抗原，則稱爲O型。這種血型之遺傳因子係優性，祇要一方具有此遺傳因子，一定有抗原之表現。(表 9-3—附中國人之頻度)

A抗原有二，卽 A_1 抗原及反應力較弱之 A_2 抗原。在 A_2 之 2% 及 A_2B 之 25%，其紅血球上雖含有 A_2 抗原，而血清中則有抗 A_1 抗體存在。A_2 紅血球表面上抗原之 └座┐ 數較 A_1 抗原爲小，僅有其四分之一，且在質方面也較差。

ABO 抗原之構造與 Levis 抗原相似,其共同前驅物質 (Common precursor substance)，係由 15 個 amino acids 組合之 polypeptide 所構成之糖蛋白 (glycoprotein)，再加上碳水化合物 (醣類) 之殘基連鎖而成。若 H 遺傳因子之產生物 Fucose 之殘基加上去，則形成H抗原，若再有其他特定遺傳因子產物之添加，則產生A，B 或 Levis 等抗原物質。而O型則不變，仍爲H型抗原物質。(圖 9-3)

較罕見的 Bombay 型，其遺傳因子被劣性對立遺傳因子h 所取代，結果使其前驅物質不能轉換爲H—抗原。因無H抗原，雖有A及B之遺傳因子，也不能製造出A抗原或B抗原。這種細胞稱爲Oh型。Oh 型之血清中，有抗A，抗B及抗H抗體存在，故 Oh 型的人祇能接受 Oh 供血者之血液，而其他任何血型之血液均不能適合。

A，B及H抗原，除存在於紅血球膜表面外，亦可在其他體細胞，包括血小板及白血球上看到，這些抗原以水溶性之型態，在具有分泌型遺傳因子 (Secretory gene) 的人 (約佔人口之 80%) 的組織或體液 (血漿，唾液，胎便，精液，汗,淚及膽汁等) 中均可證明其存在，但腦脊髓液中則缺如。

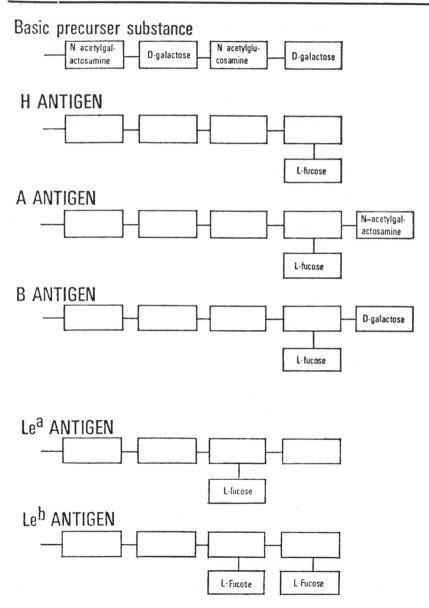

圖 9-3 A. B. H. 及 Levis 物質之構造

ABO 抗原非常安定，在乾燥之血液痕跡，和體液均可證明其存在，甚至埃及和日本之木乃伊亦曾分離出，於是常應用於法醫學上及血清學上。

A_3：此罕見之對立遺傳因子與抗A及抗A＋B呈非常弱之反應，但其反應雖然小，仍可清楚地看到紅血球之凝集現象。AB 型的人，其 A_2 抗原在B抗原之存在下，反應往往減弱。若欲證實某人為 A_3B 型，而非 A_2B 型，則需作家屬調查，才能分別。

Ax：對A細胞呈弱反應之血液；在血型學術語上，稱為 Ax。最典型的，與抗A抗體之作用非常微弱或完全缺如，但對抗 A＋B，則有清楚之反應，而其分泌型，則僅分泌H物質。

Am：為罕見的血型。其細胞像O型，但血清中並無抗A或抗 A_1 之存在，而分泌型之唾液中，則含有A及H物質。若用吸收游離試驗 (Absorption erution studies) 檢查這種細胞，則可證明微弱A抗原之存在。

Aint：此型抗原之強度介於 A_1 與 A_2 之間，僅見於黑人。其H抗原之強度，往往較預料中的強。

弱反應性 B(Weak B)：指含有反應較弱之B抗原者，是為B之亞型。

獲得性 B(Acquired B)：此乃由腸內細菌，獲得類似B抗原之物質而起。通常為一過性，常於大腸疾患合幷組織壞死或腸腫瘤時出現。典型者見於 A_1 之人，而呈現 A_1 B之反應。A_2 型之人，偶亦可發生。

Chimeras：二卵雙胞胎，當其 ABO 系血型不同時，在雙生兒間，早期紅血球前驅細胞互相移行，而有兩羣紅血球共存之狀況，於是其血液呈現混合現象，此時出現免疫學上之「寬容」現象，而預料中之抗體不存在。

ABO 系之抗體: ABO 系之自然抗體，通常於生後 6 個月開始出現。臍帶血中則含有傳自母體之 IgG 抗體。6 個月以內之嬰兒，在其體內，往往沒有預期之 ABO 抗體存在。在 Hypo- 或 Agamma-globulinemia 之人，亦常欠缺此系之抗體，而老人有時亦僅出現反應較弱之抗體，此種自然抗體具有 IgM 之特性，但亦會有 IgG 或 IgA 者。通常抗 A IgG 於 O 型之人出現。IgM, IgA 兩抗體均具有溶血之特徵。

抗A IgG，在沒有產生抗A抗體之刺激下，亦可能出現。通常則在注射類似A型抗原之 Vaccine，A 型紅血球或 A 型特異物質之輸入，妊娠中胎兒一母體之間的出血等後，造成抗原之刺激而產生。

抗 A_1 (anti A_1): 爲自然抗體，見於 A_2 型 (2%) 及 A_2B(25%) 之血清中。這種人輸血時，應選用 A_2 型供血者之血液。人類抗 A_1，可用於血型之檢出 (Screening)，但最理想的試藥則爲 Lectin，此爲 Dolichos biflorus 之種子抽出物，祇與 A_1 細胞呈凝集反應。

抗 H(anti H): 純粹的抗H，僅見於 Oh Bombay 型之血清中，係一種非常少見之抗體。具有此特性之 lectin，可用歐洲產之 Ulex eceropeans 或 Lotus tetragonobus 種子抽出物質，並可用以測量H抗原之量。H抗原在 A_1B 型及 A_1 型之紅血球上僅有少量，而O型紅血球上則有最多，其他型則介於中間。

不完全寒冷抗體 (Incomplete cold antibody): 此抗體差不多存在於所有正常人之血清中。血液若在 4°C 放置二小時以上，則此抗體可附著於紅血球表面。這種不完全寒冷抗體具有抗H特異性，可被H物質中和。此抗體並非 globulin 而被覆於紅血球表面的則是補體。冷卻後之血液檢體，施行直接 Coombs test，常出現僞陽性反應，原因就在此。

抗 HI (anti HI)：A_1 或 A_1B 型之血清中，可見一種抗體可與具有H抗原或 I 抗原之紅血球反應而得名。

(1)Levis 系 (Levis system)

Levis 抗原：Levis 抗原 (Le) 係於體液中生成，紅血球再自血漿中吸取，是而與其他血液型抗原不同，並不是紅血球膜之一部份。此抗原亦由 ABH 抗原之共同前驅物質生成，其末端之殘基則不相同。抗原之發生，則依賴 Le (Le, le)；分泌者 (Se, se) Hh 及 ABO 遺傳因子之相互作用而形成。

Le 遺傳因子 (Homo- or Heterogenous)把前驅物質轉換爲 Le^a，它則可於唾液或血清中出現。Se 遺傳因子 (Homo or Heterogenous) 及H遺傳因子，將 Le^a 轉換成 Le^b 而產生 $Le^{(a-b+)}$ 而 se 則是留下 Le^a 而成爲 $Le^{(a+b-)}$ 者。若沒有 Le 遺傳因子，其前驅物質不發生變化而產生 $Le^{(a-b-)}$，此時 Se 及H遺傳因子均不發生影響。出生時，血清中的 Le 物質濃度非常低，紅血球中通常沒有或僅有少量抗原存在。事實上，Levis 型在出生後 18 個月左右才能顯現出來。

Levis 抗體：多半以自然發生之形式存在，係一種 IgM。在室溫下，較 37°C 更易凝集紅血球。此抗體可與補體結合，而利用 Broad spectrum antihuman globulin 施行間接抗 globulin 法證明其存在。Le 抗體在 $Le^{(a-b-)}$ 之人中約有 20% 呈陽性。這種表現型，在白人佔 4%，黑人則達 47%，輸血時會造成嚴重問題。Le 抗體陽性者，祇能輸用 $Le^{(a-b-)}$ 之血液。IgM 抗體通常不會通過胎盤，妊娠時，不會有特別問題出現。

(2)Rhesus 系 (Rh system)

Rh 系紅血球抗原，係緊密結合之遺傳因子複合體產物，通常是由三對對立之遺傳因子結合而成。主要之對立遺傳因子有 Dd, Cc, Ee

三對，按序出現於染色體上。d 以外，均可由其特異抗體證實。對 d
之抗體尚缺，其存在則由「不是 D」間接證明。爲方便起見，對種種
遺傳因子之組合，用記號表示。（如表 9-4）

表 9-4　Rhesus 系之名稱並出現頻度

CDE nomenclature	Short symbol	Frequency in Caucasians%
CDe/cde	$R_1 r$	32
CDe/CDe	$R_1 R_1$	17
cde/cde	rr	15
CDe/cDE	$R_1 R_2$	14
cDE/cde	$R_2 r$	13
cDE/cDE	$R_2 R_2$	3
cDe/cde	$R_0 r$	1

　　所謂 Rh 陽性，係指具有 D 抗原者。以抗 D 血清檢查而被判定爲
Rh 陰性的人，可能具有 C 或 E 抗原。假如 Rh 陰性，係指 C. D. E
三者都陰性而言，則 Rh 陽性中，亦可能有 D 陰性之情形，這種情形
乃屬於 r′, r″ 型。輸血的時候，或產前檢查，均應當作 Rh 陰性來處
理。Rh 抗原組合之頻度如表。

　　Rh 因子型，需用特異抗血清（d 以外）來檢查，此檢查之結果
表示「表現型」（Phenotype）。所謂「推定 Rh 因子型」乃根據統計
學上推算抗原之組合而成。

　　偶而 Rh(＋) 之人，具有抗 D 抗體，這種人往往祇有 D 抗原之
一部份。此 D 抗體僅能對欠缺部份 D 抗原作用。

　　D^u：係指具有 D 抗原之一部份特性之抗原的總稱。D^u 可分爲
高級及低級兩種。高級 D^u 與抗 D 血清呈現凝集反應而低級 D^u 則不
能用抗 D 血清證明，其檢出，必須依賴酵素法或間接 Globulin 法。

由上，Rh 型之標準檢查，需用兩種抗D血清。若其檢查結果是 Rh 陰性，需要再以間接 globulin 法檢查。同一患者，在不同的檢驗室，出現不同之結果，則應懷疑 D^u 之存在。在 D^u 沒有檢出前，就將供血者之血液輸入 dd 型患者，則可能促進抗D之產生，務必特別注意。若將D陽性之血液，輸入 D^u 患者體內，偶而亦見抗D之產生。D^u 於黑人較多見。

對立遺傳因子抗原(Allelic antigen) Cc 之 ⌊座⌉ 上之對立遺傳因子有C^w（英國人之1％）, C^x, C, ^{u}（相當於 D^u）等。Ee ⌊座⌉ 上則有 E^w, E^u 及 E^s（爲黑人典型之血型）等。

複合抗原 (Compound antigen)：這是在 Rh 系可見之一種抗原是由染色體上兩個遺傳因子結合而成, 有 Ce, f, Cc, cE, CE, ce^s, V 等。G 則並非複合抗原，而存在於 Cde, cdE 以外之遺傳因子複合體上。

Rh 抗原之脫失 (Missing Rh antigen)：–D–/–D–, 此型細胞對抗 C, c, c^w, E, e 等血清並無反應, 其紅血球則較正常者含有更多之D抗原， 而與不完全抗D血清反應完全凝集，其他 C^wD–, cD–, Rh null 等型。

Rh 系抗體：Rh 系之自然抗體非常少見，報告上偶有抗 E 之存在。Rh 抗體通常是由於妊娠，輸血等感受作用之結果產生。

(3) I 型系 (I blood group system)

抗原：正常成人之紅血球上有少量的 I 抗原及 i 抗原存在。但臍帶血中之紅血球，則祇有 i 抗原，而與抗 I 呈現弱反應。生後 18 個月內之嬰兒，其 i 抗原，漸次被 I 抗原所取代。正常人之 I 抗原強度變化很大，在骨髓造血低下，急性白血病成巨紅芽球性貧血時，更見 I , i 抗原之變動。

在成人，曾有被列爲 i 型之罕有例，這種人又可以分爲 i_1 及 i_2

兩型，在其紅血球上可證明 I 抗原之痕跡。

抗 I：抗 I 常在成人血清中似寒冷凝集型之自己抗體（Auto-antibody）出現。通常抗體價很低，需在較低溫度時才有細胞之破壞，一般而言，爲無害之抗體。

寒冷型溶血性貧血所見之定型的抗體就是抗 I，是爲抗體價較高之 IgM 抗體，有很強的寒冷凝集作用，在較高溫（30°C）下可呈示活性，而與補體結合，在 *Mycoplasma pneumonia* 感染時，常可見到。

抗 i 則較爲罕見，於 Reticulosis 及 Glandular fever 患者之血清中可證明。

(4) P型系（P blood group system）

抗原：白人之 74% 含有 PP_1 抗原，26% 爲 P 抗原，前者稱爲 P_1 型，後者稱爲 P_2 型。PP_1 型抗原之強度有相當的變動，偶而亦有不能證明有抗原存在者，此型則稱 p，其他有 p^k（在 Finland 發現）

抗體：抗 p_1 抗體存在於 p_2 型血清中，爲一種自然發生之抗體，屬 IgM，亦在冷溫時呈示凝集作用，但亦有在高溫下呈示作用者。很強的抗 p_1 見於 p_2 型之胞蟲囊腫病人血清中，而此抗 p_1 可被胞蟲囊腫液中和。

抗 p_2：存在於 p^k 型之血清中，可與 p_1 及 p_2 之細胞反應。

Donath–Landsteiner 抗體：在發作性寒冷血紅素尿症（Paroxysmal cold hemoglobinuria）患者之血清中可見這種抗體，具有抗 p 之特異性，此抗體屬於 IgG，在低溫下感作（sensitize）而於 37°C 引發溶血。

抗 $p+p_1+p^k$（以前稱爲 Tjᵃ），見於 p 型之血清中，可引起很強之溶血反應之一種抗體。

(5)MNSs 型系 (MN Ss blood group system)

抗原: 爲含有 30 種以上抗原的複雜的血型系。M與N遺傳因子與 Ss 遺傳因子緊密結合，而以成對之形式遺傳。 S及N, S及M之結合型最爲普遍，其表現型及頻度如表所示。

較罕見的 MN 對立遺傳因子有 N_2, M^g, M^c, M_1, M^v, 等，而與 MN 相關連之抗原則有 Mi^a, Hu, He, V_r, $N_y{}^a$, $M_t{}^a$, St^a, Ri^a, Cl^a, Sul 等。

抗體: 抗M及抗N在一般人之血淸中很少看到，偶而以寒冷凝集素表現。報告上有抗M引發之新生兒溶血性疾患。抗M常於 30°C 活性化，而成爲輸血反應之原因。抗 S 則較常見，係一種免疫抗體 (IgG) 而爲輸血反應或新生兒溶血性疾患之原因。抗 u （以前稱爲抗 Ss)，僅見於 S^u 之黑人血淸中。

(6)Lutheran 型系 (Lutheran blood group system)

抗原: 很明確的抗原有 Lu^a, Lu^b 如表所示。這些抗原之結合型，則有 Lu^4, Lu^5, Lu^6, Lu^7, Lu^8 等較爲常見，而少見的則爲 Lu^9。

抗體: 抗 Lu^a 偶而出現的自然發生或免疫抗體，通常爲鹽水凝集素 (saline agglutinin) 於 12~18°C 發生作用。Lu^b 亦是一種少見抗體，爲 saline agglutinin 在室溫中發生作用，亦可用間接抗 globulin 法證明。此抗體幾乎與所有血液（99.8%）均能反應，故要找出合適之血液是相當困難的。

(7)Kell 型系 (kell blood group system)

抗原: 有三種對立遺傳因子形成之結合型，如 K:k, Kp^a: Kp^b, Js^a: Js^b 等。此外尚有 Ul^a, K_{11}, K_{12}, K_{13}, Ku, KL 等。若紅血球上完全沒有 kell 系之複合體，則稱爲 K_o 型。

Kx 係見於紅血球、白血球及血小板上之抗原，可被利用於 kell

抗原之形成。紅血球中 Kx 之欠缺產生一種異常血型 McLeod，呈示與 kell 系抗體微弱反應。嗜中性白血球中 Kx 之欠缺伴有細胞膜交通之異常並殺菌能力之缺如， X 染色體關連性肉芽腫症 (sex-linked chronic granulomatous disorders) 罹患孩子呈示 McLeod phenotype 並 Kx 之缺如。

抗體：抗K之自然發生則屬罕見。其存在普通可利用間接抗 globulin 法證明。抗 k 爲一種疫抗體，由於 KK 之頻度很低，通常不易見到。抗 Kp^a，抗 Kp^b，抗 Js^a，抗 Js^b 等亦均是罕見的抗體。

(8)Duffy 型系 (Duffy blood group system)

抗原：對立遺傳因子 Fy^a, Fy^b 及 Fy 可形成四種之表現型，在白人與黑人之發生頻率有明顯之差別。

抗體：抗 Fy^a 多是免疫性 IgG 抗體，Fy^a 抗原則易被蛋白分解酵素所破壞，對於其存在，需用含有補體之血清，作間接抗 globulin 法證明。

(9)Kidd 型系 (Kidd blood group system)

抗原：有 Jk^a 及 Jk^b，$Jk^{(a-b-)}$，見於白人亦見於黑人。在夏威夷曾有報告。

抗體：抗 Jk^a 及抗 Jk^b 均是稀有抗體，屬於免疫性 IgG 抗體，可用間接抗 globulin 法證明。

(10)Xg 型系 (Xg blood group system)

Xg^a 抗原乃是X染色體上遺傳因子之產物，利用抗 Xg^a 血清可分別爲 Xg^{a+} 及 Xg^{a-} 兩型。

I. 白血球及血小板抗原

白血球及血小板除含有多種紅血球之抗原外，對生體組織有共同之特別抗原，稱爲 HLA antigen。

　　與紅血球共同之抗原有 ABH, Ii, MN 及 p 等抗原。在白血球及血小板上之 ABH 抗原，反應非常微弱。Rh 抗原則從未在白血球或血小板上發現。

　　白血球與血小板特異之抗原：白血球之特異抗原包括有 5a, 5b 等 5 系及 NA_1 系。Pl_4 系（以前稱爲 Zw 系）則僅見於血小板，97% 之血液檢體呈 PlA_1 陽性反應，血小板尚有 Ko 系（Ko^a, Ko^b）及 Pl^E 抗原。

　　HLA 系之抗原：這種抗原於白血球，血小板，網狀紅血球以及多數組織細胞均有，但成熟的紅血球則闕如。在臟器移植時，Donor 及 Recipient 是否適合（Compatibility）之檢查上非常重要。HLA 抗原係由二個緊密結合於 L亞座ㄱ 上之遺傳因子來支配，卽一方之亞座上有 LA 系（HLA 1，2，3，9，10，11）而他方之亞座爲 4 系（5，7，8，12，13)，而各座上尚有多種抗原存在。

II. 血清蛋白抗原系

　　血清蛋白也具有抗原性之差異，故在反覆多次輸血後，可能對蛋白抗原，特別是免疫球蛋白決定基，產生抗體，常見的血清蛋白抗原有 Gm 及 Inv 二系。

　　Gm 系（Gm system）：抗原存在於 IgG 之 γ-chain 上，至少有 25 種之 Gm 抗原被編號命名，這些抗原基因均存在於單一複合 L座ㄱ 上（A single complex locus），而爲優性遺傳。不同的 Gm 抗原與不同的 IgG subclass 有關連，大部份存在於 Fc 部份。

　　Inv 系（Inv System）：Inv 之特異性存在於 K 鎖上，每一種免疫球蛋白均有存在，有三種 Inv 因子卽 Inv 1，2，3。迄今有對 IgM 及 IgA 決定基之抗體的報告，對血漿蛋白質之抗體常爲輸血時發熱反應之原因。這種時候，必須使用 Washed RBC 來輸血

第三節　血液成分輸血療法
（Blood component therapy）

1. 輸血的基本理由，在於下列諸項之一，即

　①維持正常之氧氣輸送

　②維持一定之循環血液量

　③出血之預防及止血

　④感染之克服

　血液是各種成分，即血球及血漿之混合物，全血之輸血，不一定能達到輸血的目的，有時反而引起副作用。

　輸血是一種補充療法（Replacement therapy），在實施時，必須了解患者所迫切需要的成分以及不能接受之某些成分或某些成分是不必要的。因而現代化的輸血，強調成分輸血，更有效地利用血液。全血之輸血，通常只限於外傷、或控制困難之胃腸出血者，即在大量出血而同時有血球及血漿之喪失狀況以外，很少使用。

　2. 新鮮血液（Fresh whole blood）

　新鮮血液係指採血後，保存 24 小時以內之血液而言，通常用於同時需要紅血球及血小板之患者，新鮮血液也是第五及第八凝固因子之主要來源。臨床醫師所要求之 1～2 日內保持之血液，並不是新鮮血液，其實質上，與保存一星期之血液並無差別。

　3. 血液成分之分離及種類

　血液成分之分離，有兩種方法，即利用組合之塑膠袋採血後，遠心分離或用成分分離機（Blood component separator）自一個供血者同時分離多單位之血液成分，如圖 9-4 所示。血漿成分中之清蛋白（Albumin）以及免疫球蛋白（Immunoglobulin）則在血庫以外之實

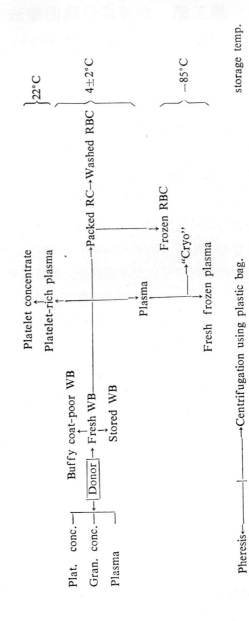

Separation of Blood Components

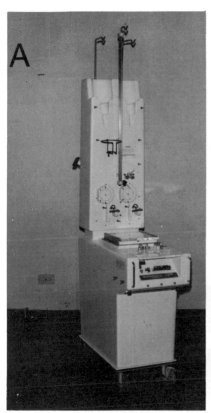

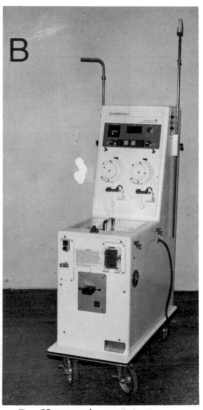

A：Hemonetic model 30
　　半自動半持續性血液成分分離
　　機。從一個供血者可以分離探
　　取多單位血小板，血漿等。

B：Hemonetic model 50,
　　Plasmapheresis System.
　　全自動持續性血漿分離機。

圖 9-4　血液成分之分離

當，而抗凝劑則用 ACD 或 CPD 液，最近之趨向都好用後者，有時
也用肝素 (Heparin)，如表 9-6 所示。若用保存 21 日之 CPD 血液
輸血時，輸入 24 小時後，在受血者循環血液中紅血球之生存率仍有
80%。正常人之紅血球壽命為 110～120 天，輸血 60 日後之紅血球
生存率，在採用新鮮血液者為 52%，使用保存 14 日之 CPD 血液者
為 50%，而保存 28 日之 CPD 血液則減為 25%，保存血液在輸血
後所見之紅血球喪失，在最初之 24 小時最為明顯，其後之消失率與
新鮮血液相差不多。

表9-6　Composition of Approved Anticoagulants

	ACD (formula A)	CPD	Heparin solution
Constituent			
Trisodium citrate	22. 0gm	26. 3gm	
Citric acid	8. 0	3. 27	
Dextrose	24. 5	25. 5	
Monobasic sod. phosphate		2. 22	
Heparin sod.			75, 000U
Normal saline for injection	1000	1000	1000ml
Volume per 100 cc blood	15	14	6

　　血液貯存中之變化——在血液之保存中，除了血球（紅血球、白
血球及血小板）呈現量及質的變化以外，由於血球代謝，血漿蛋白變
性之結果，也使血漿中之化學成分發生相當多的改變。ACD 或 CPD
血液在 4°C 保存中出現之變化如圖 9-5 及表 9-7 所示。由此可知，保
存血液及新鮮血液有多方面之不同，保存血液之浪用，即無選擇性地

表 9-7　Biochemical Changes of Stored CPD Blood

Biochemical Substance	Days of Storage				
	—0—	—7—	—14—	—21—	—28—
% viable cells (24 hr post transfusion)	100	98	85	80	75
Plasma pH (measured at 37 C)	7.20	7.00	6.89	6.84	6.78
ATP (% of initial value)	100	96	83	86	75
2,3-DPG (% of initial value)	100	99	80	44	35
p50(pO_2 at Hb=HbO_2)	23.5	23	20	17	17
Plasma Na (dl)	168	166	163	156	154
Plasma K (dl)	3.9	11.9	17.2	21.0	22.5
Red blood cell Na (dl)	(3)	(7)	(14)	(18)	—
Red blood cell K (dl)	(90)	(73)	(65)	(62)	—
Plasma hemoglobin (mg%)	1.7	7.8	12.5	19.1	28.9
Plasma NH_3 (mg%)	(50)	(260)	(470)	(680)	—
Whole blood NH_3 (mg%)	282	300	447	500	705
Plasma dextrose (mg%)	345	312	282	231	230
Hematocrit	36.3	35.8	36.5	34.7	35.7
MCHC (Coulter counter)	33.5	33.1	32.6	—	32.8
Inorganic PO_1 (mM/liter)	3.6	3.6	4.2	4.9	5.5
WBC ($x10_1$)	4.9	4.4	4.1	3.2	2.9

(Figures in parentheses indicate blood drawn in ACD)
(Other values for these charges exist in the literature. These seem to be the most definitively defined)
(from AABB Technical Manual 1977)).

圖 9-5　Change of Blood ex vivo

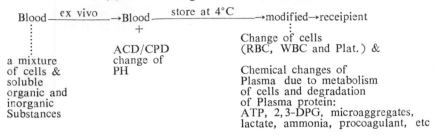

Blood ———ex vivo———→Blood ———store at 4°C———→modified→receipient

$+$

ACD/CPD
change of
PH

a mixture
of cells &
soluble
organic and
inorganic
Substances

Change of cells
(RBC, WBC and Plat.) &

Chemical changes of
Plasma due to metabolism
of cells and degradation
of Plasma protein:
ATP, 2,3-DPG, microaggregates,
lactate, ammonia, procoagulant, etc

表9-8　Comparison of the Constituents of Stored Whole

Blood and Packed Red Blood Cells (AT 21 DAYS)

	Whole Blood	Packed Red Blood Cells
Volume	517.5ml/unit	300ml/unit
Red Blood Cell Mass	200ml	200ml
Citrate	67.5ml	22ml
Plasma	250ml	78ml
Total Protein	48.75gm	36gm
Albumin	12.5gm	4gm
Globulin	6.25gm	2gm
Hemoglobin	30gm	30gm
Hematocrit	39%	70%
Plasma Sodium	45mEq	15mEq
Plasma Potassium	15mEq	4mEq
Plasma Acid (Citric-Lactic) pH6.6	80nanoEq	25nanoEq
Plasma NH_3	2,159μgm	680μgm
Plasma Antigens	Maximal	Minimal
Plasma Antibodies	Maximal	Minimal
Immediate Therapeutic Effect in Anemia (Blood volume 3,500ml)	1.1% rise in Hct	2.9% rise in Hct
Donor-recipient ratio	One unit—— one patient	One unit—as many as SIX patients Packed red blood cells Antihemophilic globulin Platelets Albumin Fibrinogen Gamma globulin

使用，將惹起不良副作用，至爲明顯。爲了預防輸血所引起之不良反應，成分輸血最爲理想，不但最有效，也最經濟，副作用最少。

濃縮紅血球液 (Packed red blood cells)

這是離心 (3.000 rpm×30′) 之後,除去大部份的血漿和 Citrate 而成的血液。其血球容積值 (Hematocrit) 是有 70~75%。濃縮紅血球之特點 (與全血之相違點) 如表 9-8。濃縮紅血球液可用於需要輸血的全體病人之 80~90% 症例。

乏白血球，血小板血液 (Leukocyte and Platelet-poor blood)

這是把靜置一段時間之後的或是離心過的全血，除去血漿和血塊黃層 (Buffy coat) 而成的，也被稱爲乏血塊黃層濃縮紅血球液。在製造過程中會喪失部份紅血球。此方法需要較長時間之外，也有細菌污染之機會。它可用於那些對白血球和血小板獲得過敏性的病人 (Buffy coat syndrome)。所謂 "Buffy coat syndrome" 的特點是有發燒，戰慄，蕁麻疹等症狀，但沒有溶血反應。

洗滌紅血球 (Washed RBC)

紅血球濃液 (Packed RBC) 中加入生理鹽水後離心，除去上懸液，再用生理鹽水混合、離心、除上懸液，如此反覆數次，最後製成紅血球、生理鹽水浮游液，稱之爲洗滌紅血球，可用手法 (Manual) 或連續分離離心機 (Continuous flow centrifuge) 製備。這種洗滌紅血球液，較紅血球濃液，所含血小板、白血球數及血漿極爲少量，對於已被輸血感作之患者 (Sensitized patients) 採用這種血液，可預防輸血反應，但這種血液中裝備過程中，較易有細菌之污染，故需於製備後 24 小時之內使用。

冷凍紅血球 (Frozen RBC)

紅血球若用超冷保護劑 (Cryoprotectants)——通常爲 glycerol——

處理後，則可於超冷低溫中冷凍貯藏。大量的 glycerol 對人體有害，故冷凍紅血球於解凍後，需徹底洗滌，將 glycerol 完全除去後，才可使用。洗滌過程煩雜，費時且費用昂貴，但洗滌結果白血球（顆粒球及淋巴球），血小板及血漿含量極微，幾無輸血反應之慮，特別是由血小板引起之發熱反應，特於預防 HLA 之感作或腎臟移植患者之輸血上，非常有益。又這種血液中之肝炎抗原（HBAg）在反覆之洗滌中多已消除殆盡，此故肝炎感染危險率極少，但製備後，必須於 24 小時內使用。

多血小板血漿及血小板濃縮液 (Platelet-rich plasma and platelet concentrate)

血小板生成障礙，血小板過度破壞、血小板機能障礙或大量出血後，只補充保存血液之結果，呈現之血小板減少時，均有輸血小板之需要。

當血小板減少至 40,000/cmm 以下，常出現自發性出血 (Spontaneous hemorrhage)，一般說血小板數在 10,000/cmm 以下時，常見大量之出血，但有時血小板有 10,000/cmm 以上，也可見致命之

表 9-9

Source of Plat.	1 unit	No of Platelets
Fresh WB	500ml	100%
Plat-rich Plasma	220ml	90%
Plat. conc.	25ml	70~80%

Dosage of Platelet conc.: 0.1u./kg BW 4~8 u. for an adult
Theoretically, one unit of platelet conc. should raise plat.
count $1\text{-}1.5 \times 10^4$/cmm

出血現象，反之，血小板 10,000/cmm 以下之患者，也不一定出現自發性出血，又有眾多臨床經驗，血小板數在 30,000/cmm 以上就可忍耐大的開刀。

　　血小板的來源有新鮮血液，多血小板血漿以及血小板濃縮液等，其中以濃縮液最爲有效。表 9-9 係比較三種不同製品之輸血效果。

　　血小板濃縮液輸入 20 小時後，受血者體內中血小板之增加數，可由下列公式換算

$$血小板增加數 = \frac{(輸血後血小板數 - 輸血前血小板數) \times 體表面積 (m^2)}{輸入血小板濃縮液（單位）}$$

理論上，每體表面積，一平方公尺 (m^2)，輸入一單位之血小板濃縮液，可增加血小板數 10,000～15,000/cmm，但由於脾臟之抑留、出血、發燒、感染等消耗，實際上增加之數目較少。血小板輸血效果之判斷，以出血時間之檢查最爲銳敏。根據 Harker 和 Stichter，血小板數在 10,000 至 100,000 間時，血小板數與出血時間有一定之相反比例。

血漿 (Bank plasma, Pooled plasma)

　　滙集多人之血漿製成 pooled plasma，輸入此種血漿，感染血清性肝炎之機率頗高，常不被推薦使用，但在無法取得 HBAg 陰性之清蛋白，而須卽刻補充血液量時，亦可採用來自同一供血者之血漿 (Single donor unito)。實際上對循環血液量減少 (Hypovolemia) 之治療，不一定要使用血漿，對於危急之患者，可先注入數倍於失血量之 Lactate Ringer 或 Buffered normal saline 就可。爲了增高血漿之 osmolarity 則可用市售之 Dextran, Ringer lactate 與正常人血清蛋白之混合劑，但前者，一天之總量不宜超過 1,000 c.c.，否則有時引起出血時間之延長或出血之危險。最近廣用低分子 Dextran（分子

量 30,000～40,000)，此種低分子之 Dextran 較血漿之膠質滲透壓
爲高，且有防止紅血球凝集之優點。

冷凍血漿 (Frozen plasma)

新鮮冷凍血漿 (Fresh frozen plasma, FFP)，係血液採取後，

表 9-10　Approximate Percentages of Original Plasma
Content of Clotting Factors Recovered
in Cryoprecipitate

Factor	Synonym	Percent
VIII	antihemophilic globulin (AHG)	56.0
I	fibringen	23.0
II	prothrombin	1.5
V	proaccelerin	1.0
VII	proconvertin	1.8
IX	PTC	5.5
X	Stuart–Prower	1.4
XI	PTA	1.1
XII	Hageman	2.0

Approximate Protein/Volume Comparison
for Cryoprecipitate and Plasma

One Unit	AHG Unit	Total Protein, (gm)	Fibrinogen (mgm)	Volume (ml)
Fresh Plasma	228	17.7	720	240
Fresh Frozen				
Plasma——Thawed	182	17.7	720	240
Cryoprecipitate*	128	0.55	191	3

*There are at least traces of all plasma protein constituents.

在短時內（6 小時以內）分離之血漿，在零下 30°C 貯存者，此血漿中含有全部可溶性之凝固因子。由保存血液（採取後數日內）分離之血漿，只有較安定之凝固因子，如第 1，2，7，9，10，及 11 等而不含不安定凝固因子如第五及八因子。

新鮮冷凍血漿爲重要的凝固因子來源, 但急需高濃度凝固因子時, 則嫌 L量7 太多, 使用時費時, 心臟負荷大, 且有肝炎感染之危險性。自單一供血者製備之血漿則遠較滙集血漿（Pooled plasma）感染肝炎之抗率爲低。

凝固因子濃縮液（Clotting factor concentrates）

抗血友病因子濃縮液（Antihemophilic concentrate）係將新鮮冷凍血漿於 4°C 下, 徐徐解凍, 約經 18 小時, 則產生粘稠狀沈澱物, 將此離心分離所得之沈渣稱爲冷凍沈澱（Cryoprecipitate, "Cryo"）。一單位血漿（自 500c. c 血液分離）製備之 "Cryo" 約爲 20c. c, 其中含有原血漿第 8 因子 50%, 第 1 因子（纖維素原） 30%, 另有 13 因子。一般說, 一單位 "Cryo" 含有第 8 因子 100 單位, 纖維素原（Febrinogen）150mg, 市售 Antihemophilic concentrate 係將此 "Cryo" 再一度濃縮或凍結乾燥製成的, 使用時, 用 10c. c 無菌生理鹽水溶解就可參照（表 9-10）。

乾燥人纖維素原（Desiccated human fibrinogen）

係由 Cohn 氏分劃法（Cohn fractionation） 製備而成。市售品多由滙集血漿（Pooled plasma） 製成, HBAg 感染之危險率頗高, 很少採用。

第九因子濃縮液（Factor IX concentrate）

新鮮冷凍血漿（FFP）, 除去 "Cryo" 之部分, 則稱爲模擬血漿（Modified plasma） 其中含有較安定之凝固因子, 第 2，7，9 及10,

可用於治療凝血酶原複合因子欠缺症（Prothrombin complex deficiency）患者。這種濃縮液，市售品中有 Proplex, 及 Konyne 等，但均含有相當高之 HBAg 感染率，並可促成凝固因子之活性化而有血栓之危險，故除急症外，很少使用。

顆粒球濃液（Granulocyte concentrate）

顆粒球可由連續血球分離機（Continuous flow separator）或用特殊之 Nylon 濾器，而自同一供血者大量蒐集， 1 單位可達 1-3×10^{10}, 一個供血者，一次可供 6～8 單位, 可用於顆粒球減少症（PMN 在 500/cmm 以下）或白血球減少而有感染之危險者，可藉輸血而達到預防或治療感染之效果，此種輸血之對象，主要為化學療法中出現一過性白血球減少而曝露於感染環境之癌症患者或再生不良性貧血患者等。

白蛋白（Albumin）

白蛋白，係由 Cohn 氏酒精分劃法（Cohn's alchohol fractionation）製成，清蛋白之輸入，無肝炎之慮，亦可用於循環血液量之補充。類似的製品有 Plasmanate, Plasma protein fraction 等，此種製品中，除清蛋白外，多含有氨基酸（Amino acid）。

免疫球蛋白（Immunoglobulin）

由滙集保存血漿（Pooled plasma）製成，為 16.5gm％ 之球蛋白液（Gammaglobulin）, 含有常人曝露一般感染原後產生之抗體。對特殊之感染如小兒麻痺症（Poliomyelitis）, 破傷風（Tetanus）腮腺炎（Mumps）白喉（Diphtheria） 百日咳（Pertussis）, 德國麻疹（Rubella）及麻疹 （Measles） 分別具有高力價抗體之免疫球蛋白，則稱為特異性免疫球蛋白（Specific immunoglobulin）。

第四節　輸血的適應

I. 循環血液量之補充

在多種疾患中，輸血最普通的理由就是補充減少之循環血液量。但是正確地估計病人喪失之血液量，實際上是很困難的。

循環血液量之測定可用色素法及同位素法。一般對正常狀況下之血液量測定比較容易而正確，但對出血時，隨時有變動之血液量之測定則正確性不如前者。此外，由血紅素（Hb）及血球溶積值（Hematocrit）之測定也可推測失血量。但出血後種種狀況，如經過之時間長短及水分補充之程度，影響測定結果甚大。Ebert 對於出血時循環血液量之變動曾述如下：正常人若急速喪失 1,000 西西血液，則其出血直後及 24、48、72 小時後之靜脈血球容積之減少量，分別為 3%，5%，6% 及 8%。通常健康成人在 20 分鐘內失去 430 西西左右之血液，很少看到血壓或脈搏之變化，若保持臥位，則雖急速出血 1,000 西西，也不會有血壓下降之現象，若失血高達 2,000 西西（相當於全血量之40%）則血壓下降。外科手術當中失血量之評價常利用浸血海綿之重量來估計，實際上其重量僅相當於出血量之 70%。

II　氧氣運輸功能之改善

氧氣之輸送為紅血球之重要功能，當紅血球嚴重減少，即貧血時，將出現組織缺氧現象（Hypoxia）。一般而言，慢性貧血能用特殊治療改善者，不必要輸血，而急性貧血，如急性出血性貧血或溶血性貧血則有輸血的心要。慢性貧血之孕婦，在外科手術前，常作輸血治療，係鑑於貧血可能延創傷恢復之想法，事實上不一定如此，輸血之需要應以各種狀況來判定。

III　凝固因子之補充

血小板或凝固因子欠缺之患者，在外科手術前或手術中均有成分輸血之必要。 若有多種凝固子欠缺時，應輸以新鮮血漿。纖維素原 (Fibrinogen) 之補充，必須維持血漿纖維素原至 100mg/dl 以上才有效。若纖維素原之減少，係原因於消耗過剩 (Over consumption)，原因除去後，有些不需依賴補充治療法，也可獲得恢復。第五因子之欠缺則極爲少見，這種凝固因子之長半衰期非常短暫，當其欠缺時必須多次輸血，才能奏效。

抗凝固劑治療之患者及血漿凝血酶原複合體 (Prothrombin complex) 減少時，注射 Vit K 可獲得改善。 肝硬化患者， 若有血漿凝血酶原低下者，其外科手術時，給予 Stored blood 亦可獲得迅速改善。

血友病 (Hemophilia) 患者，遇有外傷或外科手術時，其血中第八因子之濃度必須維持在正常人之 30% 以上，而第九因子欠缺之病人，在止血之目的上，亦須維持血中濃度在 20～30% 左右。第九因子濃縮液，現已能製取、市售，使用上非常方便。（參照表 9-11）

關於血小板之減少， 通常血小板數在 50,000/cmm 以上者， 對於止血機轉 (Hemostasis) 不會有很大之妨害，若降至 50,000/cmm 以下，則必須輸新鮮血液或血小板濃度 (Platelet concentrate) 來治療。血小板數在 10,000/cmm 以下者爲預防嚴重自發性出血也應輸以血小板濃液。

第五節　大量輸血 (Massive blood transfusion)

大量輸血係指於 24 小時內， 輸血量達 2500～5000 c.c 者。出血以後， 隨著輸血， 在患者體內所殘留患者原有血液變動之百分率，如表 9-12 所示。 輸血， 特別是大量輸血， 可能出現種種不良副作

表 9-11　血凝固因子之補充療法

Factor	Normal level	Life span in vivo (1/2 life)	Fate during coagulation	Level required for safe hemostasis	Stability in ACD bank blood (4°)	Ideal agent for replacing deficit
I (fibrinogen)	200-400mg/100ml	72hr	Consumed	60-100mg/100ml	Very stable	Bank blood: concentrated fibrinogen
II (prothrombin)	20mg/100ml (100%)	72hr	Consumed	15-20%	Stable	Bank blood; concentrated preparation
V(proaccelerin, accelerator globulin labile factor)	100%	36hr	Consumed	5-20%	Labile(40% at 1 week)	Frozen fresh plasma; blood under 7days
VII (proconvertin, serum prothrombin conversion accelerator [SPCA] stable factor)	100%	5hr	Survives	5-30%	Stable	Bank blood; concentrated preparation
VIII (antihemophilic factor [AHF], antihemophilic globulin, [AHG] plasma thromboplastin factor)	100%(50-150)	6-12hr	Consumed	30%	Labile(20-40% at 1 week)	Fresh frozen plasma concentrated AHF; cryoprecipitate
IX (Christmas factor, plasma thromboplastin component [PTC], hemophilia B factor)	100%	24hr	Survives	20-30%	Stable	Fresh frozen plasma bank blood, concentrated preparation
X (Stuart-Prower factor)	100%	40hr	Survives	15-20%	Stable	Bank blood; concentrated preparation
XI (plasma thromboplastin antecedent[PTA])	100%	Probably 40-69 hr	Survives	10%	Probably stable	Bank blood
XII (Hageman factor)	100%	Unknown	Survives	Deficit produces no bleeding tendency	Stable	Replacement not required
XIII (fibrinase, fibrin-stabilizing factor [FSF])	100%	4-7 days	Survives	Probably less than 1%	Stable	Bank blood
Platelets	150,000-400,000/mm³	8-11 day	Consumed	60.000-100.000/mm³	Very labile (40% at 20hr; 0 at 48 hr)	Fresh blood or plasma; fresh platelet concerntrate (not frozen plasma)

source: E.W. Salzman, Hemorrhagic disorders, in J.M. Kinney; R.H. Egdahl. and G.D. Zuidema (eds.) "Manual of preoperative and Postoperative Care," p. 157, W.B. Saunders Company, Philadelphia, 1971.

表 9-12　Percentage of Original Blood Volume Remaining
in a Patient With a 5-Litre Blood Volume
Transfused With 500-ML Units

Situation*	Magnitude of hemorrhage and transfusion		
	1 Blood volume (10 units)	2 Blood volumes (20 units)	3 Blood volumes (30 units)
Best ··························	37%	14%	5%
Usual ······················	25-30%	10%	3-4%
Worst ·····················	18%	3%	0.4%

*The "best" situation requires simultaneous and equal replacement
during hemorrhage; the "worst" situation means initial loss of one-half
blood volume not replaced until the hemorrhage has stopped.
SOURCE: After Collins.

表 9-13　Some Undesirable Effects of Blood Transfusion (BT)

Factors	In What Case	Undesirable Effect
Citrate	Exchange BT in new born Rapid BT in adult with impaired liver function	Citrate intoxication
Potassium	Exchange BT Massive BT BT in hyperpotassemic patient	Marked EKG change death
Lactate	Massive ACD BT to severely wounded case	Severe acidosis
Ammonia	Massive BT to liver failure case	Coma
HL-A antigen		Sensitization
Microaggregates	Massive BT to a case with pulm. insufficiency	Pulm failure
Hepatitis antigen	every recipient	transmit hepatitis of B or Non-A. Non-B type

用 (Adverse effect)，也列舉於表 9-13。

體外循環 (Extracorporeal circulation)。

向來開心手術時，都使用新鮮之肝素血液 (Heparinized blood)，當肝素之量過多時，需注射 Protamine sulfate 來中和。Johnson 及 Green walt 由他們之經驗中獲知，抽出五天內之 ACD 血液中，同時加入 Heparin（肝素）及 Calcium 後，也可用以體外循環。這種血液，在使用之最初數分鐘常見 pH 之下降，而血小板在最初之 10 分鐘內，也有有意義之減少，但在 Perfusion（擴散）接近終了時，兩者，卽 ACD 血液及 Heparin 血液並無顯著差別。

第六節 血液之給予方法(Methods of administration)

I 一般方法

血液輸入之速度，因患者之情形而異。一般而言，最初之一分鐘以 5ml/min 之速度輸入，其後增為 10～20ml/min。嚴重失血 (Oligemia) 時，最初 10 分鐘就給以 500c. c，必要時，再以同樣速度給以 500ml，若以這種速度給予 1000c. c 以上血液時，應先將血液加溫為宜。影響輸血速度的因子有：針孔之大小（Gauze）及血液瓶（袋）吊高之程度。當末梢血液循環不全，如休克（Shock）時，血管收縮，阻止血液之流入，此時必須將血液瓶（袋）吊高，或加壓注入。若血液溶器為塑膠袋時，可利用 Pressure cuff 加壓，若為玻璃瓶時則需將空氣打入瓶內，加速血液之流出，但後者常伴有空氣栓塞 (Air embolism) 之危險，施用時，應特別小心。

大量輸血時，需注意循環血液之過度負荷 (Circulatory overloading)，此時最好測量中心靜脈壓 (Central venous pressure) 以便隨時調整。

II　動脈輸血: 較靜脈輸血，事實上並無優點。

III　其他方法: 骨髓內輸血及腹腔內之輸血，也偶爾被採用。後者進入腹腔內之紅血球，其 90％ 進入循環血液，需歷時一週，無實際利用價值。骨髓內輸血需先作胸骨或腸骨之骨髓穿刺，然後再將血液注入，其輸入速度緩慢且伴有局部疼痛也很少採用。

第七節 自家血液之輸血（Autologous blood transfusion）

將自己的血液再輸入自己之身體時，稱爲自家血液輸血（Autologous blood transfusion）。而一般常用之輸血，卽將別人之血液輸入另一人之體內則稱爲同種血液輸血（Homologous blood transfusion）。自家血液輸血，可分爲兩種，卽(1) Intraoperative autologous blood transfusion（手術中之自家血液輸血）及(2) Predeposit autologous blood transfusion（貯存性自家血液輸血）。

(1)手術中自家血液輸血:

1934 年 Tiber 曾對子宮外孕破裂之患者 123 例，將流入腹腔內之血液，吸取過濾後，再輸入同一患者體內，僅有一例死亡之報告。這種方法也可應用於肝、脾破裂之患者。

(2)貯存性自家血液輸血:

某些患者爲其將來輸血之必要，可事先將自己之血液採取，貯存血庫（也可用冷凍紅血球法），需要時再取出使用之方法。此法雖非常實際，也較一般輸血有很多優點，但保存中血液成分之變化，貯存之時間及費用等也需考慮。

第八節　輸血之副作用

輸血在現代已成爲非常有效之一種治療，而廣被利用，但血液本

身係由複雜之成分形成之混合物，在輸血時，難免有副作用以及不良合併症。輸血學之進步，在於更安全地完成輸血手技，但仍有尚未解決之問題。輸血副作用發生之原因如表 9-14。

輸血副作用之種類，如表 9-15 所示，這些副作用，有的於輸血後短時間內發生，如 1a，有輸血後經過多時才發生者，如 2c，亦有介於兩者中間者。這些副作用之發生，常與輸入之血液量、血液品質有關，有些則與輸血速度、輸血次數等等有關，並非單純，而副作用出現之頻度也自 0.2% 至 10% 不等。一般說，輸血例之約 2% 可出現不良反應。輸血副作用之種類及其比較的頻度根據瑞典 Ahrones 與

表 9-14　輸血副作用之發生原因

(1)技術的錯誤 (technical errors)
　　　血液型判定錯誤
　　　交叉試驗之錯誤
　　　採血用具滅菌不完全，採血部位消毒不完全
　　　輸血技術之錯誤
　　　輸血適應判定錯誤
(2)事務上或管理上錯誤 (clerical or adminstrative errors)
　　　標籤的貼錯
　　　患者血液型記錄的錯誤
　　　輸血時弄錯給予別的病人
　　　血液管理不良
　　　超過限期血液之使用

表 9-15　輸血副作用之種類

1. 溶血性輸血反應

　　　　a. 血管內溶血（卽時、急性、遲發性反應等）──血型不適會反應。

　　　　b. 血管外溶血反應

　　2. 發熱反應

　　　　a. 不適合白血球、血小板、或血漿。

　　　　b. 血管外溶血與抗原抗體反應

　　　　c. 感染症之移入（肝炎、瘧疾、梅毒等）

　　　　d. 熱原

　　3. 過敏性反應

　　　　a. 呼吸器症狀

　　　　b. 皮膚症狀

　　　　c. 過敏性之傳達

　　　　d. 過敏性血球減少症

　　　　e. GVH 反應

　　4. 血液保持液引起的副作用

　　　　a. Citrate

　　　　b. Heparin EDTA

　　　　c. Hyperpotassemia 等

　　5. 不良器具或技術不良引起的副作用

　　　　a. 空氣栓塞

　　　　b. 其它異物之流入

　　　　c. 寒冷刺激，輸血速度太快

　　　　d. 過剩輸血

Kissmyer-Nielson 之統計（如表 9-16），發熱反應有 75%， 過敏反應爲 14%， 溶血反應爲 5%。 輸血後肝炎之發生在日本較此統計高 10 倍，而我國也有此現象。下面簡述主要輸血反應。

溶血反應

　　由於紅血球本身之 Allo-antibody 引起之溶血，可分爲血管內溶

表 9-16 輸血之副作用 (Ahrons & Kissmeyer-Nielsen)

年	1961	1962	1963	1964	1965	1966	計	輸血件數[%]	總副作用[%]
輸 血 件 數	10783	10992	11688	13345	13876	13337	74221		
溶 血 反 應	1	4	2	3	4	1	15	0.02	1.10
遲 發 溶 血	0	0	0	13	19	19	51	0.07	3.76
發 熱 (38°C<)	178	169	158	152	167	200	1024	1.33	75.40
Allergy	28	25	30	32	46	24	185	0.25	13.60
肝 炎	4	3	0	9	5	0	21	0.02	15.4
過 剩 輸 血	4	2	3	6	5	7	27	0.04	1.98
Citrate 中 毒	1	3	3	3	1	0	11	0.01	0.81
其 他	5	8	6	2	2	1	24	0.03	1.76
計	221	214	202	220	249	252	1358		
%	2.04	1.94	1.72	1.64	1.79	1.88		1.82	

血 (Intravascular hemolysis) 及血管外溶血(Extravascular hemoly-sis)。急性溶血, 通常都是血管內溶血, 而多半由於 ABO 型不適合之結果造成, 此外亦可由抗 JK 抗體, 抗 Fy 抗體所引起。 血管外溶血時, 被覆抗體之紅血球, 常在細網內皮系 (Reticulo-Endothelial system, RES) 破壞而被除去, 這種反應較為緩慢, 通常於輸血後一星期內發生, 其臨床症狀亦較輕微。

溶血反應, 可能由於實驗室事務上 (Clerical) 或技術上 (Technical) 錯誤或病房中輸血錯誤而引起。 血管內溶血的特徵有血紅素血症 (Hemoglobinemia) 及血紅素尿症 (Hemoglobinuria)。 正常游離之血紅素 (Free hemoglobin) 在循環血液中與 Haptoglobin 結合 (100 c.c 血漿中 Haptoglobin 與 100 mg Hemoglobin 結合), 此結合物 (Complex), 在細網內皮系 (RES) 被除去。若游離之血紅素超

過 Haptoglobin 之量，則 Hemoglobin 分解後之 Heme 也被游離出，形成 Hemalbumin 而出現 Hemalbuminemia。游離血紅素達到 25mg/dl 時其一部分已可在尿中出現，但一般需達到 150mg/dl 才會出現血紅素尿症 (Hemoglobinuria)，此時於腎臟常見細尿管之壞死或細尿管內血紅素之沈著。

　　臨床症狀：意識清楚之患者，於急性溶血時，首先感覺輸血部位之灼熱感，延著靜脈延伸及疼痛之感覺，其次有顏面潮紅，腰痛、胸部絞痛現象。輸錯血量 50c.c 左右，就可發生戰慄、發熱、呼吸急促、血壓下降以及頻脈等症候。麻醉下之外科病人，自覺症狀缺如，但常見異常出血以及血壓之下降，後者雖給予補充療法，仍舊可見。異常出血是由於紅血球破壞時，釋放出 Thromboplastic substance 而引起。患者若接受 1 品脫 (Pint) 以上之不適合血液 (Incompatible blood)，則所出現之溶血反應症狀，非常嚴重，死亡率亦相當高。急性出血性傾向約有 8-30%，多由於血小板減少，纖維溶解之活性增加或凝固因子，特別是第五及第八因子之消耗而起，即所謂之消耗性凝固因子異常症 (Consumption coagulopathy)。

　　Rudowski 曾報告輸血有關溶血反應所見臨床症狀之頻度如下：尿 58%，血紅素 56% 血壓下降 50%，黃疸 40%，噁心嘔吐 30%，側腰痛 25%，發紫及發燒 22%，呼吸困難 20%，惡寒 18%，出血 16%，神經症狀 10%，過敏反應 6%。

　　治療：若懷疑有輸血反應時，應立即停止輸血，其次抽取受血者的血液與輸血中之血袋，一起送往血庫，與輸血前之檢體比較核對，此外要作殘留血液之細菌培養，受血者血清膽紅素之測量等。血紅素 (Hb) 1gm 分解而生成膽紅素 40 mg，故有溶血反應時，間接性膽紅素增高。溶血之實驗室檢查特徵有血紅素尿症，血紅素血症（血中游離

血紅素超過 5mg/dl 者)，血清 Haptoglobin 之低下 (<50mg/dl)。
血清學上可以證明供血者及受血者抗原不適合現象。又受血者血液之
Coombs 氏直接反應也常顯示陽性結果。最簡單的發現，乃利用導尿，
觀察小便顏色及尿量之變化。通常插入 Foley catheter 導尿，檢查
每一小時之尿量及 pH 斟酌腎臟之障礙程度而給予利尿劑和施以尿
之鹼性化作用，爲此常用 20% manitol 100ml 及 Na-bicarbonate
45 mEq。若有乏尿或無尿現象，則應限制水分及鉀鹽之補給。 必要
時，要如急性閉塞性腎衰竭 (Acute obstructive renal shutdown) 之
患者般處置，有時需施以血液透析。在乏尿或無尿之恢復期，常見多

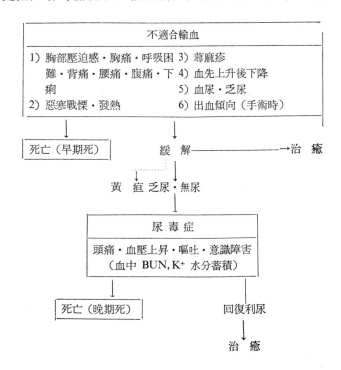

圖 9-6 不適合輸血後之經過

尿現象，此時對患者體內電解質，尤其是 Na⁺ 及 K⁺ 應加以特別注
意。圖 9-6 表示溶血反應之經過與予後。

過敏反應 (Allergic reaction)

輸血例中約有1％出現過敏反應，其症狀通常都很輕微，主有蕁
麻疹及發燒，偶而亦有 Anaphylactic shock 之嚴重症狀。這種過敏
反應常由於輸入具有過敏症供血者之血液而起，卽抗體之輸入而起，
此外亦由因輸入受血者過敏之抗原而起。治療則因症狀之輕重而異，可
用抗組織胺劑 (Antihistamines) 腎皮質素 (Epinephrin) 或 Steroids。

細菌感染

血液保存中，偶有細菌之污染，Gram 陰性菌亦可在 4°C 生長
而污染血液。輸血時所見細菌感染，多由輸血器具之污染或注射部位
皮膚消毒不良而起。臨床症狀有發熱、惡寒、戰慄、腹部、絞痛、嘔
吐以及下痢等，有時亦見出血傾向。手術中之患者，則可能出現異常
出血或由菌毒毒素引起之休克。治療上，應首先停止有細菌污染可疑
血液之輸入。急救方面，需給以 adrenalin 之注射，氧氣吸入以及抗
生素等。

空氣栓塞 (Air embolism)

輸血反應併發症之一，亦有空氣栓塞之報告。健康動物雖急速注
入大量空氣，其耐力頗大，實驗上，其最小致死量爲 7.5ml/kg，而
死亡率也可因注射時，將動物作左方側臥之姿勢而減少一半。由這些
實驗結果推測，人類可能忍受一次 200ml 空氣之注射，然而小量之
空氣，亦不能說完全沒有危險。空氣栓塞之發生，往往由於輸入血液
時，爲了增加速度而將容器中之空氣一起壓入而起。

臨床症狀：靜壓脈上升、發紺、心臟出現磨粉水車雜音（"Mill-
wheel" murmur）、血壓下降、頻脈、眩暈等。患者若原有呼吸機能障

礙者，可因空氣栓塞而死亡。動脈空氣栓塞（Arterial air embolism）時則有頭暈、昏迷、痙攣等症候。有時輸血所用塑膠管之一部分斷離而殘留於血管內，再經右心房移動到肺動脈而致人於死，亦有經導管（catheter）將栓塞安全除去之報告。

治療：需將患者保持左側臥位，頭部降低，雙腳提高。

靜脈血栓症

八小時以上之靜脈注射，很容易引起靜脈血栓症。靜脈血栓之發生，則上肢較下肢爲多。

過量輸血及肺水腫

對循環之過量負荷（Circulatory overloading）是必須注意而可預防之併發症，患有心臟疾患者急速輸血（液）時，更易發生。大量輸血（液）時，應隨時測量中心靜脈壓，藉以調整輸血（液）量及速度。急性肺水腫也是大量輸血（液）時容易引起之併發症，小量輸血（液）時，有時也可引起。臨床症狀常見者有靜脈壓之上升，呼吸困難及咳嗽，在肺底部則常可聽性囉音。治療上，應立卽停止輸血(液)，將患者維持坐位，必要時瀉血（Phlebotomy）。

疾病之輸入（**Transmission of diseases**）

由輸血引起之疾病有 Malaria, Chagas 病，Brucellosis 及 Syphilis 等。若輸入梅毒反應陽性之血液，則於輸血後 20 天左右，可見受血者血清梅毒反應之陽性轉變。

病毒性肝炎

輸血傳播的感染症中目前最重要的是病毒性肝炎。肝炎過去分兩種，卽 A 型肝炎及 B 型肝炎但現在大家知道另有一羣非 A 非 B 型肝炎。臨床上前二者的主要的差異是潛伏期間：前者爲 15～50 天，後者爲 30～160 天。 B 型肝炎之感染之有無或者是否帶菌者，由免疫學的方

法查肝炎表面抗原（HBsAg）就可以查明，A型肝炎之感染亦由A型肝炎抗體（HAAb）之檢查可以查出，在血庫血液之選定時，第三代 HBsAg 檢查（RPHA）法或 RIA 法被使用以來，輸血後肝炎之頻度減到從來的 1/3，但對非A非B肝炎之感染現在還沒有有效的預防方法，據日本輸血學會（1973）之報告，受血者之輸血後 HBsAg 之陽性轉化率（以 RPHA 檢查）大約是 5%（13/262 例）陽性轉化時期是輸血後 3～10 週，一方面從肝功能檢查來評定的輸血後肝炎罹患率是 14.5%（38/262 例）而其經過中，HBsAg 陽性化比例只有 6 個。由此可推斷，輸血後肝炎的大部分爲 Non A-Non-B 肝炎。文獻上輸血後肝炎罹患者之 35% 會變 HBsAg 之長期帶菌者。Krugman 說免疫球蛋白對於A型肝炎之預防有效但對B型肝炎的預防效果不一定。若人被接種 HBsAg 陽性材料或被輸注 HBsAg 陽性血液時必須迅速地使用 specific immunoglobulin（HSF）anti HBsAg 其推薦使用量是 0.5IgG 給與深部肌肉內。

第 十 章

外科病人之體液、電解質平衡及營養 陳秋江

人體有克服外來刺戟或傷害的本能，換言之，當人體受到傷害或發生疾病時，可經由神經內分泌系統之反應，引起一連串生化學的和新陳代謝的變化與調整，務使體內細胞的生活環境保持正常，以維護細胞之生存和功能，這種自我適應外來傷害之調整能力稱爲體內環境穩定力 (Homeostasis)。這種體內環境穩定力，需視外來傷害之大小，體內神經內分泌系統反應力之完整性及各種臟器之蓄能多寡而定，當外來傷害過大，或體內神經內分泌系統之反應力被剝奪，或主要臟器之功能有缺失，很可能打破這種體內環境穩定力，而導致體液，電解質和酸鹼度之不平衡，細胞氧氣輸轉供應之障礙，能量物質利用及儲蓄之改變及氮平衡之失調，甚至導致血液凝固作用發生障礙和感染抵抗力之減退，最後引起全身各種臟器之衰竭，以致於死亡。上述人體受傷害時，代謝變化之發生機轉相當複雜，至今仍有許多地方未明，且各種代謝變化之間常互爲因果或相互加強，在臨床上也常混合表現，故名稱繁複而容易混淆，例如休克與脫水，缺氧與酸血症，敗血與營養衰竭，都是互有關連的名詞，而實際上可相伴而生，本章將以外科病人代謝中的體液變化和營養爲主要討論對象。體液及其組成的改變能立即危害細胞之功能與生存，而營養對細胞功能之影響則較遲緩而持續，故本章將分三部分來闡述外科病人之上述代謝問題。第一部爲外科病人對外來傷害之反應，第二部爲外科病人之體液，電解質和酸

〔**407**〕

鹼平衡，第三部爲外科病人之營養。

第一節　人體對傷害之反應

所謂傷害是對體內細胞或組織產生不正常刺戟的各種因素的總稱。當人體受到這些不正常的刺戟時卽引發一連串的神經內分泌及新陳代謝反應，並可使某些特殊器官改變其功能。

I. 外科病人常遭遇的幾種主要傷害因素:

(1)創傷（包括外來的組織損傷及手術的傷口）：幾乎每一個外科病人都有一個共同的特色，就是有手術的切割或外來的創傷。不論其大小，創傷可在人體中發生多種效果: (1)爲局部傷口的出血或體液的損失。(2)爲傷口的疼痛引起的中樞神經和內分泌系的刺激，(3)爲局部細胞的破壞分解，所產生的代謝物質傾入循環系。

(2)低循環血量及休克: 體液損失或出血是外科病人常見的現象，如燒傷、腸阻塞、腸瘻、腹膜炎，外傷常可導致低循環血量，而重者可致休克，都是對人體產生不正常刺戟的傷害因素。

(3)饑餓: 外科病人在受傷後或手術前後，幾乎都有一段時間無法正常攝食，尤其腸道手術病人常要長時間的禁食，這種饑餓違反正常生理，可對人體產生傷害。

(4)外科病人的創傷或手術傷口常有感染併發，有些病人就是由於某些感染病巢而需要接受外科治療（如各項膿瘍，腹膜炎等）。這些感染對病人而言是另一種傷害因素。

(5)麻醉劑及藥品: 外科病人大部分需要接受麻醉手術，麻醉藥劑中有些會影響內分泌系，有些會影響某些特殊器官的功能，有些會改變，阻止或刺戟自律神經系。除了麻醉藥劑之外，許多抗生素，止痛藥，也可對人體產生不良的副作用，都應該考慮是一種傷害因素。

(6)大量輸血: 庫存的血液含氧少, 鉀鹽量增, 血小板少, 且含有細胞碎屑的小凝聚體, 大量輸血時常有許多不良後果, 不但引起病人之代謝變化, 也可以產生肺小血栓的形成或出血傾向。

(7)精神壓力: 外科病人除疼痛外, 恐懼、失眠、被隔離、被排斥或對生命的疑慮, 不安都是一種傷害, 可以引起神經內分泌及代謝反應並使病情惡化, 應該在處理病人時一併加以考慮。

II. 神經內分泌系對傷害之反應:

受傷時來自受傷部位的求心性神經經由脊髓到腦, 卽這些刺激經由痛覺神經路和中腦的網狀形成 (Reticular formation) 而引起大腦皮質和下視丘的興奮。下視丘是腦下垂體多種荷爾蒙分泌的控制中樞, 而副腎又是受腦下垂體分泌的影響, 漆形成下視丘——腦下垂體——副腎軸系的連鎖反應。

因此外傷時分泌增加的荷爾蒙首推(1)ACTH 與 Cortisol。如外傷之外尙有感染、出血或精神上的創傷, 則 ACTH 與 Cortisol 的分泌更甚, 但副腎功能不全的病人遇到外傷或手術侵襲時, 如不補給副腎皮質素則必死亡, 因副腎皮質素為對外傷反應的必須品。副腎功能不全有許多型態: ①急性者, 如新生兒的腎上腺性徵異常症 (Adrenog-enital syndrome), 通常為出生後 1~4 星期的嬰兒, 會發燒, 體重減輕, 嘔吐、高血鈉症, 休克及高度的失鹽性脫水, 如為女嬰則可能有陰核腫大現象。②成人的阿迪生氏 (Addison's) 病是一種慢性的, 嚴重的副腎功能不全, 如予以手術, 會急性惡化產生危機 (Crisis), 此種功能不全是因副腎皮質的酵素缺失, 使 C_{11}. C_{20}、C_{21} 的氫氧基取代作用 (Hydroxylation) 失敗所致。③慢性的副腎功能不全, 也可由長期使用副腎皮質素而起。④有一種於外科手術後引起的亞急性副腎功能不全, 譬如施行兩側副腎摘除術或手術中使用肝素 (Heparin)

而致副腎內出血的病人，若不早期發現予以補充副腎皮質素，於術後
3-4 天卽會出現症狀，因嚴重的低血鉀和低血糖而死亡。至於長期受
傷是否會引起副腎功能的衰竭？曾有人認爲可能，但事實證明，因外
傷、敗血、感染，燒傷等嚴重而持續的外來傷害致死的病人，血中的
副腎皮質濃度不但不降低反而非常高。傷害後如果血中副腎皮質素持
續在高濃度時，係一種不良的徵候，表示其傷害仍在進行而且程度仍
很嚴重。

(2)第二個外傷時分泌增加的荷爾蒙是 Renin-Angiotensin，係因
腎皮質內腎小球的求心性動脈小管的灌流壓不夠（亦卽血壓降低或循
環血量不足）而起。 在腎小球旁邊的旁腎小球器 (Juxtragromerular
apparatus) 細胞與求心性動脈小管密接，隨其灌流壓的變化而分泌
腎酵素 (Renin) 至腎靜脈血及腎淋巴液內，然後引起肝內的 Angi-
otensinogen 變成 Angiotensin I。Angiotensin I 在血流中再轉化爲
Angiotensin II。Angiotensin II 刺激副腎皮質而分泌 Aldosterone。

(3) Aldosterone 是第三個外傷時分泌增加的荷爾蒙，除由 Renin-
Angiotensin 激發其分泌外，隨外傷後 ACTH 的增加，血中鈉離子
的降低，細胞外液的減少或血中鉀離子的增高，亦可促進副腎皮質分
泌 Aldosterone，但以鈉離子降低較主要，ACTH 次之。Aldosterone
之主要作用爲腎排泄重碳酸鈉之量減少,使尿呈酸性並帶多量之鉀鹽,
亦卽藉鈉鹽之保留以維持體液量,同時也可藉循環液之維持提高血壓。

(4)第四個外傷時分泌增加的荷爾蒙是腎上腺素 (Epinephrine，卽
β-感受器刺戟劑) 及新腎上腺素 (Norepinephrine，卽 α-感受器刺激
劑)。 腎上腺素由副腎髓質分泌而來， 新腎上腺素則由副腎髓質及交
感神經末梢同時產生，因此一般外傷後，新腎上腺素之分泌多於腎上
腺素。此外，循環血量的改變（減少），求心性知覺神經的刺激，細

菌內毒素和低血糖也可直接刺戟下視丘而引起這兩種荷爾蒙的分泌，故此兩種荷爾蒙是最早被發現且爲外傷後神經內分泌系反應最基本的荷爾蒙之一，其作用不但對循環及代謝有多種影響，也對其他荷爾蒙之分泌有顯著的支配作用，如在外傷時，腎上腺素分泌增加而刺戟腦下垂體產生 ACTH，繼而引起上述 Glucocorticoid (Cortisol) 及 Aldosterone 的分泌。腎上腺素之主要作用爲增加肝內醣解 (Glucogenolysis)，而提高血糖，抑制胰島素 (Insulin)，放出肌肉內之氨基酸，並直接刺戟脂肪之水解，放出游離脂酸。此外，腎上腺素對血管有弛緩作用，但在某種濃度下反會造成血管收縮作用。新腎上腺素對新陳代謝之影響較腎上腺素不顯，其主要作用爲末梢血管(心肌除外)收縮。

(5)第五是抗利尿素(ADH)，受傷時刺激下視丘的求心性神經引起腦下垂體後葉分泌抗利尿素，另外低循環血量時下視丘的壓力感受器也被刺激而促進抗利尿素的分泌。抗利尿素之作用爲保留水分，故對外傷有利，但有時反而不利於受傷的病人，例如受傷後有持續的休克或低血壓時，腎血流量嚴重減少，此時抗利尿素的分泌可能使腎機能惡化而導致急性腎小管壞死 (Acute tubular necrosis)。對頭部外傷的病人，由於抗利尿素的分泌不正常，可能出現兩種不良的效果：一爲抗利尿素分泌過多，超過正常需要量，以致尿量過少，尿濃縮及血液自我稀釋引起低血鈉症；另一種情形爲抗利尿素分泌缺乏，產生尿崩症，引起嚴重的脫水，特別是腦部受傷呈昏迷狀態的病人，再給予高滲透濃度的胃管餵食時，因不知口渴加上尿崩使病人繼續脫水而導致嚴重的高血鈉症。

(6)受傷後第六種分泌增加的荷爾蒙爲生長素，其分泌可由下視丘受低血糖刺激而起，亦可由外傷時之神經刺戟和失血引起。但外傷時

一般血糖常會增高，所以生長素分泌係由後者所致，其目的爲刺激糖新生 (Gluconeogenesis) 以促成多糖血 (Hyperglycemia)，同時抵制胰島素而幫助兒茶酚胺 (Catecholamine) 和 Glucagon 運用脂酸。

(7)第七種是 Glucagon，由胰臟小島中的 α 細胞或上端小腸分泌而來，其分泌由血糖降低或腎上腺素的分泌來激發，是一種致高血糖素。其主要作用爲促進脂肪分解及增高脂肪中的環式單磷酸腺苷酸 (AMP)，以增加脂解酵素。後者可使三酸甘油脂 (Triglyceride)變成脂酸和甘油。血中游離脂酸之提高可刺激糖新生 (Gluconeogenesis)，而 Glucagon 本身也可直接促進糖新生 (Gluconeogenesis) 及醣解 (Glycogenolysis)並抑制胰島素的作用使血糖上升，同時透過脂肪分解 (Lipolysis) 以產生熱量。

除上述七種荷爾蒙之外，其他的荷爾蒙如甲狀腺刺激素，甲狀腺素，副甲狀腺素，胰島素，卵細胞刺激素，卵巢荷爾蒙、睪丸荷爾蒙及男性荷爾蒙等，在外傷時均無明顯的變化。據最近文獻報告，外傷後胰島素之分泌似與血糖不成正比的低。

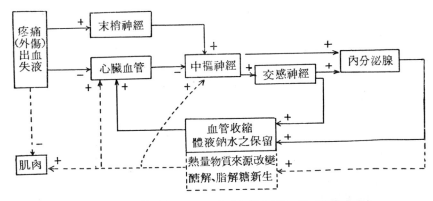

圖 10-1　外傷後神經內分泌系反應對心臟血管（實線部分）
及新陳代謝（虛線部分）之自我調整機序。

近年發現環式單磷酸腺苷酸（Cyclic adenosine monophosphate）（AMP）可促進細胞之合成代謝速率，廣受注目，許多荷爾蒙顯然與細胞內循環 AMP 的產生有關，但外傷，饑餓及低灌流狀態下，這些荷爾蒙如何在實質上去改變循環 AMP 的濃度，則有待進一步的研究。

綜合上述，內分泌系統對外傷的反應主要為水與鹽分的保留，血壓的維持，糖新生（Gluconeogenesis）、醣解（Glycogenolysis）、脂肪和碳水化合物的動用及分泌一些直接跟細胞生存有關的荷爾蒙，使肌肉，心臟和腦獲取可資利用的熱量。（圖 10-1）

III. 外傷後的新陳代謝及生化反應：

外傷後的新陳代謝及生化反應可說是神經內分泌系統活動的結果，據 Moore 的研究，外傷時體內有四種主要的代謝反應：一為組織細胞的損失，二為細胞外液的保留，三為熱量代謝的改變，四為體液酸鹼度的改變。

(1)組織細胞的損失：嚴重外傷時由於細胞分解及饑餓會導致體重減輕和組織損失，其嚴重的程度與外傷程度，有無併發敗血症、休克、缺氧或其他合併症有關，同時也因補充的方法及身體對外傷的適應力而異。外傷時組織細胞的破壞以肌肉為主，肌肉細胞分解後產生細胞原漿與氮，一部分轉化成葡萄糖以供應熱量，大部分的氮則轉變為尿素從尿中排出，呈負的氮平衡，同時細胞內液中的電解質、鉀、磷酸鹽和硫酸鹽亦被放出於細胞外液中，以保護細胞外液的容積，僅將多餘之電解質由尿中排除，據統計，中等程度的外傷，一般成人約失去 30 公克的氮，相當於 220 公克的蛋白或約一公斤的鮮肉，亦卽等於 5 ％的無脂體塊，此外外傷時也有脂肪的損失，容後詳述。

(2)細胞外液的保留：人體受傷時，身體的自然反應是細胞外液量的保護優先於細胞外液成分的保護，亦卽身體藉體液量的保護減少尿

於兒茶酚胺（Catecholamine）和 glucagon 的作用，脂肪中的環式 AMP 增加，刺戟脂解酵素的活動，導致三酸甘油脂（Triglyceride）分解成脂酸和甘油。生長素與 Glucocorticoids 也有上述的作用但較弱。脂酸一方面對末梢組織直接提供熱量。一方面在肝內燃燒供應糖新生（Gluconeogenesis）所需的熱量。甘油（Glycerol）則是糖新生（Gluconeogenesis）時的材料。（見圖 10-2）

肝內的酮（Ketones）則因游離脂酸的增加和 Glucagon 的影響而提高。如外傷甚重，則因肝內 Citrate synthase 受抑制而使肝內酮（Ketones）的數量更提高，並阻止 Acetyl CoA 進入三羧酸環（Tricarboxylic acid cycle），轉而用 Acetyl CoA 合成酮體（Ketone bodies）。在重度休克和敗血時，因缺氧而致血中、肝、腎及其他組織內的 β-羥丁酸鹽（β-Hydroxy butyrate）與酮醋酸鹽（Acetoacetate）之比上升。

③蛋白代謝: 正常人每日蛋白攝食量為 80～120 公克，相當於 12～20 公克的氮，此攝入之氮，每天有 2～3 公克由大便排泄，有 11～17 公克由尿中排泄。但在嚴重外傷後，尿中氮排泄可增加到每日 30～50 公克，並且幾乎全部以尿素氮（Urea nitrogen）之形態排泄。一般在傷後一星期氮排泄達最高峯，可持續 3～7 星期，如體表或創口有蛋白之直接消失則氮之負平衡更厲害。尿中消失之蛋白主要來自貯藏於肌肉內之蛋白，很少來自肝等重要器官。

外傷時肌肉蛋白之分解代謝遠超過其供應熱量所需之量，在正常人蛋白只供應總熱量的 12～15 ％，外傷時雖然有很大量的氮排泄，但其供應於熱量需求者也不會超過總熱量的20％，因此外傷後體重減輕，並非為藉助蛋白的破壞以獲得更多的熱量。這種蛋白過分分解現象可能與糖新生（Gluconeogenesis）需要更多的碳水化合物中間物質

有關（見圖 10-2）。換言之，外傷時需要持續的碳水化合物中間物質來做合成，而這個合成的主要內在來源是肌肉內去氨的氨基酸。而由脂肪分解出來的二碳部分才是外傷時最主要的熱量來源（見圖 10-2）。外傷後糖新生（Gluconeogenesis）增加的副產物是尿素合成的增加。尿素是由氨基丙酸（Alanine）等氨基酸利用其碳製造葡萄糖後所餘之氮而來。

外傷後，血清蛋白之分解代謝增加，但白蛋白與球蛋白的合成卻增加，後者可能與對抗細菌之抗體增加有關，然由於分解代謝超過合成代謝，結果是血清蛋白普遍降低，尤其創口損失血漿時為甚。血清中的氨基酸總值也稍降低，但各別氨基酸值則視參與糖質新生（Glycogenesis）與否而升高（不參與）或降低（參與）。

(4)體液酸鹼度的改進：外傷或手術後之病人常有酸鹼不平衡的現象。鹼血症產生的機序有下列幾種：一為肝動靜脈瘻管形成，導致組織缺氧，引起肺的高換氣而產生呼吸性鹼血症，肺無氣症及肝硬變病人均有此現象，唯肺無氣症本身就會製造低血鉀及代謝性鹼血症，故其鹼血症有呼吸及代謝兩種成分。二為血中缺氧可刺戟大動脈球（Aortic body）或頸動脈球（Carotid body）中之化學感受器而引起高換氣。三在血中不缺氧之低血壓及低心臟排出量也可刺戟呼吸引起高換氣而產生呼吸性鹼血症。四腸道阻塞或胃管引流亦可產生代謝性鹼血症。

一般外傷後或手術後之病人常見有輕度鹼血症，其成因為(1)外傷病人常有低血量引起的 Aldosteronism，腎保留鈉及重碳酸而排出氫離子使尿反而呈酸性。(2)輸血後，尤其大量輸用血庫之貯藏血時，檸檬酸鹽（Citrate）被氧化產生過量的重碳酸鈉（$NaHCO_3$）。(3)常有胃液的引流而失去大量的胃酸。(4)外傷後或術後病人常見高換氣而形成呼吸及代謝性鹼血症（PH7.50～7.60 之間），這種輕度的鹼血症並無

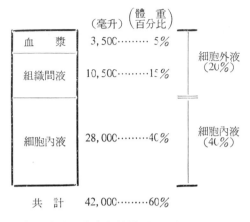

圖 1C-5　體液之結構（70 公斤男人）

胞外而分為二部分：一為細胞內液，佔體重之 30～40 ％（亦卽全身水分之 60 ％左右）；二為細胞外液，佔體重之 20 ％，可再依其分佈於血管內或血管外而分為細胞外血管內液（血漿）佔體重的 5 ％及細胞外血管外液（組織間水）佔體重的 15 ％。

　　(2)細胞內液主要在隨意肌內，由於女性之隨意肌團比男性少，故其細胞內液亦少，細胞內液之化學成分，以鉀及鎂為主要陽離子，而以磷酸和蛋白為主要陰離子。

　　(3)細胞外液中之組織間液 (Interstitial fluid) 依其與其他體液交換維持平衡的速度可分為快速平衡組織間液與緩慢平衡組織間液兩種。前者分佈於組織間，與血管之分佈有密切連繫；後者獨立存於包膜之中，與血管之分佈較不平行，又稱為（超細胞液）(Transcellular fluid)。超細胞液約佔全體重的 1～2 ％，也就是組織間液的 10 ％，主要係在關節囊、腦脊髓膜、腹腔及胸腔腸管內，這種超細胞液不同於外傷或燒傷時組織間蓄留於第三空間的液體。第三空間液雖然也較不易與其他體液交換維持平衡，但仍算是一種快速平衡的組織間液。

　　細胞外液的正常化學組成成分以鈉爲主要陽離子，　氯及重碳酸鹽爲主要陰離子。組織間液與血漿之成分，因蛋白濃度不同而稍有差異，血漿之蛋白濃度高，因此按 Gibbs-Donnan 平衡維持原理②，　血漿中之無機物陰離子濃度較組織間液者低，而陽離子濃度則比組織間液者稍高，但在實際計算電解質濃度時，則將組織間液與血漿之陰陽離子視爲相等，均以 153 mEq/L 來計算。

　　細胞內液之陰陽離子濃度各爲 200mEq/L，顯然超出細胞外液之濃度甚多，不合滲透壓平衡原則，此差距之產生似因爲上述離子濃度均以 mEq(毫當量) 計算而不考慮各別離子之實際滲透力，同時細胞內液中之陽離子可能有一部分是以不溶解的型態存在而不能算做眞離

---

② 各種體液間常有量與濃度的一定平衡關係，雖然各種體液間之界膜易被各種離子滲透，但仍維持很大的滲透梯度(Osmotic gradients)，因此鈉爲主要細胞外液之陽離子，鉀爲細胞內液之陽離子，而鎂在細胞內液之濃度幾乎 20 倍於細胞外液，(見圖 10-6)。下述爲維持各種體液間不同容量和濃度關係之生理化學原則：

　(1)　血漿與組織間液之間的水分容量平衡——The Starling Law：
　　　　血漿與組織間液之間的水分交換在毛細管的中心部位進行，因血液到達毛細管時其血壓只有 40～50 mmHg (毛細管內壓)，此壓會將水及其溶質擠出組織間液，但有兩種力對抗這種轉移，一爲毛細管內之膠體滲透壓 (卽毛細管內之蛋白濃度與組織間液之蛋白濃度差)，一爲組織本身的內壓 (Interstitial pressure，亦卽組織彈性度 Tissue tugor)。在休克、出血等情形，如果毛細管內壓降低時，組織間液之壓力高於毛細管壓，則有組織間液滲入血液補充血量之現象。

　(2)　血漿與組織間液之間的電解質平衡——Gibbs-Donnan 平衡：
　　　　毛細管膜可被游離電解質如鈉、氯、氫等離子自由穿透，而蛋白分子則無法自由穿透，由於蛋白分子有陰離子作用，因此毛細管膜內外兩側之陰離子濃度不相等，但液體中之陰陽離子數必須相等，故在蛋白濃度高之一側的陰離子低，而陽離子則高於蛋白濃度低的另一側。Gibbs 利用此原理推演下列公式：

$$\frac{Na^+i}{Na^+e}=\frac{Cl^-e}{Cl^-i}, \quad Na^+i \times Cl^-i = Nae^+ \times Cle^+ \qquad \begin{array}{l} Na\ 爲鈉\quad Cl\ 爲氯 \\ i\ 代表膜內\quad e\ 代表膜外 \end{array}$$

卽一種液體內可擴散之陰陽離子乘積等於膜外另側之陰陽離子乘積。

　(3)　細胞與組織間液間之水分與電解質之平衡：
　　　　依 Darrow-Yannet 之假設細胞內水受組織間液內鈉離子濃度的影響，卽組織間液之鈉爲細胞內液之主要調整劑，可決定細胞內液之增減，但細胞內液之遽急增減甚爲危險，往往會立卽導致細胞死亡，尤其是中樞神經細胞。另外，細胞膜也可被電解質透過，但細胞內液之鈉與組織間液之鉀互換似是經過一種特殊的陽離子唧筒 (cation pump) 機序，卽需依賴熱量的消耗才能達成。

子③（圖 10-6）。

（毫等價）

血漿（毫等價）154 / 154		組織間液（毫等價）153 / 153		細胞內液（毫等價）200 / 200	
陽離子	陰離子	陽離子	陰離子	陽離子	陰離子
鈉 142	氯 103	鈉 144	氯 114	鉀 150	次磷酸⎱硫酸⎰150
	重碳酸 27		重碳酸 30		
	硫酸⎱磷酸⎰3		硫酸⎱磷酸⎰3		重碳酸 10
鉀 4	有機酸 5	鉀 4		鎂 40	
鈣 5		鈣 3	有機酸 5		蛋白 40
鎂 3	蛋白 16	鎂 2	蛋白 1	鈉 10	

圖 10-5　各種體液之化學組成

③　體液濃度及成分之常用定義：

(1)　公克或毫克（gm or mg）/公升（L）：只表單位體積溶液中之溶質重質，不能表示溶質之生理性質。

(2)　摩爾或毫摩爾/公升（Mor mM/L）：表示單位體積溶液中之溶質粒子數目，一摩爾代表一分子量重之物質以公克表示者，如一摩爾的食鹽（NaCl）爲 58 公克，而一毫摩爾之食鹽爲 58 毫克。

(3)　當量或毫當量/公升（Eq or mEq/L）：表示單位體積溶液中之溶質電荷數目，也就是化學結合力。一當量是一摩爾之電解質除以原子價所得之商。

(4)　歐斯摩爾或毫歐斯摩爾/公升（Osm or mOsm/L）：每單位體積溶液中有滲透能力之粒子或離子數。

(5)　滲透壓：在半透膜兩側之液體中各滲透物質之分壓的總和，由於水可自由進出半透膜，故半透膜兩側之滲透壓爲一定。

(6)　有效滲透壓：在半透膜一側之溶質中，不能自由穿透半透膜之溶質所持有的滲透分壓，如血漿中之蛋白爲血漿與組織間液之間的有效分壓(亦叫膠體滲透分壓)。鈉爲細胞外液不能自由進出細胞膜之離子，故爲細胞內、外液間的主要滲透壓（滲透分壓），葡萄糖亦然。

(7)　體液濃度與滲透壓之關係：當體液內某種溶質濃度改變時，發生水分分佈之重新調整，以保持互相密接之兩種體液間之有效滲透壓平衡(相等)，如細胞外液之有效滲透壓增高(如鈉離子濃度增加)，則產生水由細胞內向細胞外轉移，直至兩側體液中之有效滲透壓相等爲止，反之，細胞外液中之鈉離子濃度減少，則水由細胞外液向細胞內液轉移。

II. 體液變化之分類:

體液不平衡可分爲三種(1)容積的改變，(2)濃度的改變，(3)成分的變化。雖然三者常同時存在，但也可各別分開考慮（表 10-1）。

一般體液之變化均起始於細胞外液，細胞外液之變化有多種型態，因此所產生之效果也異:

如將等張性鹽水加入細胞外液或由細胞外液中減除，則僅發生細胞外液容積之增減，很少有細胞內液之變化產生，因爲此時的細胞內液與外液間的滲透壓並無改變，水分無需在此兩液間轉移。

如將水分加入細胞外液，或由細胞外液減除水分，則發生細胞外液中之滲透物質濃度改變，造成細胞外液之滲透壓改變，水分就在兩體液間轉移，直至兩體液之滲透壓平衡（相等）爲止。同樣的，將細胞外液中之鈉增減，由於鈉爲細胞外液之主要滲透物質，佔細胞外液滲透壓的百分之九十，必然發生上述細胞外液減水或增水之效果，而產生細胞內液與外液間之水分轉移，以期滲透壓維持平衡。

表 10-1　體液失衡之分類

容量異常	細胞外液缺少
	細胞外液過多
濃度異常	低血鈉症
	高血鈉症
容量濃度混合異常	細胞外液缺少低血鈉
	細胞外液缺少高血鈉
	細胞外液過多低血鈉
	細胞外液過多高血鈉
成分異常	酸血症-鹼血症
	低血鉀-高血鉀
	低血鈣-高血鈣
	低血鎂-高血鎂

能力的範圍，也可發生代謝性酸血症，這種情形大部分可見於腸胃失去大量鹼性液體（如膽汁、胰臟液、小腸分泌液）而長期以靜脈注射維持的病人，這種病人不宜用等張性的食鹽水來補充損失，因其氯／重碳酸比不當，無法矯正 pH 的變化，必須採用乳酸鹽林格氏液來補充才可以避免代謝性酸血症的產生。

外科病人中嚴重的代謝性酸血症常見於急性循環衰竭而乳酸蓄積之病人，此爲血液灌流不足，以致組織缺氧的結果，也是細胞失去正常功能的一種表現，亦卽細胞內的酸血症。血液 pH 只是對細胞內酸血症的一種反映，急性失血性休克時，pH 急速劇降，此時如用血管收縮劑將血壓升高，徒使問題更趨複雜，pH 更加降低、酸血症更加嚴重。同樣，如要矯正酸血症而單獨使用大量重碳酸鈉，而不改善血液灌流情況，也是無益。只有利用適當的溶液補充，使組織灌流回復正常，才能使乳酸迅速代謝，並使 pH 恢復正常。對這種失血性休克使用的溶液，除血液外，更要利用乳酸鹽林格氏溶液以補充細胞外液的缺失，如此不但使乳酸性酸血症（Lactic acidosis）不致惡化，反而比單獨使用血液更有助於血中乳酸鹽的降低，並使 pH 恢復正常。

對低血量性休克（失血性休克）盲目地使用大量重碳酸鈉去急救，不但不妥善且有許多缺點，其理由是：

①經過輸血和注射乳酸鹽林格氏液急救處理的病人，一般只呈現輕微的代謝性酸血症，因爲輸血後肝血流已大致恢復，輸入之檸檬酸鹽（Citrate）（由輸血而來）及乳酸鹽（Lactate）（由乳酸鹽林格氏液），可被代謝而形成重碳酸鹽（Bicarbonate）；另一方面，休克時產生的有機性酸血症（乳酸）也隨着循環的改善很快就被清除，而呈輕度的酸血症，不必使用大量的重碳酸鈉⑤。如果給以大量之重碳酸，

可能會造成鹼血症，這種低灌流狀態的病人，其組織缺氧，且心壓出量低，如有鹼血症，會使氧分離曲線左移，更對病人不利。加上用庫存血輸血時，輸入的紅血球中 2-3 二磷甘油酸鹽 (2-3 Diphosphog-lycerate) 低且血液溫低，都會影響氧分離曲線左移而更阻礙細胞獲取氧。

　　②重碳酸之投予，有時會引起急性的、厲害的高血鈉症 (Hy-pernatremia) 及高滲透壓症 (Hyperosmolarity)，故對心臟停止的病人施以急救時，需小心使用重碳酸鈉。一般重碳酸鈉之投予，須在 pH 7.20 以下之酸血症才考慮，其劑量為 mEq＝0.2×體重（公斤）×(27mEq/L － 病人之實際血清重碳酸 mEq/L)，先給一半，測定 pH 後視情況再給。

　　③重碳酸之急速大量投予，可引起肺水腫。

　　(e)代謝性鹼血症：

　　此乃因固定酸之過度喪失或鹼性重碳酸之過分獲取而來。如有先前存在的鉀鹽缺乏，則更容易發生。此時 pH 與血漿重碳酸均升高。腎臟為代謝性鹼血症之主要代償機構，肺的代償作用不顯，大部分病人都無法察覺，只偶而在肺沒有慢性疾病的病人中，可看到呼吸加深加速的現象。

---

⑤　低灌流狀態（低血量性休克或嚴重等張性脫水時）使用乳酸鹽林格氏液 (Lactated Ringer's Solution) 不致使乳酸性酸血症加惡。其理由是低灌流狀態時之酸血症雖然是由於乳酸的蓄積而來，但乳酸本身只是碳水化合物氧化過程中的中間代謝物，對細胞並無害處，真正對細胞有害的是細胞內過多的氫離子。通常在低灌流酸血症時，血中乳酸的蓄積可反映細胞內氫離子的蓄積程度。人體對酸血症最好的自衛機構是將乳酸完全燃燒（氧化），或由尿中排泄氫離子和乳酸。但在低灌流狀態時此兩種機構均被阻止，既不氧化也不能由腎排泄，須等到加入的乳酸鹽林格氏液 (Lactated Ringer's Solution) 使灌流改善時，原來蓄積的乳酸才可很快的在各種器官內（尤其是心，肝）迅速的被氧化而消失，同時氫離子也被緩衝物緩衝，以 CO_2 之形態由肺排出。新加入的乳酸鹽林格氏液 (Lactated Ringer's Solution) 本身是一種已被調和到 pH 超過 7.4 以上的鹼性液，不但不使酸血症增加，反而因乳酸鹽 (Lactate) 被代謝後產生重碳酸，使 pH 向鹼性方向轉移。

　　大多數代謝性鹼血症病人有某些程度的低血鉀，兩者常相併發生。也就是說當細胞內鉀耗失時，鈉與氫離子進入細胞內以代償鉀的缺少，以致細胞內 pH 降低而細胞外液的 pH 升高造成鹼血症；反之，當有鹼血症時，腎小管中之鉀與氫離子互相競爭排泄以換取鈉之再吸收，此時氫離子少，只好排泄鉀，致使血清鉀更低，結果使鹼血症更加惡化（理由參照下列低血鉀症）。

　　低氯，低鉀代謝性鹼血症是外科病人中有趣而常見的一種代謝性鹼血症，其成因爲長期嘔吐或長期使用胃管引流而來，尤常見於幽門狹窄的病人。幽門狹窄時之嘔吐與幽門開放時（嘔吐物含有胃液、膽汁、胰臟液及小腸液）之嘔吐顯然不同，因其成分中氫及氯離子含量高於鈉離子。初期因氯的損失很大，尿中加速排泄鈉及重碳酸，以部分代償鹼血症，但鹼血症本身卽會促進尿中之鉀排泄，當嘔吐更進行而產生體液容積不足時，鉀與氫之排泄反而增加，以換回鈉，期保持體液容積，遂導致無代償性之鹼血症及低血鉀症，因此初期之鹼性尿經一段時期也因氫離子排泄增高而轉變爲酸性尿（稱爲反常性酸性尿 Paradoxic aciduria），其治療方法爲利用等張性食鹽水及鉀鹽補充細胞外液之容積缺失。鉀之缺失，往往因體液容積缺少、濃度增高而不顯露，但鉀鹽之投予需在容積補充後有適當排尿時方可。一部分幽門狹窄的病人，其鹼血症無法以上述生理食鹽水及鉀鹽來矯正，此時必須考慮氯化銨（Ammonium chloride）或 HCl 之注射，因氯化銨（Ammonium chloride）有毒性，較不受歡迎，鹽酸有效而安全，其用法爲一公升之蒸餾水加入 150c. c 的 1N HCl（卽 300 mEq 的氫和氯）成等張性液，緩慢靜注。其用量爲:（正常血漿氯值－所測血漿氯值）×體重×0 2mEq, 使用後每 4～6 小時嚴格測定 pH, PCO_2 及電解質以策安全。

(f)鉀離子異常:

正常人每天之鉀攝食量爲 50～100mEq，如無低血鉀則這些攝食之鉀大部分由尿排泄。人體中百分之九十的鉀在細胞內液，爲細胞內液之主要陽離子，其濃度爲 150mEq/L，而細胞外液的鉀濃度爲 4.5 mEq/L，在 70 公斤體重的成人，細胞外液之鉀只有 63mEq（卽 4.5 mEq/L×14L)，可見細胞外液之鉀僅佔全身鉀的少數，但這些少量的鉀對心臟及神經肌肉功能有莫大的關係，而且由於其在細胞外液的含量少，轉變快，很容易發生過多或過少的現象。

①高血鉀症: 引起血鉀過高的原因是嚴重外傷或刺戟時，酸血症或代謝分解狀態時（如飢餓），細胞內鉀大量被放出於細胞外液中而呈高血鉀，但當腎臟正常時，雖然血鉀高，仍不致發生嚴重的高血鉀，如有缺尿或無尿等腎功能障礙時，則高血鉀可達危險的數值，卽超過 6mEq/L 以上。其症狀主要爲心臟血管方面產生心電圖變化——高尖的 T 波, QRS 變廣, ST 下降，才進行就可能發生 T 波消失，心傳導被阻，及舒張期心跳停止。其次爲胃腸系統方面的變化——發生噁心、嘔吐、間歇性腸絞痛，或下痢。治療的方法爲立刻降低血清鉀濃度，停止一切鉀鹽之投予，並且矯正引起血清鉀升高的原因。對於高血鉀時心肌之作用，可用含有乳酸鈉 (Sodium lactate) 80mEq，葡萄糖酸鈣 (Calcium gluconate)100c.c, 5 %葡萄糖 100c.c 之混合液來暫時壓制，有時可再加胰島素 (Insulin)，幫助葡萄糖將鉀帶入細胞內。同樣，乳酸鈉 (Sodium Lactate) 可提高 pH，使鉀進入細胞內，葡萄糖酸鈣 (Calcium gluconate) 則有抗衡高血鉀對心肌的作用。以上述溶液暫時控制後，再用血液透析或腹膜透析將血清鉀降低，如高血鉀產生的速度較緩（每天增加 1mEq/L 以下），則可用 Kayexalate 等（陽離子交換樹脂）來控制，其用法爲每 12 小時

用 24gm 之樹脂灌腸。

②低血鉀症: 低血鉀之發生可由下列原因引起: ⓐ腎過分排泄, ⓑ鉀由細胞外液進入細胞內, ⓒ長期輸用不含鉀鹽或鉀鹽不足的溶液, ⓓ腸液的大量損失。一般而言, 外科病人發生低血鉀的機會多於高血鉀。

鉀在體液酸鹼平衡上扮演重要的角色, 在呼吸性或代謝性鹼血症時腎小管中之鉀排泄均增高, 此係鉀與氫離子在腎小管中互相競爭以換取鈉離子, 氫離子少(在鹼血症時), 則鉀排泄增加; 反之, 低血鉀本身也可造成鹼血症, 因血中鉀低時, 腎小管中可排出的鉀少, 需排出更多氫離子以換取鈉, 同時, 一部分氫離子需進入細胞內取代細胞內鉀之缺少, 故血清中之氫離子整個減少。

休克或酸血症時, 血液中之氫離子之過多, 在腎小管中有充分的量可交換鈉離子, 不需用鉀去換取鈉, 故血清鉀的排泄減少而呈高血鉀。當腎小管中的鈉濃度高(給予大量鈉鹽輸液)時, 鉀在腎小管中的排泄增加, 可能會導致低血鉀症。

腎排泄之鉀, 與可能由消化道中損失的鉀比較, 其量甚少, 因為消化液中的鉀含量高 5～30mEq/L, 且量甚多。當有大量胃腸液損失時(如腸瘻、下痢), 可引起嚴重的低血鉀症。

長期禁食並使用不含鉀鹽之溶液補充, 也可產生低血鉀症, 如伴有上消化道之損失, 其發生更快。靜脈營養的病人需要更多的鉀來彌補細胞內鉀的缺失才能合成新組織, 故鉀鹽之補充不足卽可發生低血鉀症。

低血鉀的症狀爲隨意肌、不隨意肌及心肌喪失正常的收縮力, 而產生肌無力、肌腱反射減弱或消失、或腸麻痺。心臟肌對毛地黃(Digitalis)過敏, 且形成心律不整, 心電圖上可見低電壓、 T 波變平、 S

T的抑制等特色。有些低血鉀因體液容量缺少，濃度相對增高而未被發現，接受輸液後濃度被稀釋才顯出低血鉀。

低血鉀之治療首重預防，對有消化道液損失的病人，應在補液時給予充分的鉀鹽。對低血鉀的病人，補充鉀鹽時每公升靜脈輸液中不能超過 40mEq，且每小時進入體內之鉀鹽最快不能超過 40mEq。嚴重外科手術或重傷的病人，在手術後或外傷後24小時內一般不給鉀，無尿的病人一般也不給鉀。

(g)血清鈣之異常：

人體內約有 1000～1200 公克的鈣，大部分以磷酸或碳酸鈣之形態存在於骨骼中，正常人的鈣攝食量為每天 1～3 公克，其大部分由糞中排泄，只有 200mg 左右由尿中排泄。正常人之血清鈣為 9～11 mg ％，其中一半為非離子狀態而與血漿蛋白結合，另 5 ％也是非離子狀態與血漿中其他物質結合或存於組織間液中，其餘 45 ％呈離子狀態司管肌肉之安定性。血液的酸鹼度可影響離子型與非離子型鈣之比例，酸血症時離子型增加，反之，鹼血症時離子型減少。一般外科病人手術後發生血清鈣異常的情形並不多，如有都是一些特殊的病況引起。

①低血清鈣：原因多為急性胰臟炎，大量軟部組織感染（如壞死性肌膜炎）、急性或慢性腎衰竭、胰臟或小腸瘻管、及副甲狀腺機能不足，有嚴重的血清鈣喪失時也可引起低血鈣。在血漿蛋白過低時，雖然血清鈣低，但不一定會引起症狀，因為其離子型可能正常；反之，有鹼血症時，雖然清鈣正常，也可能因為離子型的鈣不足而引起症狀。極端的低血清鎂也可以引起低血清鈣。低血清鈣之症狀主要在神經肌肉系統，包括肌腱反射過強、Chvostek 氏徵候、肌肉及腹部絞痛、肢搐病（Tetany）與手攣縮、驚厥等、心電圖上有 QT 間隔的延長。治

療除預防外，在急性期可注射葡萄糖酸鈣(Calcium gluconate)或氯化鈣(Calcium chloride)，慢性者給予口服乳酸鈣 (Calcium lactate)與維他命D(Vit. D)。

輸血時，一般不需特別補充鈣(Calcium)來塡補被檸檬酸鹽(Citrate)結合的部分，因爲體內的鈣貯存隨時可被動用以代償血清中的損失。但如大量快速輸血，如每 5～10 分鐘卽有 500c. c. 輸血時，宜對每 500c. c. 輸血用 10 ％氯化鈣 (Calcium chloride) 2c. c. (卽 0. 2gm)由另線給予病人，但總量不可超過 3gm的鈣鹽。有低血清鎂並存時，需同時矯正鎂之缺失，否則低血清鈣無法矯正。

　　②高血清鈣、主要的原因有二: 一爲副甲狀腺機能亢進，一爲癌症的骨移轉(如乳癌骨轉移使用女性荷爾蒙治療時)。症狀包括消化器、腎、神經肌肉、及中樞神經系統。初期表徵爲疲倦無力、食慾不振、噁心、嘔吐、及體重減輕、進而有嗜睡、遲呆、最後變成昏迷、其他症狀有頭痛、背部及四肢疼痛、口渴、多飲多尿。治療方法爲急速以大量的液體輸注，一方面補充原有細胞外液之缺失，一方面稀釋血清鈣濃度，其他尙可利用EDTA(一種離子交換劑)、副腎皮質素、硫酸鈉溶液 (Sodium sulfate solution) 及血液滲透。近年靜脈注射 Mithromycin 也有降低血清鈣之報告。

　　對於副甲狀腺機能亢進者，最終之治療爲手術切除，而骨轉移之癌症病人則重預防，用低鈣飲食及適當的水分補充，可免高血鉀症之早期發生。

　　㈹血清鎂之異常:

　　鎂在人體中約有 2000mEq,其中一半在骨骼中，可緩慢與體液中之鎂交換，其他的鎂與鉀相似，大部分在細胞內液中，血漿內之鎂濃度爲 1. 5～2. 5mEq/L,正常人每天攝食 20 mEq,大部分由糞排出，

少部分由尿排泄，腎有很強的鎂保留能力。

　　①鎂不足：原因爲飢餓、腸吸收不良症、長期之消化液損失、長期之靜脈營養等，其他急性胰臟炎，糖尿性酸血症治療中，原發性 Aldosteronism，慢性酒精中毒及燒傷末期也可引起。

　　由於鎂是多數酵素系統之必須成分，如缺乏會引起神經肌肉系統及中樞神經系統之過度活動，其症狀類似低血鈣，卽肌腱反射增強、肌肉顫動、肢搐病（Tetany）及 Chvostek 氏徵候出現，更重則發生妄想（Delirium）及 Convulsion，這種病人有時會併發低血鈣。

　　血清鎂缺乏之診斷在實驗室檢查上不易顯現，而且不一定可靠，故以高度的警覺，由臨床症狀去推測最要緊，尤其是長期有腸液損失或長期靜脈營養的病人，必須加以注意預防。

　　治療用硫酸鎂或氯化鎂（Magnesium sulfate 或 chloride）溶液，重症者每天每公斤體重給 2mEq 之量，輕者每天每公斤體重給 0.2～0.4mEq 靜脈或肌肉內注射，維持量爲每天每公斤 0.1mEq，但有缺尿的病人，一如鉀鹽，不能給鎂鹽或只能少量給予，以免鎂過多而中毒。

　　②鎂過多：除非腎不全，很少會引起鎂過多，酸血症時可加速鎂之體內積蓄。血清鎂之濃度與血清鉀濃度有平行關係，故有急性或慢性腎衰竭時宜小心監視這兩種離子的濃度。引起血清鎂過多之原因包括腎不全病人大量制酸劑或瀉劑之服用（含鎂製品）、早期燒傷、嚴重外傷或大手術、厲害的細胞外液損失及酸血症病人。其症狀爲嗜睡、虛弱、深部肌腱反射的消失、心電圖變化類似高血鉀時之所見卽心傳導不正常，P-R 間隔延長、QRS 變寬、T 波升高，末期則肌肉痲痺、昏迷而引起呼吸心臟停止。治療方法爲矯正酸血症及細胞外液缺失，以降低血清鎂濃度，同時輸液中加 5～10mEq 之葡萄糖酸鈣（Calcium gluconate）或氯化鈣（Calcium chloride），有暫時性的幫助，如症狀

持續則需腹膜或血液透析。

III. 輸液補液之實施原則:

(1)正常人每日所需之維持量:

正常人由腎、腦、肺、皮膚及胃腸來維持體液的平衡狀態。 亦即正常成人每日經口攝食 2000～2500 c.c. 之水分，並由食物中獲取 70mEq 左右之鈉與氯以及 50～100mEq 之鉀。一方面由腎、皮膚、肺及腸道排泄等量之水分及鹽分以維持平衡。 因此在無法經口攝食時，須由靜脈補充上述數量之水分及鹽分始能維持體液環境之穩定和平衡。(表 10-3, 4, 5)

表 10-3　成年男人水分與鈉鹽之代謝

途　　　　　　　徑	每日平均	最　　低	最　　　　高	
水分之獲取				(西西)
經口攝取水分	800～1,500	0	每小時	1,500
固體食物中水分	500～ 700	0		1,500
內生水（氧化水）	250	125		800
水分之損失				
尿	800～1,500	300	每小時	1,400
腸	0～250	0	每小時	2,500
汗	0	0	每小時	4,000
不知覺（肺、皮膚）	600～900	600～900		1,500
鈉之獲取				(毫當量)
食物	50～90	0	每小時	75～100
鈉之損失				
皮膚（汗）	10～60	0	每小時	300
尿	10～80	＜ 1	每公升	110～200
腸	0～20	0	每小時	300

表 10-4　消化道分泌物之組成

分　泌　物	量 （毫升/24小時）	鈉 （毫當量/ 公升）	鉀 （毫當量/ 公升）	氯 （毫當量/ 公升）	重碳酸 （毫當量/ 公升）
唾　　　液	1,500 (500~2,000)	10 (2~10)	26 (20~30)	10 (8~18)	30 30
胃　　　液	1,500 (100~4,000)	60 (9~116)	10 (0~32)	130 (8~154)	
十二指腸液	—— (100~2,000)	140	5	80	
廻　腸　液	3,000 (100~9,000)	140 (80~150)	5 (2~8)	104 (43~137)	30
結　腸　液	——	60	30	40	
胰　腺　炎	—— (100~800)	140 (113~185)	5 (3~7)	75 (54~95)	115
膽　　　汁	—— (50~800)	145 (131~164)	5 (3~12)	100 (89~180)	35

表 10-5　體液失衡之導因

導　　　　　因	失　　衡　　傾　　向
中樞神經病變	呼吸性鹼血症，尿崩，高血鈉
肺　部　病　變	呼吸性酸血（上部呼吸道）呼吸性鹼血 （下部呼吸道）
肝　　疾　　病	呼吸性鹼血，低蛋白血
心　　臟　　病	低血鈉
腎　　疾　　病	代謝性酸血，高血鉀，高血鎂
敗　　血　　症	代謝性鹼血或酸血，低血鈉
營養不良及癌症	低血鈉，低蛋白
輸　　　血	代謝性鹼血
呼　　吸　　器	呼吸性鹼血
人　爲　因　素	水中毒，體液過剩，高血鈉，低血鉀。

(2)外科病人體液失衡之矯正原則:

由於外科病人體液失衡之形態不一,必須對每一個病人失衡之情形加以仔細的分析和研判,亦卽根據病人的現病史——生病的經過和體液失衡的速度與程度,過去病史、——有無主要內臟如心臟、肝、腎、胰、肺等器官的宿疾、年齡、身體結構、體重以及其他臨床理學檢查表徵(血壓、脈搏、呼吸、尿量比重)和實驗室檢查之各種數據(包括血球容積 (Hematocrit)、血糖 (Blood sugar)、尿素氮(BUN)、血清鈉、氯、鉀及血液氣體像),按照體液之三種要素——容積、濃度與成分——的變化情形,個別計算其失衡之數量,先補充其半量,觀察病人之反應和實驗室檢查數據之變化來評估治療之效果,以爲往後再補充之指針,絕無一種適合每個病例簡易通用的程式。

(3)各種靜脈注射液之組成及用途:

由於病人體液失衡之情況因人而異,矯正體液失衡時必須按照每個病人的需要,選擇適當的靜脈注射液,使病人體液失衡獲得矯正之外,不要給腎臟增加太大的負荷。乳酸鹽林格式 (Lactated Ringer's) 液是治療濃度及組成無多大改變的消化道失液或低循環血量時最好的等張性鹽水製劑。每公斤含有 130mEq 的鈉,109mEq 的氯,和 28 mEq 的乳酸鹽 (Lactate),卽使大量使用,也很少改變體液的組成及酸鹼度。但乳酸鹽林格氏液的缺點是鈉的濃度稍低於血清,故輸液後每公升可留下 100～150 西西的純水於體內,不宜用於失鹽過多的失液。等張性食鹽水每公升含有鈉及氯各 154mEq,由於其氯含量高於血清氯值 (103 mEq/L),可能對腎增加排泄負荷並產生稀釋性酸血症,但用於某些低鈉低氯的代謝性鹼血症(如嚴重嘔吐的幽門狹窄病人)則甚爲理想。反之,如果低鈉低氯和中等度的代謝性鹼血症併存時,則宜用 1/6 M 乳酸鈉,或者採用乳酸鹽林格氏液,每公升加兩瓶重碳酸鈉 (35mEq) 之混合液。一摩爾乳酸鈉及 3 %或 5 %食鹽

表 10-6　靜脈輸注液之電解質組成 (mEq/L)

液　　體	陽　離　子					陰　離　子		
	鈉	鉀	鈣	鎂	氨	氯	重碳酸基	磷酸基
細 胞 外 液	142	4	5	3	3	103	27	3
乳酸鹽林格氏液	130	4	2.7			109	28※	
生 理 食 鹽 水	154					154		
1/6 摩爾乳酸鈉液	167						167※	
1 摩爾乳酸鈉液	1000						1000※	
3 ％ 氯 化 鈉 液	513					513		
5 ％ 氯 化 鈉 液	855					855		
0.9 ％氯化氨液					168	168		

※乳酸鹽在體內轉化爲重碳酸基。

表 10-7　輸液治療必備之注射劑

血　量 膠質滲透壓	全血或血球 血漿及血漿製品 白蛋白
電　解　質 酸　鹼	乳酸鹽林格氏液 生理食鹽水及半張性食鹽水 1/6 摩爾乳酸鈉液及 1 摩爾乳酸鈉液 3 ％或 5 ％氯化鈉液 0.9 ％氯化氨液 1N 鹽酸液 重碳酸鈉液 氯化鉀 氯化鈣及葡萄糖酸鈣 硫酸鎂
水分、營養	各種濃度之葡萄糖液 氨基酸製劑

水可用以矯正有症狀之低鈉血症，採用乳酸鈉或氯化鈉全憑當時併存之血液酸鹼失衡狀態而定。如爲鹼血症則用氯化鈉（食鹽水），如酸血症則用乳酸鈉（表 10-6, 7）

⑷體液容積變化的矯正：

體液容積變化以細胞外液之減少最爲常見，而細胞外液之減少往往是由兩方面所促成，一爲細胞外液消失於體外——如燒傷、嘔吐、引流或失血等，一爲細胞外液蓄留於組織間或體腔內——如腹膜炎、挫傷、手術後的創傷等，構成 ㄴ無作用ㄱ 的第三空間細胞外液而易被忽略。實際上，細胞外液的減少，往往無法正確估計，尤其是蓄留於第三空間的細胞外液。因此一般憑臨床症狀（卽脫水症狀）之輕重來做粗略的估計，一方面補充液體，一方面觀察病人症狀的改善與否，再來修正輸注液的成分和輸注的速度。如有體重的記錄，體重的變化也可大約做爲細胞外液減少的指標。卽體重減輕 4～5 ％表示輕度的細胞外液減少，6～8 ％表示中度的細胞外液減少，10 ％以上表示重度的細胞外液減少。對於輕度或中度細胞外液減少的病人，一般以等張性鹽水（生理食鹽水或乳酸鹽林格氏液）來補充卽可，但有重度減少者必須同時用膠體物質（血漿或血清白蛋白或 Dextran 等），才能有效增加細胞外液和循環血量。因爲細胞外液包括血漿，大量的細胞外液喪失時血漿也減少，血球容積（Hematocrit）提高，血液濃縮容易引起血流呆滯。

除上述細胞外液減少（亦卽等張性脫水）之外，體液容積減少亦可由循環血量減少（如失血或血漿損失過量）引起，此時應以輸血或輸血漿爲主，再補充等張性鹽水。

體液容積過剩之情況，在外科病人中較少見，大部分是過分輸液引起，尤其是腎、肝、心臟等器官有慢性宿疾的病人較易發生。正常

人手術後對細胞外液之短暫過剩尚能忍受，但如繼續給予過量的等張性鹽水數日以上，則由於腎臟對水分的排泄能力不受細胞外液過剩的影響，使鈉的排泄有限，而形成高鈉血症。手術後病人的輸液應盡量避免這種現象的發生，尤其術後有瘻管（如腸瘻，胰臟瘻病人），無法確實收集瘻管液時，易給過量的等張性鹽水而造成體液容積過剩。體液過剩的最早症狀是體重的增加、眼簾浮腫、聲音粗糙、以及呼吸喘急。治療的對策是立刻停止輸液，並用利尿劑及濃縮血清白蛋白促進水分及鹽分的排泄。

⑸體液濃度變化之矯正：

外科病人發生體液濃度變化，卽血清鈉濃度過高或過低的情形，往往是輸液不當或有腎功能障礙所引起。低鈉血症的成因有下列幾種情形：①對含有鹽分的體液損失以水補充，或水分補充超過實際水分損失時，②有頭部外傷的病人，有時因抗利尿素分泌過多而發生水分的蓄留，③有潛伏性腎臟病的老年病人，腎小管濃縮力不良而過分失鹽（稱爲失鹽腎）時，④有乏尿的病人（不論是腎前原因或腎本身引起），由於氮性廢物的積留引起細胞分解代謝和代謝性酸血症而促進細胞內水的放出，使內生性水增加，相對的減少外來水分的需要量，⑤體溫降低（如體溫痲醉或冷氣設備下），由於表皮血管收縮而減少，不覺察的失水和揮發性失水⑥長期禁食而由靜脈供給不足的熱量時，細胞分解代謝增加，產生過多內生性水而減少外來水分的需要，⑦全身性敗血症時也會導致低血鈉症，原因不明，可能是細胞外液滲入組織間或細胞內而引起低血鈉症。低血鈉症在血清鈉值 120 mEq/L 以下才會出現症狀，小孩和老年人在中等度的低血鈉症時，則較易出現搐搦和呼吸停止等症狀。

外科病人發生高血鈉症的原因則有下列幾種情形：①爲非腎性的

克。因此 70 公斤體重的成人每日可利用約 840 公克（3300 仟卡）的葡萄糖，而 10 公斤體重的小孩每日可利用約 280 公克（1100 仟卡）的葡萄糖。

蛋白製劑多爲纖維或乳酪蛋白的酵素水解物。近年純晶體氨基酸製品也不斷有新品出現，供臨床使用。這些蛋白水解物和氨基酸，雖也可提供每公克 4 仟卡之熱量，但如與其他熱量物質如葡萄糖一起輸注時，其主要作用並非提供熱量，而是供應組織細胞之修復和身體發育生長所必須之氮物質。一般由靜脈投予六公克蛋白製劑（約等於 1 公克氮）時，如同時給予 150～200 仟卡的熱量就可以使投入之蛋白有效地被利用於蛋白的合成和細胞的重建。正常成人每日可利用 70 公克的蛋白製劑。而小孩則每日可利用每公斤體重 2～3 公克的蛋白製劑。但在高代謝狀態下，則可利用更多的蛋白製劑。

脂肪乳液（Fat emulsion, Intralipid）是近年才被廣泛接受的靜脈營養劑，係由黃豆油（Soybean oil）製成，取代以往副作用很多的棉花種子油（Cotton seed oil）。10％的脂肪乳液，不但是等張性溶液，可經末梢靜脈投予，並可防止必須脂肪酸的缺乏，對長期做完全靜脈營養的病人是一種不可或缺的營養品。正常成人每日每公斤體重可利用 1～2 公克的脂肪乳劑，小孩則每日每公斤體重可利用 2～4 公克的脂肪乳液。

⑶靜脈營養液的調配：靜脈營養液的調配需要考慮①組成成分②濃度③熱量物質與氮物質的比例④完全滅菌。對於靜脈營養液的組成和濃度雖可依個別病人之需要和輸注途徑而加以調節，但熱量物質與氮物質的維持一定比例和完全滅菌操作則是共通的原則。在長期施行完全靜脈營養時，營養靜液必須包括下列物質：必須氨基酸，氨基丙酸（Alanine）及其他非必須氨基酸、葡萄糖、血漿或蛋白、亞麻油酸

（Linoleic acid)、鈉、鉀、鈣、氯、磷酸鹽、維他命及少量礦物質
（如鉛、銅、鈷、鎂、錳、鐵等）才能避免營養的缺乏。如由末梢靜
脈輸注營養時，葡萄糖的濃度無法提高到 12 ％以上，否則必然發生
靜脈炎。因此由末梢靜脈做完全靜脈營養時，營養液的濃度 (Osm-
olality) 都維持在血漿滲透濃度 (Plasma osmolality) 的兩倍半以下，
並加少量肝素 (Heparin) 以防靜脈炎。如由中心靜脈做完全靜脈營養，
則輸注的營養液濃度可提高到血漿滲透濃度的 6 倍 (1800 mOsm/L)
左右。由於熱量物質與氮物質必須同時輸注才能使氮物質被充分利用，
葡萄糖與蛋白製劑必須在輸注前預先混合，以每 1 公克氮對 125～200
仟卡的比例調配，脂肪乳液由於其本身的不穩定性，不能與其他製劑
混合，必須單獨輸注。除脂肪乳液外，上述各種營養物質需視各別病

表 10-11　中心靜脈營養液之組成

總容量	1,000 毫升
滲透濃度	1,800 毫歐斯摩爾
總熱量	900 仟卡
葡萄糖	208 公克
氨基酸或蛋白水解物	36 公克
氮	5.8 公克
鈉	40～50 毫當量
鉀	40～50 毫當量
氯	30～40 毫當量
磷	10～30 毫當量
鈣	5～10 毫當量
鎂	4～8 毫當量
醋酸鹽	30～40 毫當量
維他命 B 複合劑	2 毫升
多種維他命	1 毫升

3. 心輸出量。

4. 血紅素、血比容（Hematocrit）。

確定循環衰竭後，應進一步了解導致循環衰竭之原因，以便做適當處置。

循環衰竭的分類：任何分類之目的在便於了解病情與及時給予正確的治療。導致循環衰竭之原因主要有三項，如表 11-1：

表 11-1　循環衰竭的分類

一、低血量

   1. 失血

   2. 血漿流失

   3. 脫水

二、心臟引起

   1. 心肌梗塞

   2. 心律不整

   3. 心包填塞

   4. 全身麻醉

三、敗血症

I. 低血量導致之循環衰竭

原因：血量不足常見於外傷所引起之大量出血，消化道出血，手術後之出血等，是屬於全血流失。

燒傷、腹膜炎、腹水、尿崩症、過份使用利尿劑等，則會引起血漿流失及脫水，使血量不足，因而導致循環衰竭。

診斷：血量不足之病人，其中央靜脈壓皆偏低。根據 Jacobson 之說法，中心靜壓為四種獨立因素之涵數；此四種獨立因素即為：1.中

央靜脈中之血量。 2.右心之收縮及舒張能力。3.中央靜脈之血管張力。
4.胸腔內之壓力。如果胸腔內沒有不正常之高壓（如氣胸、血胸、肺
氣腫等），中央靜脈壓即表示回到心臟之血量及心臟對此回心血量推動
之能力。因此中靜壓之測量比全身血量之測量更有用。

如果血量不足之循環衰竭沒有及時處理好，則會併發心臟衰竭，
而使中靜壓上升。

左心房壓力於血量不足時也會減低。以前臨床上要測量左心房壓
力很困難。目前則可用 Swan-Ganz 氏導管，由末梢靜脈進入，由於
導管末端有氣球，可隨血流而使導管進入肺動脈，當氣球鼓起而堵住
末梢肺動脈時，即可測量左心房壓力。此種導管更可用來測定心輸出
量 (Cardiac output)，在失血性循環衰竭時，心輸出量會減少，脈搏
增加。

治療: 治療血量不足所引起之循環衰竭，以補充血量為主。視其
所失為全血、血漿或水份，而決定治療方法。

(1)輸血:

一般失血在 500 西西以內不會引起循環衰竭現象。超過 500 西
西則可能會引起臨床上及血流力學上的變化。為立即補充血量可給以
Ringer's Lactate 或生理食鹽水，然後視血比容 (Hematocrit) 與血
紅素 (Hemoglobin) 之值而決定是否需輸血及輸血量。

(2)血漿及血漿擴量液 (Plasma volume expander):

在某些情況如: 燒傷、腹膜炎等，則血量不足主要是由於血漿之
流失，故應補以血漿或其他製品如: Plasmanate 或 Ringer's lactate
或生理食鹽水。Dextran（分子量 70,000）比低分子量 Dextran（分
子量 40,000），更適合做血漿擴量液 (Plasma volume expander)，
因前者較後者不易脫離血管之故。這兩種 Dextran 皆用來預防小血

管之栓塞，唯使用超過 2,000 西西時，有可能引起出血。

使用血漿擴量液所引起的血液稀釋會減低紅血球與纖維原之濃度，增加微細循環之血流速度，從而增進組織灌流，提高心輸出量。

酸鹼矯正：循環衰竭時血中呈代謝性的酸中毒（Metabolic acidosis），須以碳酸鈉溶液中和。通常碳酸鈉一支 20c.c 含 16.7mEq，劑量算法如下：

$$體重（公斤）\times 0.3 \times 〔-Base\ excess\ (mEq)〕$$
$$=所須注射之劑量（mEq）$$

其中 Bases Excess 由動脈血之氣體分析測出，在酸中毒時皆為負數。

當血量已充足，血壓已恢復正常，中靜壓已達到 10cm 以上，而仍無排尿或尿量不足時，應給予利尿劑，如 Mannitol 25gm，靜脈滴入或 Furosemide 20 至 40mg 靜注，如仍無排尿現象，則應考慮腎臟衰竭而採取因應措施。

II. 心因性之循環衰竭

心因性之循環衰竭可定義為 L當心臟填充壓（Cardiac filling pressure）正常時，心輸出量不足以輸送充分血流至重要器官 」。導致心因性之循環衰竭有以下諸原因：

(1)心肌梗塞：

超過四十歲以上病人發生循環衰竭，中靜壓高，且有胸痛者，應考慮心肌梗塞，不管以前有無狹心症之病史。應檢查心電圖及測量各種心臟酶如：GOT、CPK、CPK-MB 等做為診斷之依據。急性心肌梗塞輕微時不致影響血壓變化，但嚴重時則引起循環衰竭而迅速死亡。

心肌梗塞時左心房壓上升但在初期中靜壓常在正常範圍內，治療心肌梗塞引起之循環衰竭宜使用 Dopamine 靜脈點滴，以加強心肌收縮力及提高血壓，如血壓不易維持在正常範圍內，則應再加上 Levophed 點滴，此外利尿劑及毛地黃視情況需要而使用。

如藥物治療無法改善心臟衰竭時，則應使用機械輔助循環，如主動脈內氣球幫浦（Intra-aortic balloon pumping 簡稱 IABP）及股動靜脈分流法（Femoro-femoral bypass）等。

(2)心律不整：

心律不整有時會引起循環衰竭，這種病人應該要有完整的心電圖記錄以分析其心律不整的種類，同時要做連續的心電圖監視（ECG monitoring）以做爲治療的依據。

(a)慢心律（Bradycardia）：竇性慢心律（Sinus bradycardia）或房室阻斷（Atrio-ventricular block 常簡稱 A-V block）會由於心跳過慢而使心輸出量不足，可用 Atropine 1 至 2mg，並停服毛地黃。Isoproterenol 點滴則可由劑量濃度及給予之速度來控制心跳速度，房室阻斷病人，則應進一步經由靜脈裝入心內膜式之心律調整器。

(b)心室期外收縮：應給予 Xylocaine 靜注，其劑量爲每公斤體重 1 至 2mg，如心室期外收縮時常發生，則給 Xylocaine 稀釋點滴，每分鐘 1 至 4mg，此外 Procainamide 注射或口服 Quinidine 亦有效，心室期外收縮常在毛地黃中毒時發生，此時給 Dilantin 靜脈注射很有效，如血清鉀過低，則應在點滴中加氯化鉀溶液。

(c)心室性心博過速：此爲危急狀況，血壓降至 70mmHg 以下，如未能及時處置使心跳恢復正常病人很快就會死亡。如血壓太低應立卽做心臟按摩，同時給予上述心室期外收縮之處置，但最有效的方法爲心電轉律法（Electrocardioversion），但如在毛地黃中毒情況下則不適合。

(3)心包膜塡塞（Cardiac tamponade）：

正常心包膜內有少許液體。在某些病理狀況下，如心臟外傷、心

臟手術後、尿毒症、心包膜炎、原發性或轉移性惡性腫瘤及其他全身性疾病如痕瘡紅斑等，心包膜會充滿血及滲出液。如其量過多則會阻礙上、下腔靜脈血回流至心臟而引起心輸出量不足。臨床上病人會胸痛、呼吸困難、頸靜脈擴張、肝臟腫大、中靜壓升高。病人常有奇脈(Paradoxical pulse)。使病人做深呼吸運動，即可發現吸氣時末梢脈搏（如：橈骨動脈、股動脈等）減弱甚或消失。在呼氣時、脈搏又增加或再出現。X光片可見心影擴大、心電圖可見低 QRS 波，心臟超音波檢查則為一安全且可靠之診斷方法。

一旦診斷為心包膜填塞，應立即做心包膜穿刺或引流。做心包膜穿刺時，穿刺針頭應連接心電圖導線，以便當針頭接觸到心臟時，可由心電圖看出。心包膜穿刺應小心行之，因可能會傷到心肌與冠狀動脈，也可能引起心室顫動。

心包膜引流則為在胸骨下緣與上腹部交界處做一約 6 公分長之縱向皮膚切開，沿白線（Linea alba）分開左右腹直肌,切去劍突（Xyphoid process）即可達心包膜，切開心包膜引流後，放入引流管，沿層縫合傷口。

一旦心包膜填塞解除，循環衰竭很快就會消失。

III. 麻醉引起之循環衰竭

腰椎麻醉與全身麻醉引起循環衰竭之原因主要由於末梢血管擴張或心跳過慢或兩者兼有。末梢血管擴張使血回流到心臟減少，應使用 Levophed 點滴,使血管恢復張力，心跳過慢或慢心律（Bradycardia）則應注射 Atropine， 1 至 2mg 如效果不彰，則應使用 Isoproterenol 點滴注入。

IV. 敗血症引起之循環衰竭

敗血症引起之循環衰竭主要在於細胞受感染影響不能使用氧氣，

因此雖然心輸出量高，但病人卻呈現休克狀態，詳見第八章休克。

第二節　呼吸衰竭（Respiratory failure）

急性呼吸衰竭可以定義爲 L 當肺部氣體交換效率減低以致病人的呼吸無法滿足全身需要時 ⌉ 。病人發生急性呼吸衰竭時，無法供給足够的氧氣到全身的組織，這時假如沒有呼吸器的幫忙，無法維持正常的肺泡通氣。沒有適當的治療，急性呼吸衰竭可能導致血中氧氣更加減少，二氧化碳增加，酸中毒甚至心跳停止。一般來說，早期呼吸衰竭的徵兆常是血缺氧，肺部伸舒量（Compliance）減小，而血中二氧化碳在初期很少會有變化。

呼吸衰竭病人的功能肺餘量（Functional rcsidual capacity），也就是正常呼氣後，在肺部殘餘的氣體量，通常會大量減小（見表一）。當肺部的小呼吸道開始關閉的容積（又叫關閉容積）比功能肺餘量來得大的時候，有許多肺泡變成通氣不足，導致肺膨脹不全。當一部份肺泡膨脹不全，有大量的血流會經由這些肺泡流回心臟，而未經氧化過程。導致肺中分流率 （Intrapulmonary shunt fraction） 增加。呼吸衰竭的另一個常見的特徵就是肺水腫，它可能經由肺微血管的滲透壓增加或是肺泡表皮細胞損傷二種原因引起的。

在臨床上，急性呼吸衰竭對肺功能的影響是多方面的。例如在肺機能上，氧氣傳送，通氣量方面以及肺部血流量都發生或多或少的障礙。診斷急性呼吸衰竭條件如下：機能上有任何二項異常或是氧氣傳送三項異常或任何一項的通氣量或血流量異常 （見表 11-2） 都代表呼吸衰竭。

I. 呼吸衰竭的原因

由上述的定義而言，臨床上有許多疾病均會導致呼吸衰竭。所謂

表 11-2　急性呼吸衰竭肺功能變化

特　徵	正　常　值	呼　吸　衰　竭
機能上		
(1)呼吸次數（次/秒）	12-20	＞35
(2)潮氣容積 (Tidal volume)	6ml/kg	＜3ml/kg
(3)肺活量	70ml/kg	＜20ml/kg
(4)吸氣力量	20cmH$_2$O	＜20cmH$_2$O
(5)有效伸舒量	25-45ml/cmH$_2$O	＜20ml/cmH$_2$O
(6)胸腔X光檢查	正常	肺水腫或肺浸潤
氧氣傳送		
(1)PaO$_2$(mmHg)	60-95(FiO$_2$ 0.21)	＜100mmHg on FiO$_2$=1.0
(2)A-aO$_2$(mmHg)	5-15(FiO$_2$ 0.21)	＞450mmHg on FiO$_2$=1.0
(3)肺分流 (Qs/Qt)	5-6%	30%
通氣量		
(1)PaCO$_2$	35-45mmHg	＞55
(2)生理無效區 (V$_D$/V$_T$)	0.4	＞0.6
血流量		
(1)心輸出指數	3.0±0.5	＜2.0因疾病原因不同
(2)肺血管阻力	2R.U.	＞5R.U.
(3)混合靜脈氧	40mmHg	＜30mmHg, 因疾病原因而異

*P$_a$O$_2$: 動脈血中氧分壓　　*P$_a$CO$_2$: 動脈血中二氧　　*A-$_a$O$_2$: 肺泡和動脈
化碳分壓　　　　　血氧氣分壓差
*F$_1$O$_2$: 氧氣佔吸入氣
體比例。

┌呼吸危難症候羣（Respiratory distress syndrome）也包含在呼吸衰竭之內（其他如：濕肺症（Wet lung syndrome）、敗血肺症、休克肺症，幫浦肺症，輸血肺症等等都屬於呼吸衰竭內）。

雖然引起呼吸衰竭的原因很多，但是其所造成的臨床症狀，X光上的變化，生理異常和病理表現都是非常近似的。

(1)新生兒:

新生兒的透明膜疾病（Hyaline membrance disease），或叫┌新生兒呼吸危難症候羣┐，通常發生在不足三十八週產期出生的嬰兒。母親患有糖尿病、貧血、多產、或新生兒 Apgar 分數低，或是剖腹產都會增加這種疾病的發生率。由於此種新生兒肺部缺乏正常的表面張力素系統（Surfactant system），使肺部膨脹不全；更加上血中呈現高凝固狀態（Hypercoagulable state）以及血清蛋白減少，而導致此種疾病發生。

(2)手術後呼吸衰竭

手術是造成呼吸衰竭的一個重要因素。假使病患經由痲醉，會造成呼吸功能障礙大半是肺膨脹不全。在腹部或胸部大手術之後，功能肺餘量、肺活量和動脈血中氧氣分壓（PaO_2）都會在頭 4～5 天內減小。假如加上肺分泌液滯留，支氣管內膜創傷，和肺膨脹不全就會導致肺炎。手術後，輸液過量和荷爾蒙反應都會引起肺中水分增加，可能導致肺水腫。其他手術後呼吸衰竭，如體外循環導致的┌幫浦肺┐。大量輸血導致的┌輸血肺┐、異物的吸入、藥物過敏、藥物過量和敗血症，也或多或少造成呼吸衰竭。

(3)敗血症

在外科領域中，造成呼吸衰竭最多的原因可能是敗血症。因此病人有呼吸衰竭情況發生時，應檢查看看有沒有隱藏性的敗血症存在。

敗血症如何造成呼吸衰竭，至今仍沒有十分明瞭，可能是和分泌一些血管作用物質，造成肺臟內膜細胞損害，因而引起細胞間質水份增多有關。

(4)休克

低血量性休克是否會引起呼吸衰竭,至今仍然未獲得結論；然而，在急救時，輸液過量，往往會造成呼吸衰竭。大量的輸血，含有許多微小的血栓存在。大量的鹽液或膠質液往往會造成細胞間質水腫。

心臟性休克或鬱血性心臟衰竭，往往造成初期細胞間質水腫，以後跟着發生肺泡性水腫。

另一種特殊的情況卽出血性急性胰臟炎往往也會造成呼吸衰竭。

(5)外傷

胸部外傷或是多處外傷（合併或無胸部外傷）都可能造成呼吸衰竭。比較嚴重的胸部外傷如：肺挫傷、多數肋骨骨折、連枷胸、張力性氣胸、胸骨不穩固或是心臟、大血管的外傷造成大量出血。胸部骨折往往造成機能上肺泡氣體交換的障礙。肺臟實質的出血，則會造出一部份肺部通氣不足。氣胸後再膨脹的肺，有時會發生單側性肺水腫。腹部外傷，出血或敗血症，有時因爲疼痛，造成呼吸困難，都可以造成呼吸衰竭。

骨折引起的脂肪血栓症，通常在骨折後 24-72 小時內出現。頭部外傷也可能引起呼吸衰竭。它的原因可能是由於中樞推動呼吸的能力不適當、或咳嗽、深呼吸能力喪失或是中樞神經引起的細胞間質水腫。

(6)胃液吸入

由於外傷、喪失知覺或是全身痲醉,往往會造成胃液吸入呼吸道。肺部實質損壞的程度以及肺功能受損的程度可能和吸入的胃液酸度成正比。

⑺氧氣中毒

太高濃度的氧氣吸入就可能造成呼吸衰竭；在治療其他原因的呼吸衰竭，假如使用高濃度的氧氣，往往會造成已經損壞的肺臟內皮細胞更進一步損傷。

⑻溺水

在乾淨水差一點溺斃的病人，往往有呼吸衰竭的現象。這是由於過多水份吸入呼吸道，有一部份滲入肺的間質造成肺泡塌閉和動脈血缺氧。

II.　呼吸衰竭的治療

對於治療呼吸衰竭的方法，一個醫療中心往往有自己一套方法，而且差異很大。下列敍述的方法是比較被普遍接納的方法。

假如我們能夠預先知道某些原因可能造成呼吸衰竭,而加以避免，或是早期就很積極地加以治療，卽可免除一些呼吸衰竭的發生。例如麻醉時候，假如能夠將分泌抽乾淨，同時週期性地給予深呼吸，可能可以減少肺膨脹不全的發生。麻醉後的病人，在沒有從麻醉中完全甦醒時，較易發生肺膨脹不全。使用100％氧氣麻醉也容易發生肺膨脹不全。假如術後發生肺膨脹不全，應積極治療，如：經常翻身、鼓勵咳嗽、或用內管抽痰來避免肺膨脹不全等持續地進行下去。

在重大手術或外傷之後，可能有呼吸衰竭之虞的病人，通常都把病患放入加護病房內，監視他的心臟，血壓和肺功能。呼吸的狀況一般是利用觀察、臨床上的反覆檢查和血中氣體分析來衡量。動脈和中央靜脈導管都應設立以便一方面監視血壓、中靜壓，一方面可以取血測定血中氣體含量。同時可以利用動脈和中央靜脈血中氣體含量來計算肺內分流率（Pulmonary shunt fractions）（見表 11-3）。

表 11-3　分流公式用以計算肺中分流分數

$$Qs/Qt = \frac{CcO_2 - CaO_2}{CcO_2 - CvO_2}$$

假設 $P_AO_2 = PcO_2$

$$P_AO_2 = （大氣壓－水蒸氣壓）\times FiO_2 - \frac{PaCO_2}{R}$$

Qs/Qt＝肺中分流率

CcO_2＝肺微血管氧氣含量＝$Hb \times 1.34 \times Sat(P_AO_2) + 0.003 \times P_AO_2$

CaO_2＝動脈血氧氣含量＝$Hb \times 1.34 \times Sat(aO_2) + 0.003 \times PaO_2$

CvO_2＝混合靜脈血氧氣含量＝$Hb \times 1.34 \times Sat(vO_2) + 0.003 \times PvO_2$

　Hb:　血紅素

　PvO_2:　靜脈血氧氣分壓

　PaO_2:　動脈血氧氣分壓

$PaCO_2$:　動脈血中二氧化碳分壓

　P_AO_2:　肺泡內氧氣含量

　PcO_2:　肺微血管氧氣含量

　FiO_2:　吸入氧氣含量

　　R:　呼吸系數。一般爲 0.8。

$Sat(P_AO_2)$:　從 P_AO_2 計算的氧氣飽和程度。

$Sat(aO_2)$:　動脈血中氧氣飽和程度。

$Sat(vO_2)$　混合靜脈中，氧氣飽和程度。

　　一旦病人已經發生呼吸衰竭，就必須積極地治療。除了上述監視外，還得給予導尿管、插入 Swan Ganz 氣球導管。病人呼吸次數每分鐘超過 35 次，有呼吸困難現象，使用輔助呼吸肌肉呼吸，胸骨上窩深陷，吸氣時鼻翼（Ala nasi）鼓起，動脈血中 CO_2 分壓（PCO_2）超過 55mmHg，氧氣分壓（PO_2）少於 60mmHg, 表示需立刻插入氣管內管，同時以呼吸器幫助呼吸。此外，肺內分流率達 15～20％, 都

表示需使用呼吸器。在治療初期，常常需要較高的氧氣濃度，才可達到動脈血氧氣分壓 60mmHg 以上。最初的潮氣容積是以每公斤 12 到 15ml 給予，再按照 PaCO$_2$ 調整。

有時候，為了改變血中缺氧的情況，需使用 ⌞呼氣終止正壓⌝ (Positive end-expiratory pressure, PEEP) 的裝置。Swan-Ganz 導管在此時就有很大的用處，可用來監視左心房壓，探血以為混合靜脈血，並且可用以計算心臟輸出量，肺內分流率等。使用 PEEP 的原則，儘量減少分流 (shunt) 至 15% 以下。但是 PEEP 常會增加胸腔內壓力，減小靜脈血返回心臟因而造成心臟輸出量減小，尤其呼吸器呼吸次數越高，心臟輸出量減小越多，所以 PEEP 使用，最好調節在影響心臟輸出量最小的狀況下。

在呼吸衰竭時，除了前述之現象外，病人皆會煩燥不安、冒冷汗等。一旦做氣管內插管及使用呼吸器後，這些現象很快就會消失，病人會變得安靜，甚至入睡。如果呼吸衰竭病人於使用插管及呼吸器後，仍然煩燥不安，則表示呼吸器需重新調節，以增加換氣量，當然最後還需取決於血中氣體分析的結果。使用呼吸器的時間，視呼吸衰竭的原因而定。一旦臨床症狀、血中氣體分析及胸部Ｘ光片改善後，即可讓病人停用呼吸器，觀測一小時後，如無前述呼吸衰竭之表徵，即可拔出氣管內管。如到第三天，病人仍無法脫離呼吸器，則應做氣管切開。

當病人有急性呼吸衰竭，除了使用呼吸器之外，第二件事情就是如何把肺內間質水份移走。通常我們可以增加血漿滲透壓或是減小肺臟微血管的擴張壓。治療的方法是給予毛地黃 (Digoxin) 和利尿劑 Furosemide，一則可移去水份，一則可治療某種程度的心臟衰竭。假如，利尿的結果，並沒有改善呼吸衰竭的症狀，我們就要考慮可能是

而大量消耗了凝固因素 II、VI、VII 及 VIII 減量。

治療消耗性凝固異常應治其病因如：休克、缺氧、酸中毒、敗血症等。如凝固異常未見好轉，則應給予抗凝血藥肝素（Heparin）。肝素阻止 Thrombin 的作用，使 Thromboplastin 的產生減慢，而能逐漸在 24 至 36 小時內恢復血凝因子，對消耗性凝固異常病人輸入血液、血漿或纖維原（Fibrinogen）則很危險，因循環中的 Thrombin 將立即使纖維原變成纖維素（Fibrin）而可能阻塞了大血管。

⑶血小板：

血小板會凝聚在受傷的小血管內以阻止出血，同時血小板含有促進血凝的因素。如血小板太少（如使用人工心肺機後）或有生理上的缺陷，則會引起手術後出血，應輸給新鮮之血小板，如無新鮮血小板，則可代以新鮮之血液。

當血液凝固正常，血小板質與量皆正常，而手術後仍出血不止時，則應考慮重新打開傷口檢查出血處。心肺手術病人之引流管如每小時出血 500 西西以上，或出血每小時 300～500 西西連續三小時，或每小時出血 200～300 西西連續五小時而無減少趨勢時，皆應送回開刀房再止血。腹腔內之手術大多不放引流管，由於腹腔空間大，即使出血 1000 西西以上，外表也不易察覺，因此腹腔內出血的呈現症狀常為休克，病人術後血壓下降、臉色蒼白、急速輸血後血壓即上升，但輸血慢下來或停止時血壓又會下降。等到看到腹部鼓脹時，出血大約已有 2000～3000 西西以上。因出血而重新打開傷口時，有時不易馬上找到出血的地方。應該從血塊囤積最多的地方先找，因出血點往往就在此處。

第四節　心肺急救術
(Cardiopulmonary resuscitation; CPR)

在外科醫師生涯中，碰到病人心臟呼吸停止的情形，可能不會太少；在碰到這種情況就得借助於心肺急救術，所以對於一個外科醫師，心肺急救術是必備的技術。事實上，有大部份的病人就因為及時施予心肺急救而得救。近年來，藥物和儀器的進步，也使得心肺急救術(CPR)成功的機會更大。

I. 急救術的歷史

從遠古時代，人們就嘗試用各種方法，使即將死亡的病人能夠復活，這就是急救術的來源。在公元 1874 年，義大利一位生理學教授施夫 (Schiff)，在實驗動物上證明可以用開胸心臟按摩以及氣管內吹氣，使動物復活。公元1878年，波姆(Boehm)在貓身上使用胸腔外部的心臟按摩獲得成功。公元 1885 年德國外科教授柯尼赫 (Koenig)，描述了胸腔外心臟按摩的方法，他被後世尊為此種心臟按摩法之父。至於開胸心臟按摩術，在 1901 年挪威的殷格斯路 (Ingelsrud) 是第一位使用此法拯救了一位子宮切除的病人。 在美國的柏克 Beck， 是第一個使用開胸心臟轉律術 (Cardioversion) (公元1947 年)。左爾 (Zoll) 則是開胸心律轉律術第一位成功的醫師。此後， 依賴許許多多醫學前輩的整理和傳播，使得現在的心肺急救術有一具體的方法。

II. 心跳停止和呼吸停止的原因:

心跳停止最常見到的是冠狀動脈疾病的患者； 其他一些急性或慢性心臟血管疾病，也會引起心跳停止。在慢性腎臟病患者， 常因電解質的異常 (高鉀血症或低鈣血症) 引起心跳停止。有時， 靜脈注射一些藥物或顯影劑可能造成心跳突然停止。此外， 呼吸衰竭或停止後，

也會因缺氧而引發心跳停止。

　　呼吸停止的原因有因血中氧氣不足或腦的血流量不足而引起。在醫院以外碰到呼吸停止的病患，通常是上呼吸道阻塞引起。昏迷不醒的病人，上呼吸道阻塞，往往由於舌根往後縮引起的。小孩子則常常由於異物引起。灼傷的病人呼吸道水腫、溺水或勒殺也會造成呼吸停止。其他呼吸停止的原因如中風、藥物過量（如麻醉藥或安眠藥），頭部外傷或其他引起呼吸肌肉麻醉的情況都可以引發呼吸停止。綜合上述，我們列一表，顯示造成心跳以及呼吸停止的原因。

表 11-4　心跳以及呼吸停止的原因

甲　造成心跳停止的原因

　1. 冠狀動脈疾病

　　　1）　心肌梗塞

　　　2）　心律不整

　2. 電解質不平衡

　3. 顯影劑靜脈注射

　4. 對靜脈注射藥物反應

　5. 麻醉時誘導

　6. 觸電

　7. 肺動脈栓塞

　8. 溺水

　9. 心臟受外傷

　10. 大量出血

　11. 酸中毒

　12. 藥物中毒

　13. 呼吸停止後引致的心臟停止

乙 呼吸停止的原因

　1. 上呼吸道阻塞

　　(1)異物

　　(2)呼吸組織水腫（灼傷、煙霧所致）

　　(3)溺水

　　(4)勒殺

　2. 中風

　3. 藥物過重

　　(1)海洛英

　　(2)其他痲醉劑

　　(3)巴比妥酸鹽

　4. 頭部外傷

　5. 引發呼吸肌肉痲痺的任何情況

　6. 心臟停止導致呼吸停止。

III. 心肺停止的生理機轉

　　無論是心臟或是呼吸停止，緊接着的問題就是缺氧。呼吸一停止，沒有氧氣吸入，心臟馬上跳動變慢，然後變成心室不規則跳動，終至全部停止跳動。另一方面來說，心臟一停止，大腦由於缺氧，也馬上停止呼吸作用。心臟和大腦對於缺氧是非常敏感的，心肌細胞和腦細胞不能像骨骼肌細胞一樣，他們無法在缺氧狀態繼續進行新陳代謝。在缺氧的情況下，代謝所產生的乳酸積存在細胞內，使細胞內 ATP 的製造減少。最終的結果是代謝性酸中毒產生，同時喪失了細胞內代謝的能力。對細胞外的環境，由於細胞膜失去傳送電解質的能力，鉀離子積存在細胞外，而鈉離子則積存在細胞內，造成細胞內水腫，更加抑制細胞機能。

心肌細胞在此種血酸症以及細胞活動中止的情況，要恢復機能的可能性就越來越小。

腦細胞在缺氧數秒後，就會呈現痙攣現象。病人在一分鐘之後卽意識不清，超過 4 分鐘可能造成腦細胞無可挽回的損害。

IV　急救常用的藥物:

藥物的進步，對於心肺急救術來說是一個新的里程碑。在施行心肺急救術（CPR）必須對這些藥物的使用方法，以及正確的劑量有很詳盡的認識才可以。基本上而言，這類的藥物可以分成三類：強心劑、抗心律不整的藥物和酸中毒的藥物。

(1)強心劑

一旦心臟停止，心臟的功能顯得有氣無力，卽使心臟呈現心室顫動，通常無法用心臟轉律器使心跳恢復。這時假使先使用 Catecholamine 類的藥物，使心室顫動的力量增強，以後再使用心臟轉律器就比較容易成功。

①腎上腺素（Epinephrine）

Epinephrine 是 Catecholamine 的一種，它具有對周圍血管收縮的作用（α 感受體刺激劑），對於心臟有增強收縮力和增快心跳（β 感受體刺激劑）。腎上腺素必須在急救早期就使用，增強心室顫動的力量和心臟收縮的力量。同時 Epinephrine 可以加入點滴注射液中以維持病人的血壓。

使用劑量:

成年人: 初次劑量: 0.3～0.5 西西，1:1000 稀釋液（卽 0.3～0.5mg）靜注。

　　　　點滴注射: 0.5～0.9mg/分。

兒　　童: 初次劑量: 0.01 西西／公斤，1:1000 稀釋液（卽 0.01

mg/kg)

點滴注射：0.2~5mg/分

通常 Epinephrine 的作用時效很短，可以 5 分鐘重覆注射上述劑量。腎上腺素也可以施行心內注射，尤其病人靜脈注射不容易時（劑量和靜脈注射相同）。 但是心內注射是非不得已不要輕易使用， 因爲它有可能造成嚴重的併發症， 如(1)冠狀動脈裂傷(2)心包填塞(3)氣胸(4)心肌內注射，造成無法挽救的心室顫動。所以在施行心內 Epinephrine 注射時應該仔細衡量考慮。

②Isoproterenol

Isoproterenol 是合成的擬交感神經興奮劑， 可說是純粹 β 感受體刺激作用，它可以增強心臟收縮力量，同時也會增快心跳。在高劑量會有心律不整的情況發生。它主要使用於點滴注射中。

劑量：

成年人：0.5~10mg/分

兒 童：0.1~0.5mg/公斤/分

③Dopamine

Dopamine 不僅是很好的強心劑，且可以增加腎臟血流量。在低劑量時(1~2mcg/公斤/分)，腎臟的作用即出現。在劑量 2~10mcg/公斤/分時主要是 β 感受體刺激的作用（即心臟作用）。超過 20mcg/公斤/分，作用又改變成 α 感受體刺激了，造成血管收縮、心跳增快。劑量的使用，應該依血壓和尿量而定。

劑量：

成人和兒童：2~25mcg/公斤/分

④Dobutamine

它主要的作用是刺激 β 感受體，造成心臟收縮增強， 心跳稍微增

快，周圍血管擴張。

剂量：2.5～10mcg/公斤/分

⑤氯化鈣（Calcium Chloride）

鈣鹽主要在它對於心跳收縮有短暫的效果。通常它最常被用來增強心室顫動的力量，再施行心臟轉律（Cardioversion）。

剂量：

成年人：500～1000mg 靜注，一次注射

兒　童；20mg/kg 靜注

⑵抗心律不整的藥物

這類藥物在急救時很重要，它可抑制不整脈的再發，而達到急救的效果。

①Lidocaine

Lidocaine 是目前對心室不整脈最有效的藥物，尤其對心室早期收縮或心室性心博過速。對於心房的不整脈效果很少。Lidocaine 需第一次靜脈注射，再加入點滴中。太高的剂量會造成痙攣及壓抑心臟收縮力。

剂量：

成年人：初次剂量，50～75mg 靜注

點滴中：2～4mg/分

兒　童：初剂量：1mg/kg 靜注

點滴中：10～20mcg/公斤/分

②Procainamide

Procainamide 對心室、心房的興奮有抑制的作用。它通常使用於對 Lidocaine 無效的病人。可發生的併發症是低血壓和房室傳導障礙。

劑量:

成年人: 初劑量, 0.2~1gm

　　　　點滴: 2~3mg/分

很少使用於兒童。

③Propranolol (Inderal)

Propranolol 是 β 感受體的抑制劑, 對 Catecholamine 的 β 刺激作用有抑制作用。它減低心跳速律, 增加房室傳導時間, 抑制心臟收縮力。它最常使用於發作性上室性頻律, 心房顫動或心房粗動引發心室性心博過速。由於它對於心臟是抑制性的作用, 只有在最後一着才使用 (其他方法均告無效時)。

劑量:

成年人: 0.5mg 靜注。可以加到 3mg, 每隔 30~60 分鐘注射

　　　　一次。

兒　童: 0.1mg/公斤。每 10 分鐘注射一次。

④Atropine

是一種副交感神經抑制劑, 直接作用於竇房節。在心博過慢時, Atropine 可在短暫時內使心跳增快。

劑量:

成年人: 0.4~0.6mg 靜注

兒　童: 0.01mg/公斤靜注

(3)抗酸中毒的藥物

①碳酸氫鈉 ($NaHCO_3$)

碳酸氫鈉是最常用的鹼性鹽去中和酸中毒。它的作用非常快速, 同時它的高張性, 可避免細胞內水腫。

劑量: 初劑量 1mEq/kg。假如心跳仍停止, 每 5~10 分鐘注射

相同劑量。

假使血中氣體分析可得到結果，應該用下述公式：負鹼過量×公斤（病人體重）×0.3＝碳酸氫鈉所需 mEq。

②Tromethamine(THAM, tris-hydroxy methyl aminomethane)

THAM 是另一種對抗酸中毒的藥劑，但是使用的範圍很有限。它主要是對抗呼吸性酸中毒，它會和二氧化碳作用變成碳酸氫鹽，主要用於血中鈉很高的病人，或是嬰幼兒，無法接受大量鈉鹽時使用。

劑量：負鹼過量×體重(kg)×0.3＝需要 THAM 的 mEq。

假使，沒有血中氣體分析的資料，可給3.5～6ml/kg 0.3M THAM 溶液。

V. 醫院內急救

在現代的醫院，充滿了病情篤重的病人，所以心肺功能停止也經常可見。由於近代醫學的進步，醫療人員的完備，使心肺急救成功的機會更大。頭一件觀念的轉變，把病危的病人集中在加護病房，使急救可以得到更好的結果。心電圖的監視，可使不整脈死亡的病人減少10%。

一旦發生心肺停止，應該有一個快速而有組織的反應。所有人員應該利用很有效率的技術施行心肺急救。由最有經驗的人員充當急救小組的領導人，同時限制必要的人數以避免紛亂。

同時醫院每一地區，都要有設備齊全的急救設備，包括心臟轉律器、心電圖監視器、藥物、和全套的呼吸裝備。需經常檢查設備，汰舊換新、同時所有人員對裏面的裝備和使用的方法應該非常熟悉才可以。

(1)急救第一步驟

一旦開始急救，需要馬上恢復病人的血液循環和挽救他的缺氧狀

況。有四項處置需同時迅速地完成。

①胸腔外心臟按摩

在按摩之前，先握緊拳頭，對病人前胸予以重力一擊，希望藉此刺激病人心臟跳動。假如無效，就應該開始心臟按摩。病人應放在地板上或硬木板上。急救者跪着或站着，開始有規律地擠壓胸骨下三分之一處，急救者手臂伸直，兩手掌交叉，用力擠壓胸骨，次數約爲每分鐘 60～80 次，每按 3～4 次，需稍停，讓另外組員壓氧氣入肺，其他的組員需摸着股動脈查看壓擠是否有效。（見圖11-1, 11-2）

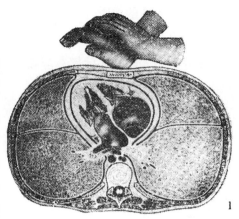

圖 11-1　急救者兩手掌交叉，擠壓胸骨。

②挽救缺氧

當一組人員進行心臟按摩，同時另一組人應該清除呼吸道，最理想的是趕緊插入氣管內管。假如一時無法做到，應趕緊放入口腔氣管，用 100％氧氣面罩和呼吸袋施以人工呼吸急救（見圖 11-3）呼吸次數約每分鐘 20 次，要與心臟按摩組員配合，每按摩 3～4 次即乘間壓呼吸袋一次，同時要看看兩側胸部是否

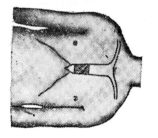

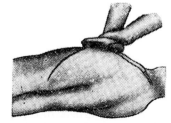

圖 11-2　擠壓處在胸骨下三分之一處。

對稱性膨脹。呼吸和心臟急救的協
調是 1 比 3 至 4 的次數。

③建立靜脈注射線

在許多病人，往往已經有靜脈
注射，假如沒有，應該趕快建立靜
脈注射線。常常由於這類病人有很
厲害的血管收縮，經由內頸靜脈、
鎖骨下靜脈或是股靜脈都是很好的
注射途徑。

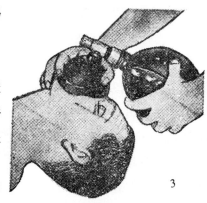

3

圖 11-3　用 100％ 氧氣，面罩和呼吸
　　　　球袋施予人工呼吸。

④心臟監視

監視心電圖是對心臟現況認知所必須要的。對於不整脈的治療，
也惟有藉此才可能加以治療。

⑵急救第二步驟

①心肌復甦

心臟恢復有效的收縮力是恢復循環的必要條件。基本上，要先認
知各種不整脈，用藥物或心臟轉律
器使其復原。在心臟停止之後，通
常心臟是不跳或心室顫動。可以使
用腎上腺素或氯化鈣來使顫動的力
量加強。充分的氧氣供應也是必要
的。這樣使用心臟轉律器才可得到
最大的效果。通常使用直流電的心
臟轉律器，一端放在心尖，一端放
於心基部，電壓使用 100～400 瓦
特、秒。（見圖11-4）假使不成功，

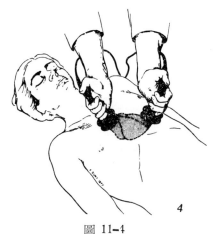

4

圖 11-4

可以再給予氧氣和藥物，再重複同一步驟。心臟不跳時也可以用藥物改變成心室顫動，再施行心臟轉律。假如出現心室性心博過速，可先注射 Lidocaine (50～75mg);; 無效，再用心臟轉律器。

②藥物治療

心肺停止馬上造成酸中毒，在急救初期，馬上需矯正酸中毒。血中氣體分析要儘快做，避免過量或過少碳酸氫鈉。通常心臟轉律後，往往呈現低血壓或低心輸出量的情況，因此必需使用強心劑。假使有不整脈，則需要藥物注射來抑制。

③心律調整器的裝置（Cardiac pacing）

有時急救時必需裝置心律調整器，尤其當病人心臟持續不跳或心博過慢造成低血壓。導線可經由鋼針直接刺入胸壁以達心臟，固定在心肌內，另一導線則固定在皮下組織，此二導線之另一端都接到心律調整器。假如情況允許，以後再經由靜脈裝置心內膜導線。

(3)其他特殊情況

①開胸心臟按摩

需要開胸心臟按摩的情況很有限，如有心包膜積血、積水或胸腔貫穿傷或拙傷，需做心包膜內引流，開胸心臟按摩可能是必需的。心臟手術或胸腔手術中，發生心跳停止即可做開胸式心臟按摩。心臟在伸直的雙手內加以按摩，要避免心肌損傷。假如需要使用轉律器，電壓應該用 5～50 瓦特、秒。其他處置和開胸沒有什麼差別。

②新生兒急救

新生兒和成年人不同處在於體積小，胸骨比較軟。在急救時，可用拇指和其他指尖壓迫胸骨,速率約100～120 次/分。壓的力量太大,可能造成內部器官的破壞。呼吸量也不可太大,藥物也要依體重減量。

VI 醫院外急救

由於車禍和意外的數目不斷
增加，醫院外急救的機會也會增
加。雖然缺乏完善的設備，但是
口對口呼吸以及胸外心臟按摩（
見圖 11-5)，往往也可以成功地
急救一些病人。當然一方面要設
法運送病人至設備完善的醫院。

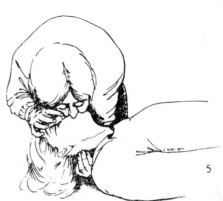

圖 11-5　口對口人工呼吸

理想上，有二個人施行急救
比較好。一個人施行心臟按摩，
另一人則將上呼吸道異物清除，一隻手將頭部伸張，一手按住病人鼻
孔，急救者自己深吸一口氣，再把自己的嘴巴壓住病人的嘴巴，用力
把空氣吹入病人肺部。此種口對口急救，病人必須上呼吸道沒有阻塞
才行。次數是每分鐘 15～20 次。假使急救者只一個人，他就要換位，
一面施行心臟按摩，一面施行口對口呼吸（比率爲 3 至 4 比 1）。

VII. 急救後之併發症

心臟過分用力按摩，可能引起心肌傷害，此外肝臟破裂，肋骨骨
折和氣胸都可能發生。在施行急救復甦術應小心避免此種併發症。此
外，氣管內管的挿入，往往會造成咽喉或食道傷害，胃液吸入氣管內
也常發生。

VIII. 吸入性窒息（Aspiration Asphyxia）

吸入性窒息急救的方法是儘快除去氣管內異物。最近，海姆力斯
(Heimlich) 發明了海姆力斯 (Heimlich) 方法，他利用突然壓迫上腹
部，使橫膈上升，肺部受壓迫，使氣管支氣管的壓力增加而壓出異物。
有兩種不同的方法：

　　①急救者站在病人後方，雙手繞到患者前方，一方握拳，頂住病

人上腹部，另一手用力把拳頭往上腹壓迫數次，直到異物出來。（見圖11-6）

　　②假使病患躺在地上，急救者跨跪在病人臀兩側，一手掌頂在上腹部，另一手用力往上推數次。（圖 11-7）

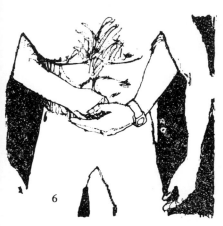

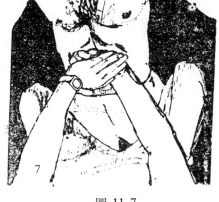

圖 11-6　　　　　　　　　　圖 11-7

IX　心肺急救中止

　　有時要決定中止急救實在很困難。假使施行一段急救術，病人情況仍沒有起色，代謝性酸中毒越來越厲害，缺氧的代謝越來越多，成功的機會就愈來愈少，心臟變得對藥物和心臟轉律術無效，瞳孔變大，對光無反應，到此時任何努力大概無法挽救。

第 十 二 章

手 術 的 基 本　　　　　　林天祐

　　所謂 L手術 ，乃是以人爲的方法加諸創傷於身體，以切除淺在
或深處的病巢，或改善病態而施之於手段的治療法。因此，手術須嚴
格要求無菌，無痛以及安全性。爲達此要求，外科醫生至少要瞭解下
述手術的基本知識。

第一節　無菌法

　　手術之際，細菌可以經由種種途徑侵入傷口，導致手術傷口的感
染而引起化膿，特別此種情形若發生於腦脊髓以及心臟血管手術時，
則容易引起嚴重的併發症，威脅病人的安全。我們把這種防止細菌侵
入的手段，謂之 L無菌法 （Asepsis）。而在無菌狀態之下所進行的手
術，謂之 L無菌手術 （Aseptic operation）。

　　然而事實上，要做到 L完全無菌 是極其困難的。通常爲防止傷
口感染，做到使細菌的感染達到最小程度的操作叫做 L消毒 （Disin-
fection），而撲滅所有的微生物則稱之 L滅菌 （Sterilizatian）。手術
時，自然是應用一切消毒、滅菌等種種方法使之在無菌狀態下進行。
在手術之際，應該考慮到細菌感染的途徑有①手術執行者②病人的表
體③手術器具以及手術材料④手術室的空氣等等。因此爲了保持在無
菌狀態下進行手術，如何制止經由此等感染途徑而入侵的細菌，乃是
重要的對策。

〔 495 〕

I. 手術執行者的消毒

手術執行者當然是指執行手術的外科醫師，以及手術助手、護士等直接會接觸病人表體的實地手術執行者，這些人必須全處在無菌狀態來進行手術，特別是直接觸到手術創口的手臂的無菌狀態最爲重要。有關消毒法將另闢章節詳述，在此僅將手術執行者如何順序消毒而達到無菌狀態，先加以說明。

(1)更衣

進入手術室的人，手術執行者或是手術參觀者，皆應更換手術室用衣和鞋子，並戴上手術帽，且以厚口罩罩住鼻口。（圖 12-1）

(2)手臂的消毒

手術執行者在消毒之前必須剪短指甲，用肥皂洗手，然後開始消毒。手臂消毒的原則乃是由手指尖開始，順序至肘部關節。皮膚的毛囊、皮脂腺、汗腺內常有細菌的存在。尤其由於時間的經過，隨着發汗而湧出皮膚表面，因而，需要使用 Furbringer 氏法（古典的方法，較費時間，而且昇汞會導致皮膚起斑疹）、Mikulicz 法（酒精肥皂法）、逆性肥皂消毒法、Phisohex 消毒法或 Hibitaine 消毒法等等。將各方法所使用的藥液，以刷子反覆摩擦刷洗手臂三至五分鐘。特別是指甲、手指間縫、皮膚皺溝處，一定要注意刷洗消毒。（圖 12-2）手臂消毒後，馬上用已消毒的乾布拂拭手指及前臂（圖12-3），其後手臂絕對不可再觸及未經消毒的物品。

以上的消毒法能使手指、前臂達到完全的無菌狀態，話雖如此，但是毛囊、皮脂腺、汗腺內的細菌，隨後會排泄而出，要維持長時間的無菌狀態殊極困難。因此在手指、前臂消毒完了之後，手術執行者們要立刻穿上高壓蒸氣消毒過的手術衣，尤其要戴上手套。

(3)手術衣的穿法

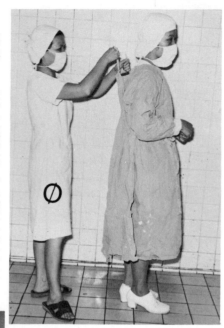

圖12-1 凡進入手術室的人，都要更換手術室用衣和靴並配戴手術帽及口罩如圖左者（∅）和第2圖消毒手臂者。

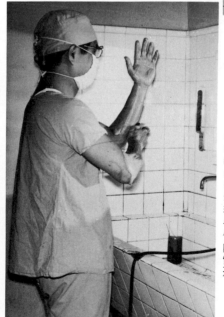

圖12-2 手術執行者消毒手臂的情形。

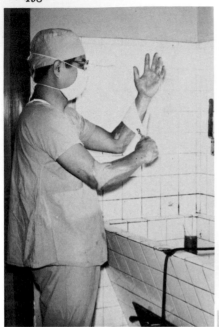

圖12-3 手臂消毒後，用消毒的乾布擦拭。

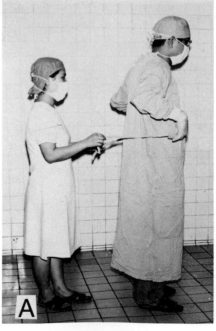

圖12-4 二種手術衣的穿法
A、手術衣穿好，只在背後打結。

A

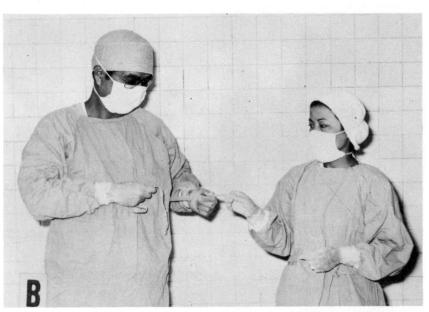

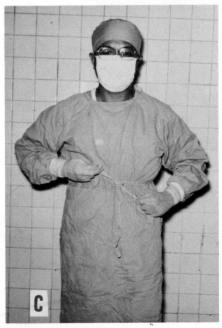

B、C、穿背部完全能被覆蓋的手術衣時，
帶子自行在前方打結。

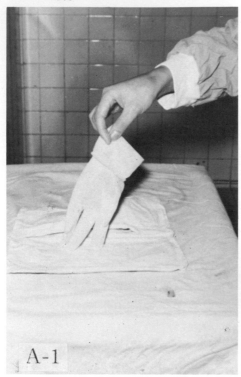

A-1

圖
12
–
5

橡皮手套的二種戴法

A、自行戴法

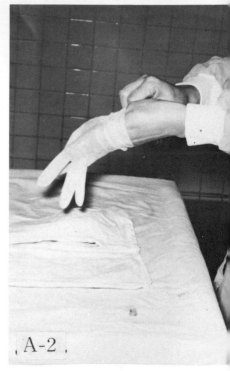

A-2

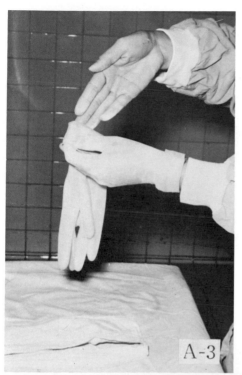

A-3

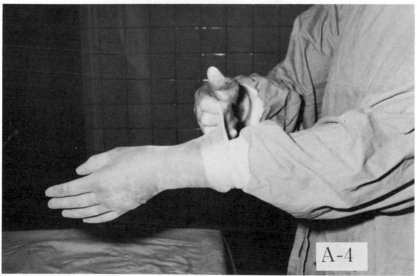

A-4

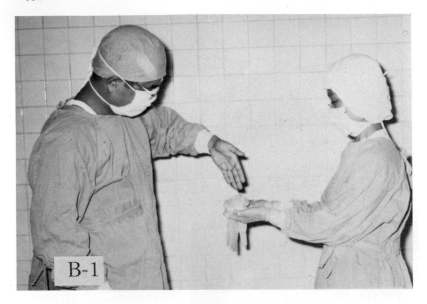

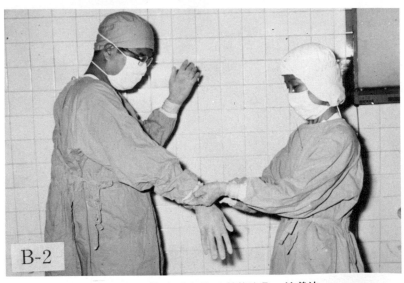

圖 12-5 橡皮手套的二種戴法 B、被戴法

　　要選擇不接觸四周不潔物的寬敞地方穿衣，首先捉住手術衣的領口，兩臂儘量水平伸向前方，不使手術衣接觸身體，揭開折疊的手術衣，雙手穿入袖中，一方而由輔助者注意不觸及手術衣的姿勢，僅強拉兩邊的領肩處，使穿衣者得以由袖中穿出雙手，輔助者結好背後紐結，並抓住前腰側的帶紐頭；在背後打結。（圖 12-4-A）如果穿著背部完全能被覆蓋的手術衣時，則將邊側的帶子抓住廻轉身體一圈，然後由穿著者自行在前方打結。（圖 12-4-B. C）

　　(4)橡皮手套的戴法

　　把內藏消毒過的橡皮手套的袋子放在經過消毒的臺上打開，取出袋內的粉袋，將粉末灑在手掌，輕輕地塗抹雙手手面，右手提著左手套的套口，左手伸入，戴好後，不要動套口，絕不可用未戴上手套的右手整理。接着再以戴上手套的四隻左手手指伸入右手套的套口，提展打開插入右手，隨後把右手套套口展開掩蓋手術衣的袖口上，而左手套的套口，最後才用已戴好手套的右手整理捲好。注意兩邊手套一定要掩蓋手術衣的袖口。（圖 12-5-A）同時爲了防止手術中經由手術的感染，要留心手術中手套的破損，有了破損，必須立刻更換新的手套。

　　另一個穿戴手套的方法，是由按照上述方法，已經穿上手術衣和戴好橡皮手套的護士，以雙手手指伸進手套的套口，撐開手套入口，手術執行者即以業經消毒的手及手指，對準手套各指的方向位置，一下挿入，而手套拿持者立刻將手套往上拉，一方面將套口部份拉提到穿戴者手術衣的袖口之上。（圖 12-5-B）

II. 病人表體手術部位的消毒

　　手術執行者的消毒完畢之後，接着便是病患手術部位皮膚的消毒。此與手術執行者的手及前臂的消毒同樣極爲重要。

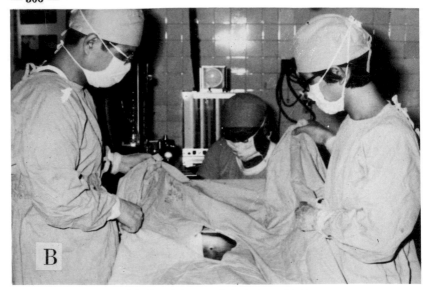

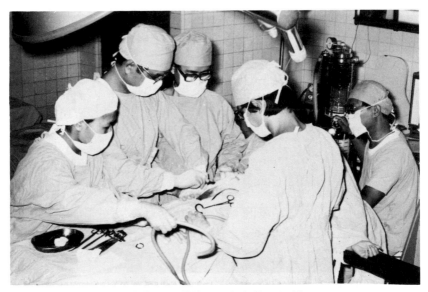

圖 12-8 手術前消毒一切就緒的情形。

五分鐘左右的摩擦塗布時間，稍感不便。

(d)Providon-iodine

本劑爲 Polyvinylpyrrolidone 與碘的化合物，有持續性的殺菌功能，其特徵爲在塗布部會形成被膜，防止細菌入侵，通常都以10％的水溶液塗布兩回。

III. 特殊手術部的消毒

(1)有創傷時的消毒

患者表體皮膚的消毒中，倘若表體皮膚原有創傷，而須於其傷口施予手術時，則使用雷佛奴耳 (Rivanol) 消毒法作創傷消毒。Rivanol 和汞臭紅具有類似的殺菌力，但無刺激、無損傷組織的作用，爲一優良的創傷消毒劑。

(2)有瘻孔及排膿管時的消毒

手術部設置瘻孔或排膿管時，雖經消毒，但是可能因內部的排泄液而汚染，因此若是瘻孔則先行假縫合閉鎖，然後再度作皮膚消毒。有排膿管時，消毒後，用滅菌的鉗子將排管閉鎖，斷端再消毒並包覆滅菌紗布，或以能够黏住皮膚的透明手術用滅菌覆布 (Surgical drape) 全面地緊貼皮膚面，以防止汚染物以及手術部位以外的皮膚表面來的汚染。

(3)口腔、肛門、直腸、膣以及膀胱的消毒

口腔消毒在齒齦部位塗以 0.1％ 的希必定 (Hibiten)液，3％ 過酸化水素水以及 2％ 硼酸水，作多次的漱口。肛門消毒以 Providon-iodine，膣消毒以 0.5％ 萊蘇 (Lysol) 液或二千倍逆性肥皂洗淨後，再用 0.05％ Hibiten 液塗布，然後以 10％ 次亞硫酸蘇打酒精清拭。結腸、直腸手術則於兩天前施以瀉藥，使腸內糞便全部排泄，並且服康黴素 (Kanamycin) 和綠黴素 (Chloromycetin) 等抗生素使腸內盡

量達到無菌狀態，同時手術前一天或當天再施以洗腸及浣腸。膀胱在手術數日前以 0.05-1% 的 Rivanol 液清洗乾淨。

IV. 手術部位的被覆

手術部位消毒終了後，切開部位以外的其他部位蓋上多層已經完全消毒過的大小被布，手術部位僅露出必要的部份，四周則先覆蓋小敷布，爲使敷布不致移動，需用布鉗子或縫合使之固定於皮膚，其次用中敷布被覆患者露出部以外的全身，然後上面再覆蓋一層大敷布。（圖 12-7）（圖 12-8）

敷布的敷法，視頭、頸、胸部、腹部、四肢等，以及其手術法而異，但原則是相同的。

V. 手術器具、手術材料的消毒

與手術執行者及患者手術部位表體皮膚的無菌狀態相同，手術使用的器具及材料也要完全滅菌。現在手術器具及材料的滅菌法計有煮沸滅菌法、乾熱滅菌法、高壓蒸氣滅菌法、瓦斯滅菌法、藥物滅菌法等，其細節將另於他章敍述，在此僅提及滅菌法的重要條件，亦卽滅菌效果要確實，操作簡單，而且能在短時間內完成，在滅菌的過程中，不損傷器材，不使器材的組織遭到化學變化等等。（圖 12-9）

VI. 手術室的消毒

使用放射紫外線的殺菌燈，直接殺死室內空氣中的細菌，最近也正研究絕對無菌環境下的手術，但是室內的空氣消毒畢竟還是不够普及。爲了預防手術室的污染以及保持清潔起見，手術室的地板及牆壁均鋪以塑膠地板，盡可能避免有突出物或凹陷處，同時不裝設連絡外界的窗子，出入手術室的人員一定要穿著乾淨的手術室用衣及鞋子，並且戴上手術室帽子及口罩。手術室多備有空氣調節設備（Air con-ditioner），此時必須裝設對於空氣過濾效率極高的過濾器（如 High

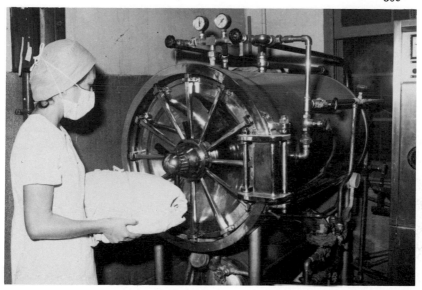

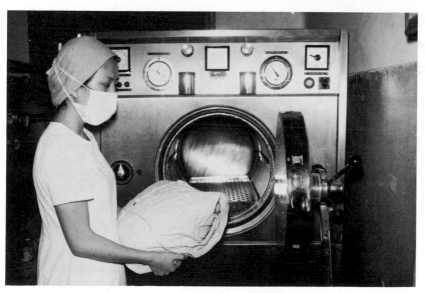

圖 12-9 手術器具、材料之消毒情形。

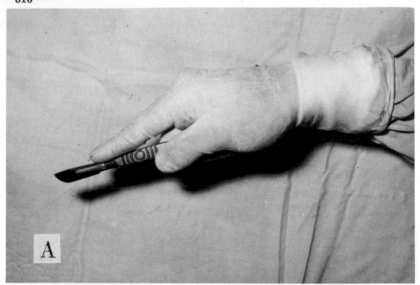

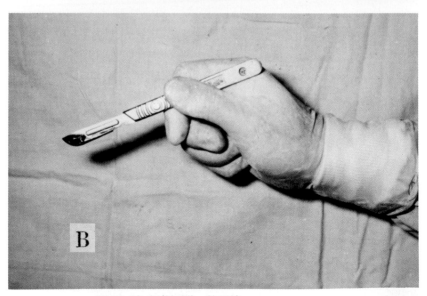

圖 12-10 皮膚切開、執刀法

A、胡弓把持法　　　B、執筆把持法

efficiency particulate air filter HEPA)， 能够除去空氣中的塵埃和細菌，又不使室內空氣的流動揚起塵埃，室內的氣流也要考慮有一定的方向，形成定常的層流。

第二節 無痛法

使患者處於無痛狀態的手術，不管對患者或手術執行者都是極其重要，手術將因之得以安全地進行，手術後的病狀也能得以良好。關於無痛法有局部麻醉、腰椎麻醉、全身麻醉等種種方法，詳細請參閱本叢書第 2 冊「麻醉學」，在此省略。

第三節 手術的安全

對於頭部、胸部、腹部和骨、關節等等無論在那一個部位及那一種臟器的手術，隨着近代手術技術的發展，幾乎可以說皆能安全地執行無誤。這種高度的手術技術，一言以蔽之，即為「切開」、「止血」、「縫合」、「排液」、「手術後的管理」的綜合體，因此在此並不打算敍述各部門的複雜手術技術，而僅就「切開法」、「止血法」、「縫合法」、「排液法」和「手術後病人的管理法」來作分述。

I. 各組織的切開法

施行組織的切開，計有銳利的手術刀、鋏(剪刀)和鈍性的鑷子、剪刀的尖端等等。銳性切開對於創傷痊癒較佳，但有損及血管、神經的危險時，則應探以鈍性的剝離。

為了不傷及切開部下面的血管、神經、內臟等，還可用有溝的探子、鑷子或手指，伸插入該切開的組織之下，而在其上切開。

(1)皮膚

皮膚的切開乃是以刀為原則,但如果不是期望理想的第一期癒合,

例如膿瘍及癰的切開等，亦可以電刀或剪刀作皮切。

作皮膚切開時`，刀的拿法，通常以胡弓把持法（Knife-holding like a violin bow）（圖12-10A）但是如果不是作一直線的切開，例如整形手術的曲線切開，或是小切開等，則以執筆把持法（Knife-holding like a pen）較能微妙地運用自如。（圖 12-10B） 一般施行皮膚切開，以左手姆指和食指將皮膚往外側拉緊再行切開。頭皮的切開則由助手用五個手指，把切開線的兩側強向骨側持續壓迫，而於其間切開，然後立刻施以適當的止血。如果在瘻管切開時，則用有溝的探子之上予以切開。（圖 12-11）

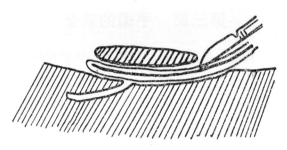

圖 12-11 瘻管切開法

決定切開方向所應顧慮的，首先是 Langer 的皮膚切開線，（圖12-12）若只要切開皮膚及其緊接的淺層時，則沿著此皮膚線切開，再注意血管和神經的分佈。其分佈大致與皮膚切開線一致，但面部卻不相同，因此面部的深切要與顏面的神經走向成平行。第三，面部、頸部的表層切開，基於美容的理由，儘可能的要與既有的皺襞一致爲宜。第四，深部的體腔內臟器以及組織，在施以手術時，必得考慮盡量減少抵達手術目標之前所切離的神經、血管、肌肉和骨骼在手術後所引起的機能障害。但是一方面要選擇易於到達手術目標的部位爲佳，例如胃部的切除時，選擇上腹部正中線切開，爲一適例。

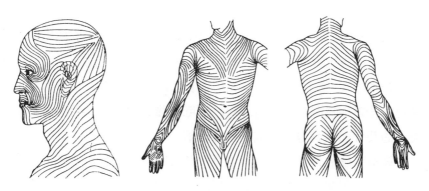

圖 12-12　Langer 的皮膚切開線

(2)粘膜、漿膜

爲避免出血、口腔、咽頭、胃腸、腔的切開，常使用燒灼器(Ther-mocautery)、高周波電氣刀 (Electric-knife)。切開腹膜、肋膜等時，爲避免損傷下方的內臟，通常以二把鑷子鉗住，造成橫面皺襞，再將之上提，施以切開。

(3)肌、腱

切開肌、腱時必須以鈍力並沿其纖維方向呈裂狀地施行，儘量不要橫斷，但非橫切不可時，原則上要與肌纖維成直角，亦卽正橫切斷。

(4)血管

肉眼可見的大血管，先將之剝離顯露，在兩邊結紮後，從中間切斷。大的動脈時，爲了預防萬一結紮線脫落，需在心臟側斷再追加一處結紮，像這樣心臟側斷端做二重結紮，尤其較靠近斷端的那一處，施以縫合結紮，那麼便更確實安全了。至於切開如腸間膜、大網等血管輻輳組織時，要在兩個集束結紮 (Mass ligature)（在此情況並非將血管一一剝離，而是連同一塊的周圍組織一起結紮）之間切開。爲了防止結紮線的脫落，也以縫針作縫合結紮爲佳。

(5)骨

橫斷骨骼，或是部份切除時，要盡量保存骨膜，因為殘留下來的骨膜可以再生骨骼，首先以骨膜刀切開，再以鈍性或銳性的骨刮(Raspatory)，將骨膜剝離，然後將骨骼切斷或切除。小孩的骨骼，或是肋骨等極為柔軟，又如薄骨，都可用強力的骨刀或骨剪刀切斷，大人的長骨通常就得用鑿或鋸以行切斷。

鋸斷堅硬的長骨時，由於鋸身與骨質摩擦的結果，會發生強度的灼熱，進而引起切斷端的骨緣壞死，因而在鋸挽操作中，要大量的灌注無菌的生理食鹽水，防止灼熱的發生。

又，銳利的骨斷端有必要將其斷端緣磨圓。

(6)實質性臟器

實質性臟器佈滿血管，因此切開時要特別注意止血方法。如脾、腎等有莖物的內臟器官，要先作一時性的莖部血管壓迫，止其血行而後切開。肝、脺等，則先行以墊褥狀縫法 (Mattress suture)，或先行結紮有關的血管，再作切開。腦血管細薄易裂，肉眼可見者先用高周波電器加以凝固，或以銀血管夾 (Clip) 止血後切開。

II. 止血法

止血法，可分為暫時性止血法和永久止血法兩種。

(1)暫時性的止血法

(a)填塞法 (Plugging) (圖 12-13a)

將出血部位以紗布壓住，或將創口以紗布填塞，這是針對實質性出血而又未能尋得出血點時常用的方法。若紗布再浸泡熱的食鹽水，50％葡萄糖溶液，或少量的腎上腺素，明膠 (Gelatin)，或其他的止血劑，則更見效。倘若如此還不易止血時，在上加壓迫包帶，並將紗布留置數日。腦手術時，用遊離肌肉弁，或是明膠海綿 (Gelatine sponge）壓抵出血部，並將之留置。

(b)指壓法（Digital compression）（圖 12–13b）

傷及大血管的緊急情況之下，暫時先用手指壓抵中心側（靜脈則爲末梢側）的血管幹。手術中出血，血管的受傷面可見時，立刻壓迫受傷面卽可，日常偶發的受傷而引起大量出血時，則依解剖學的原理，於適當的上流部以手指壓迫血管幹。例如對於頭部、臉部的出血，則將頸動脈往頸椎橫突起壓迫，（圖12–13）亦或將顳中淺動脈往側頭骨壓迫。上肢的出血把鎖骨下動脈於鎖骨上窩往第一肋骨方向壓迫，下肢出血時，把股動脈往恥骨方向壓迫。對於鎖骨大動脈出血，則把上腕往後下方牽引，鎖骨向後方移動，亦或在鎖骨和第一肋骨之間壓迫鎖骨下動脈。

(c)緊縛法（Tourniquetting）（圖 12–13c）

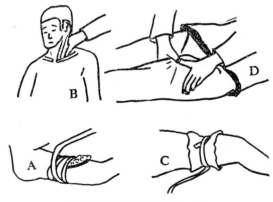

圖 12–13　暫時性的止血法
(a)塡塞法　(b)指壓法　(c)緊縛法

此法多用於四肢的出血。以止血帶縛於出血部的中心側，譬如緊縛大腿或上腕部。（圖 12–13）止血帶以富於彈性的帶狀物爲佳。管

狀橡皮帶因彈性太強，不甚理想，在不得已的情況之下必須使用時，皮膚和柔軟部位，爲顧及不損傷神經、血管，應在下面敷層綿布或毛巾。預料會有大出血的四肢手術時，應先行緊縛，緊縛時間不要超過三小時，否則有壞死之虞。緊縛的部位，原則上是一根骨骼的部份，例如上肢則施於上臂，下肢則施於大腿。緊縛於兩根骨骼之處，例如縛綁前臂或下腿，雖然也能止血，但是如果做得不好，只能止住靜脈的血流，徒然引起淤血，而會造成更大的出血。

骨盤臟器或是大腿上部等處大出血時，施以 Momburg 止血法，此卽以粗條的橡皮帶，在肋骨弓和髂骨稜之間，用力的緊縛腹部，壓住腹部大動脈。此法除非萬不得已的緊急情況之外，儘量不要使用。

(d)暫時性的血管結紮

無法施以緊縛止血的部位的手術，如上顎骨的切除等，儘可能在手術過程中以寬大柔軟的紗布將頸外動脈做暫時性的結紮。如果是具有莖部的臟器，如肝、腎、脾等等，則以特殊的鉗子，暫時鉗住莖部的血管，使其停止血流，不過要注意不要太用力壓挫，以免造成血管內膜的損傷，時間也不能超過十五分鐘。

(2)永久性的止血法

(a)血管結紮 (Ligature)

將血管的損傷口予以結紮，是止血法中最確實可靠的方法。普通手術的小量出血，以 kocher 或 pean 的動脈鉗子，連同周圍些許組織與血管一起挾住，然後，以細細的絹線結紮（圖 12-4A）。至於如瘢痕、頭皮等堅硬緊繃的組織，或是像實質性臟器般脆弱之處，絹線往往會鬆散、斷裂，故應作縫合結紮爲安全（圖 12-14B）原則上在大血管切離之前，先使之露出，在兩處結紮，然後再行切斷。又如腸間膜、網膜有許多血管，便不一一使血管剝離露出，而做以與周圍組

織一併集束結紮，如果不使線鬆散，再行縫合結紮則更加牢靠。萬一
誤傷大血管時，則予以血管縫合或以 pean 的動脈鉗子挾住，以血管
縫合用針線作側面縫合結紮（圖 12-14C）不得已時再作斷血性結紮。
頸動脈、鎖骨下動脈、股動脈等粗大動脈的結紮，會遭到其下組織器
官的壞死，可謂絕無僅有。血管結紮的結紮法和組織縫合時的結紮法
大致相同。有關結紮法將在組織縫合的章節敍述。

(b)實質性出血的處置

通常這是對付無法結紮的情況。因此一開始便要施以儘可能少量
出血的手術方法，亦即如前所述，在切開時，用燒灼器或電刀，使實
質性出血很少發生。

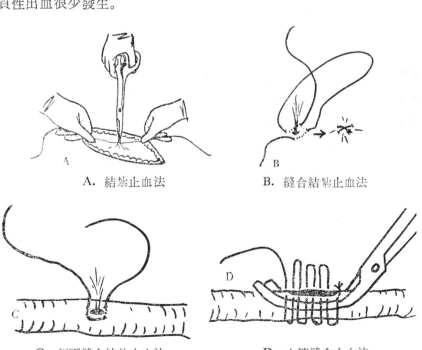

A. 結紮止血法

B. 縫合結紮止血法

C. 側面縫合結紮止血法

D. 血管縫合止血法

圖 12-14 永久性的止血法

有效的止血法是止血縫合 (Hemostatic suture)，肝、 脾等的傷口大量出血，可由傷口面作廣大的接著縫合以止血，此時若將大網膜或肌肉的小弁挿入傷口內，予以縫合，則止血更具效果。近年來，由人的血液所做成的 Fibrin foam，由明膠製成的 Gel-foam 都是優良的止血物，這種宛如乾燥的海綿狀物，將之泡浸於生理食鹽水，絞乾後，抵壓住出血的部份，並且留置經過四——六週會被完全吸收，不至留下太大的黏連。此法若是行不通時，就得用直接填塞法止血，或是以 Paguelin 的燒灼器燒灼凝固出血面使之止血，骨出血時則塗以骨蠟 (Bone wax)。口腔、膀胱等不宜使用直接填塞法時，則用收斂劑，例如鞣酸，過酸化水素等溶液洗淨，亦有用高周波電氣凝固法。

(c)施於全身的止血劑

以 10% 明膠液作皮下，乃至靜脈注射 (10〜40cc)，高張食鹽水 (5〜10% 的成份 5〜10cc)，或以鹽基燐酸鈣 (10%, 20〜30cc) 作靜脈內注射，此外也使用 Coagulain，凝血酵素原 (Thrombogen) 等臟器抽出製劑、乾燥血漿、輸血等等。

III. 結紮及縫合法

所謂的結紮乃指結線，在臨床上做縫合使組織接著癒合或止血時被採用。

(1)結紮法

結紮有四種基本方法 (圖 12-15)

女結法

男結法

外科結法

三重結法

(a)女結法

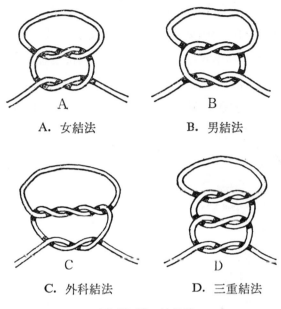

A. 女結法　　　　　B. 男結法

C. 外科結法　　　　D. 三重結法

圖 12-15　結紮法

　　第一、第二的結環繞結方向相同， 易鬆開， 所以不牢靠。 （圖 12-15A）

　　(b)男結法

　　第一個結環和第二個結環繞結方向相反，一旦打結之後，不容易鬆觸，是一種牢靠而且正確的結法，最爲常用。 （圖 12-15B）

　　(c)外科結紮

　　第一個結環繞結兩次，第二個結環以反方向的男結法繞結。此法爲外科手術特有的結紮方法，卽使創面廣開，也不難使之接著，不會鬆弛，不易觸開，因此也最爲常用。 （圖 12-15C）

　　(d)三重結法

　　三重結法的結紮有鬆解之虞，或認爲第二重結環不牢靠時，**可再**

追加一個結環，使之更牢固。這種方法不必太考慮繞結方向，但要與
第二結環反方向爲佳。像動脈等主要血管及大網等結紮點會埋沒不見
時，或像用腸腺（Catgut）、尼龍線等較易鬆解的縫合材料時，不但
使用三重，應使用四──五重結紮比較可靠。（圖 12-15D）

　　線結的手法，主要有單手手指的單手法（圖 12-16），使用左右兩
手的雙手法（圖 12-17），以及結線不長或手指視野窄而深時，利用鉗

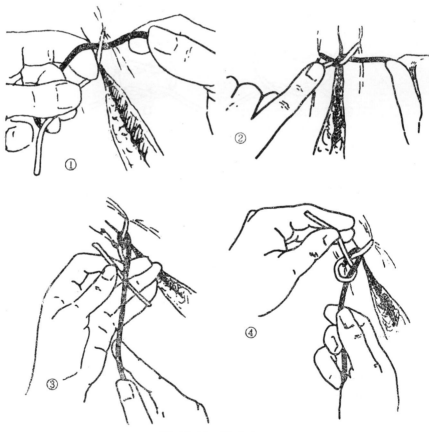

圖 12-16　單手結紮法

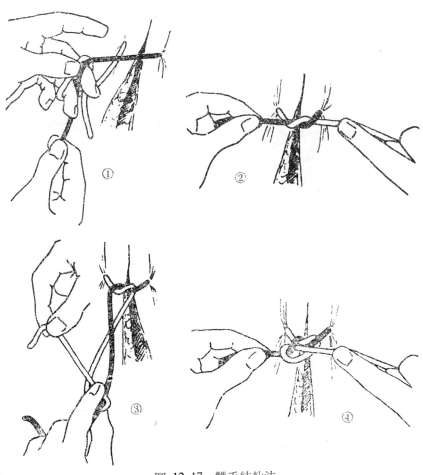

圖 12-17　雙手結紮法

子等手術器具結紮的鉗子法（圖 12-18）。無論用何種方法，倘若第一結環和第二結環之間夾有組織時，其結紮則告無效。此時，必須再做輔助性的三重，甚至四重結環，使結紮確實可靠。結紮之時，不可盲目用力，應該顧及被結紮的組織性質而加力。

(2)縫合法

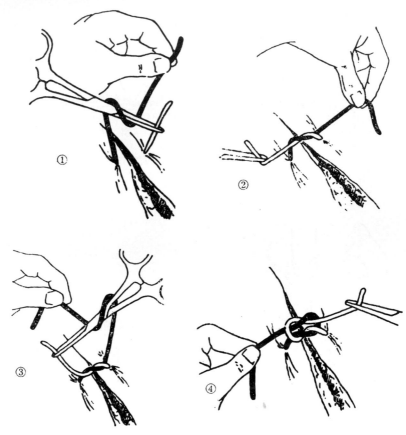

圖 12-18　鉗子結紮法

(a)縫合材料

縫線有會被組織吸收與不被吸收的兩種，視各手術部位及目的而決定使用縫線。

①吸收性縫線：腸線（Catgut）爲其代表。此乃由羊的小腸粘膜下層或纖維層的膠原（collagen）所製成。Catgut 會被體內的組織液及白血球等消化吸收，留下瘢痕。

Catgut 有普通的腸線 （Plain catgut） 和鉻製腸線 （Chromic catgut） 兩種，後者爲增強分子間的結合， 而以重鉻酸鉀處理而成，故較 Plain catgut 張力要強， 被吸收的速度也較緩， 普通的 plain catgut 在體內約可保持十天左右的張力，但是 Chromic catgut 則有二十天。 Catgut 被吸收， 該部份便會有瘢痕化組織的癒合。 Catgut 亦被用在有感染可能性的腸管吻合。若是非吸收性的縫線，長期間遺留會成感染源的異物，而 Catgut 則雖感染亦能促進吸收。

②非吸收性縫線：以絹縫線、木棉縫線、棉縫線、麻縫線、尼龍縫線、鋼縫線、銀縫線等製品作材料。

這些非吸收性縫線在創傷治癒過程中， 都會有異物的作用， 若沒有受到感染， 便會被包藏埋入組織中。然而一旦遭到感染，就成了感染源， 因此不去除或脫落消失， 則會妨礙創傷的治癒。

（i）絹縫線 (Silk)：爲今日最被廣泛使用的一般性非吸收性縫線。具有下列的特點， 卽處理方面， 張力也強， 再細小的絹縫線也能結紮， 結環甚少鬆弛， 縫合部得以確實接合， 組織反應也少。

（ii）金屬縫線 (Metals) 金屬線張力強，具有結環不易鬆解，幾乎毫無組織反應等優點，但由於處理不易， 較少使用。

（iii）合成縫線 (Synthetic materials)：包括尼龍線、Dacron polypropylene (pp 塑膠線) 等。合成縫線的長處乃有持續性的張力強度以及組織反應弱，但卻有不易結紮，而且又容易鬆解的缺點， 在實際使用時， 必須用三重以上的結紮法。

此外， 也有特殊皮膚縫合器和皮膚創夾 (Skin clip) 等。

(b)縫合針

縫合針乃是導引縫線,貫穿組織, 而使之結紮的針器。通常用持針器鉗持固定來使用。縫合針分爲創傷針(Traumatic needle)和非創傷針

上更換。通常縫合後五天，在創縫處有上皮形成，那麼二次感染的危險便消失了。以後不再蓋紗布，創傷暴露於外方也不礙。

拆線：普通乾淨的縫合創，原則上都在縫合後第七天拆線。但頭皮、臉頸部等血行旺盛，創傷治癒過程快的部位或是小孩子的情況，拆線日須要提早，相反的，血行不良的部位以及運動性強的下肢，或在營養狀態惡劣的情況之下，或投與類脂醇（Steroid）的患者以及高齡者等其創痊癒有緩慢傾向者，拆線要遲些，比較安全。

拆線的手法，是將縫線的打節部以鑷子拉高，露出在組織內部的一部份線（白色），將該部剪斷拆線，不可讓露出體外的線再通過組織內，避免引起感染。（圖 12-20）

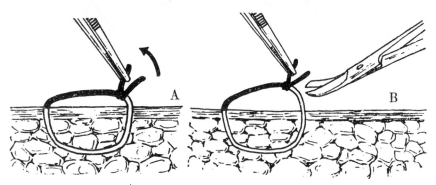

A. 以鑷子拉高、露出組織內部的　　　B. 將白色線部剪斷拆線。
　　一部份線（白色）。

圖 12-20　拆線方法

(e)縫合後的併發症

縫合後的併發症常有血腫形成，縫合不全等。

　①血腫（Hematoma）：手術後，創內有時血液貯留而造成血腫。血液凝固系統有異常者，首先要做到完全止血，又須不造成死

腔（Dead space）而予縫合。手術後要注意觀察創部，創部有腫脹、波動（Fluctuation）和色調變化時，要考慮到血腫或感染，須要部份拆線，以除血腫或膿液，血腫會逐步成為細菌的溫床而引起感染。

②閉鎖不全（Insufficiency）：乃指縫合部的接著沒有進一步達到生理的癒合，其中一部份或全部有裂離現象。若閉鎖不全發生於胃腸的縫合部而有流出內容物時常引起嚴重的併發症。而這又與營養不良的全身性因素以及縫合部的血流狀態和感染等局部因素有關。

③腹壁縫合創破裂：閉鎖不全時見於開腹手術創。腹膜、肌膜、皮膚縫合部全都裂離，謂之完全哆開。此時會見及腸管脫出。此外，也有皮膚縫合部癒合，而深部縫合部卻裂離，此謂不完全哆開，此多半會發展成日後腹壁瘢痕赫尼亞。

(f)各組織的縫合法

①皮膚的縫合：通常使用三角彎針，線以絹線最多，不僅是皮膚縫合，一般縫合的要點，是要精密地把創緣和創面相接合，不可以有死腔，也就是不可在組織內留存空隙。因此大又深的傷口或傷口的創緣兩邊大小相差甚大時，要先施以定位縫合，把傷口分成幾個部份接合，再分別施以正確縫合，或預先作皮下組織的埋入縫合，使之不造成死腔。至於縛線的鬆緊以不使傷面的微血管出血為準，太緊是不好的。

皮膚縫合有連續縫法和打節縫法，線的縛法要用外科結法。通常強硬緊繃的組織都是採用外科結法。連續縫法普通用貫穿縫法，此外尚有墊褥縫法（Mattress suture），或因顧及美容的理由而作的 Halsted 埋入墊褥狀縫法。

縫合線兩端打結以外，也常以扣子或紗布塊作結，也有不用縫合

線而代之以金屬製創夾（Wound clip）。

　　②肌肉、肌膜及腱的縫合：肌肉的斷端緊張不強靱時，可連同肌膜用普通打節縫法卽可。但如腹壁，四肢的肌肉，其強力緊張的橫斷端，要用墊褥縫法，或在上下斷端視纖維方向橫作幾根支持縫合，再穿越該線作縱的縫合。作肌肉縫合時，雙方的肌膜緣必須妥當配合。（圖 12-21）

　　肌膜縫合：要使縫合部特別牢靠時，則施以 Sick 或 Hans 的肌膜重覆縫合法。（圖 12-22）

　　腱縫合：由於強力緊張，纖維的方向

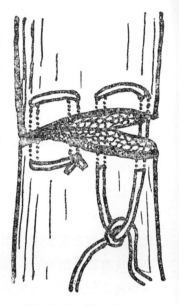

圖 12-21　肌肉縫合法

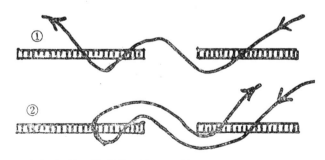

圖 12-22　肌膜縫合法　I. Sick 法　II. Hans 法

有斷裂之虞，因而有種種預防性的縫法，如 Wilms, v. Frish、Dreyer、Trnka、Wolfler、Hängler 等許多方法。（圖 12-23）

　　又，爲了預防縫合部日後和周圍的組織癒合在一起，造成機能障害，所以要在手術後早期地一週左右,便開始實施自動或他動的運動,

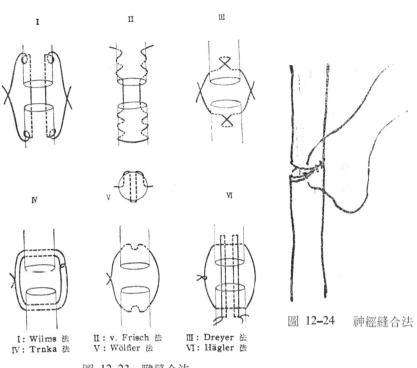

I : Wilms 法　　II : v. Frisch 法　　III : Dreyer 法
IV : Trnka 法　　V : Wölfler 法　　VI : Hägler 法

圖 12-23 腱縫合法

圖 12-24 神經縫合法

但在手術之際，亦可作如下一項神經縫合中所述的癒合預防法。

　　③神經縫合：原則上作神經旁的縫合 (Paraneurotic suture)，即以細圓針和極爲纖細的絹縫線或腸線，縫合時，不是把捉神經纖維，而是神經周圍組織，也就是神經旁膜（圖 12-24）。但是細小的神經，不能照上述規矩，可能一併把捉神經纖維縫合。神經切斷後，經過數日才欲縫合時，要重新切除斷端，再予縫合。

　　由於神經縫合時，縫合部日後會和周圍癒著在一起，產生種種障害，因此常行神經套管法 (Tubulization)，以爲預防，這便是以血管片，Non-adhesive membrane，脂肪組織，肌膜，Tantalum 薄片等

包住縫合部，不過效果如何，尚有疑問。

　　神經幹橫斷的損傷，如果中樞端和末梢端距離較大時，則用神經移植法。移植的材料，是剛由人體斷肢所取下來的新鮮神經，或是保存於 90% 酒精的神經、血漿血管片等。也有從神經末梢端割取下來的神經片，翻轉聯成者，甚至還有自患者的單側或雙側的腓淺神經，前後切取十公分，視其所需要長度切集成束後而使用。

　　無法作神經移植時，將損傷神經的中樞端或中樞末梢兩端拴枝於鄰接的類似作用的正常神經幹內，這個常使用於正中神經與尺神經之間、顏面神經與副神經或舌下神經之間。

　　④血管的縫合：環狀縫合 (Circular suture) 要以 Carrel 法行之，即在靠近血管兩斷端處以 Hopfner 的血管鉗子鉗住，將兩斷端的銳性切除更新，並作三針穿經兩斷端血管壁全層的定位縫合，然後在其間作連續縫合，這時要把定位縫線牽引拉緊，使縫合線外翻，也就是讓血管的內膜與內膜之間廣面地接著縫合，雖然也可以作普通的貫穿縫法，但是還是以連續墊褥縫法，或U字縫法較為牢靠。針是用極細的圓針（直針或彎針），線則為血管縫合用的特細絹線，浸過滅菌的流動石臘後使用之。上述是血管端端吻合術。（圖 12–25）

　　血管側壁吻合術與端端環狀縫法，作法相同，血管經在 5～6mm 以上都可以安全成功地縫合， 4mm 以下的小血管則要在顯微鏡下進行。

　　近年來，為了避免血管切除後的欠損補塡，常常實施血管移植，而其縫合法亦如上述。

　　⑤骨的縫合：因手術或外傷引起的骨折，不經縫合，也可由完好的接著和固定而癒合，但是只用副木、石膏夾無法十分接著固定時，就要行骨縫合，骨縫合的方法如下所述：

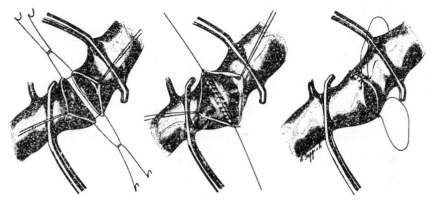

圖 12-25　血管縫合法

（ⅰ）金屬線縫法：使用不銹鋼線、銀線等，斜骨折時，在骨斷端部稍做刻目，單單繞以金屬線就十分足夠了（圖 12-26a），骨折線情況複雜時，或橫骨折時，則於骨折線的一側或兩側作錐孔，穿過而予以縫合。

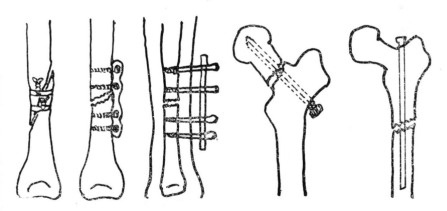

圖 12-26　骨縫合法　a．金屬線縫合法　b．內副子法　c．外副子法
　　　　　d．釘定法　e．骨內軸法

（ⅱ）釘定法（Nailing）對於骨突起部的骨折行之。例如　Smith-

Petersen 法。（圖 12-26d）

（iii）骨折斷端直接副子法：這是在骨折斷端移動整復之後，在骨折線的上下各以釘子或螺旋釘釘入，再用堅固的金屬製小板或棒子加以固定。如 Lambotte—前田法的外副子法（External fixation），便是將釘入的金屬釘固定於皮膚外側的金屬棒的方法（圖 12-26c），又如 Lane 法的內副子法（Inlay metal plate fixation），在骨折部骨表面直接釘上金屬小板的固定法。（圖 12-26b）

（iv）骨內軸法（Intramedullary splint）：此法以骨折部為中心，在其上下骨髓內插入內軸（骨片等），最近盛行 Küntscher 法：當長骨骨折之際，用長釘子由骨的一端插入骨髓腔內，固定骨折上下兩端的方法。（圖 12-26E）

⑥胃腸的縫合：由於胃、腸內的細菌多，其外壁又有漿膜，因此較之其他臟器和組織，其縫合方法有所迥異。

在任何情況之下，縫合操作中，當要啟開內腔時，為防止內容物的漏出以及出血，原則上要用腸鉗子。

胃腸創傷的縫合，原則上要作兩列以上的縫合，即，第一列為貫穿胃腸管壁全層的縫合（Albert 縫法），其上再作第二列漿膜和筋層的縫合（Lembert 被覆縫法），如果不能放心，可以在其上更作第三列 Lembert 的縫法。第一列縫合，其目的在防止一時內容物的漏出及止血，第二列為漿膜相互癒著的作用，Lembert 的縫法扮演了最大的角色。胃腸手術，以連結兩處消化管腔為目的的吻合術（Anastomosis）為最多，作這種吻合，乃將上述的腸鉗子挾住預定吻合的胃腸管壁，將後壁外列以 Lembert 漿膜筋層縫合之後，打開胃腸管腔，作吻合口，再行後壁內列的 Albert 全層縫合，並使之及至前層內列，待吻合口閉鎖之後，才移除腸鉗子，最後作前壁外列的 Lembert 縫法，吻

合術乃告完成。不僅是 Lembert 縫合，　卽使第一列的全層縫合，胃腸管創緣要連同漿膜面一同接著縫合爲佳，在前壁作第一列縫合時，則作 Schmieden 的翻入縫法，使創緣往內腔捲起，不要使粘膜翻出（圖 12-27）。線用細絹縫線或腸線，尤其第一列縫合以腸線爲佳。

胃腸管切除後的斷端，如果要閉鎖成盲端時，爲求操作簡單，可使用金屬縫合器，此常以多而小的夾針並掛兩列，當金屬縫合器緊閉時兩列的夾針會自動縫合起來。若是從中切斷，已無必要縫合第一列。此外，代之第一列縫合，乃作全周結紮，而將第二列的 Lembert 縫合作荷包口狀縫合（Purse-string suture）。荷包口狀

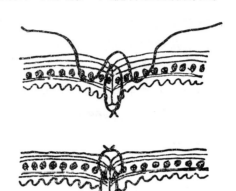

圖 12-27　胃腸縫合法

縫合尚可用更簡單的四刺縫法（Four stitch suture）（圖 12-28）和

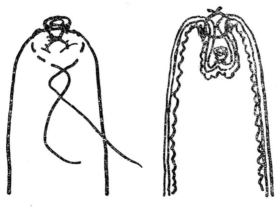

圖 12-28　荷包口狀縫合法

對角線縫法 (Diagonal suture)。這是在創口較小時，或是爲確實起見，補足縫合時所採用的。

腸管縫合所要注意的是胃腸管大部份四周有漿膜，也就是腹膜，但如十二指腸、上行結腸、下行結腸等等被固定在後腹壁處，其後面則無漿膜（腹膜被包)，所以縫合這些部份時，此處時有縫合不全的危險，爲避免此種危險，乃將這一部份由大網膜以及其他鄰接腹膜來縫在一起完成被包。

縫合不全除上述情況之下，在縫合兩腸管壁間若施以強力拉引時，或縫合部有血行障害時也能發生，而一般營養不好的低蛋白症患者也容易發生。

IV. 排液法

排液法意指從手術後的創口或體腔內導出有害的液體，排除於體外。所謂有害的液體，指創傷的分泌液、血液以及消化管內容液等。此等物若貯留於創口或體腔內極易招致感染，不僅妨礙治創過程，而且一旦發炎，可能引起嚴重的併發症。換言之，排液的目的，乃防止併發症的發生，而使用於以下各種情況:

(1)分泌液及血液的排除

倘若擔心創內的分泌物或手術後創腔的出血，可以挿入預防性的排液管 (Prophylactic drainage)。卽使是無菌的手術創，但爲預防化膿，亦有使用。例如甲狀腺手術及皮下大脂肪瘤摘出留下擴大創腔時，或胃切除後沒有自信處理十二指腸斷端時，挿入排液管等等。在此情形下，以觀察其排液量，要一、兩天便拔去排液管。若是漫然地長期使用排液法，反而誤了創傷的治癒。不過當預定拔去排液管，遇有分泌液增多，化膿的症狀時，要中止拔除，並且須要仔細處理。

(2)化膿防止

手術當中若判知手術野受到污染時，則行此排液法，此時要先用微溫生理食鹽水或化學療法劑清拭，淨潔，再行設置排液管。

(3)排膿

這是腹膜炎、各種膿瘍切開後的重要處置之一，在此情形之下，要儘可能有效果地誘導膿汁排出體外，待其奏效，方能期許治癒。因此如果排膿量大時，要用粗的排液管，並應按照部位的需要各設置排液管，不必侷限於僅設一支。配合上述排液管的目的及其使用部位，可以選擇各種不同的排液管。一般排液管皆要柔軟，會穿刺或損傷臟器的堅硬物不受歡迎，其原料必須對組織的刺激性小，不能因觸及排除的液體便變得脆弱、腐敗。因此排液管多為橡膠管、塑膠管製多孔性薄片等。

排液管設置的原則，是將管的先端入口部放置在貯留最多有害液體的部位，他端的出口部則穿透體壁置於體外。（圖 12-29）

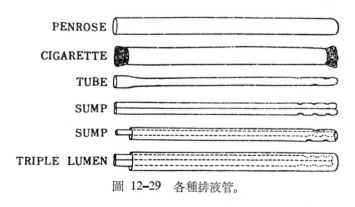

圖 12-29　各種排液管。

經常被使用，而且危害最少的排液管為 Penrose drain，這是一種非常薄的橡膠管，在這種管的內腔插入紗布帶子，使之發揮毛細管作用的 Cigarette drain 型。

用單孔排液管時，其周圍組織因開口部容易塞住，最好在排液管開幾個側口爲佳，此外，亦有將空氣注入排液管內腔，開口部隨時開放，使排除液容易流入排液管內的。因此，所謂 Sump drain 有兩重內腔。此外，更有更具排液效果的 Triple lumen sump drain。這是一種由一個孔作吸引作用，第二個孔注入洗淨液，再由第三個孔輸送空氣等機能構造的排液管。（圖 12-30）

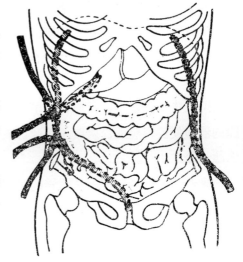

與排液法相對的有填塞法。填塞法是在手術中，創面的實質性出血於止血有所困難，則用紗布包帶等緊緊地填創腔所作的一種止血法。所謂 Mikulicz Tampon 亦屬之。

V. 手術後病人的管理

圖 12-30　腹膜炎排液管放置方法。

小手術之情況尚無所謂管理之必要，但若爲大手術，由於手術侵襲而有出血、脫水、蛋白喪失、電解質平衡破壞，各臟器循環量的減少而造成臟器機能的減損，對於生物體有明顯而廣大的影響，所以手術後的管理極爲重要。

普通局部麻醉的小手術，術後卽可返回病房或家裏，但若爲全身麻醉的情況時，則應視手術侵犯的大小或一般狀況的回復情形，暫時，或一～二小時亦或三～五小時停留在恢復室（Recovery room），以觀察這其間的情況。恢復室中的管理，主要是觀察覺醒狀態、呼吸、血壓、脈搏數，有無再出血，倘若回復到一般狀態，卽可返回病房，有關恢復室的管理，詳述於匚麻醉學┐一章中，在此則予省略。

　　然而像腦部、心臟、肺、食道或腎移植等大手術，常會引起休克、呼吸器機能、循環器機能、腎肝機能等種種問題，因此要時時刻刻觀察、管理此等狀況、必要時得急速做各個適當處置。通常此類的病患均送往急救室 (ICU) (Intensive Care Unit)，即備有集中管理用監視系統、人工呼吸器、除細動器、各種強心劑、昇壓劑、各種鎮痛劑、各種補液類、保存血、氣管切開器具、刺絡法器具，吸引器等等的特別房內，在醫生、護士以二十四小時不停歇的管理之下，加強治療，有關特別管理法將於「急救法」章節中詳述。

　　在此先述一般病患返回病室後的管理法。

　　(1)創口之管理

　　無菌狀況下手術的手術創口因爲是無菌處理，所以覆蓋的紗布只要不被出血、浸出液污染，可以放置到拆線時。事實上，無菌手術下的創口，於縫合後不久，創面、創緣即會被纖維素所覆蓋癒合，因此四～五天就可拆除紗布，以後即可開放於清潔的衣著之下，並不要緊。

　　發生感染時，在縫合線的線孔附近會有紅潮及壓痛感，此時，要趕快拆掉該部份之線。感染嚴重時，隨著紅潮的併發會有疼痛和 37°C 以上的弛張熱，因此注意其發熱型態，可以及早察知其感染情形。此時不能端賴消炎劑，必須多拆些線，開放一部份的創傷，使之排膿。

　　創傷所覆蓋的紗布，爲浸出液濕潤時，亦爲異常現象，此時要考慮到是否爲皮下深部之感染，亦或是深層縫合的離斷所造成的深部腔（腹腔、胸腔、頭蓋內腔等）的浸出液漏出。

　　手術創面內廣大，縫合後可以想見在該處會有血液貯留之可能性時（甲狀腺手術、乳癌根治手術），雖是一次性縫合，也要留置排洩管，用壓迫或吸引法，使血液排出。創內出血因爲很快地自然停止，翌日所覆蓋的紗布面上，血液量多而且乾燥，此乃常事，亦即出血已

止的證據，只要將已污染的覆蓋紗布換上無菌紗布卽可。然而倘若所覆蓋的紗布於隔日、再隔日尙有濕潤的新鮮血液時，卽意味著創內的出血尙未停止，因而必須由外部壓迫創腔視察,若如此還不見止血時，卽得再度打開創傷部，找出出血點，確確實實做到止血。

(2)感染創的管理

膿瘍切開創或是較大的黏連分離（Debridement）後的複雜創傷，爲了保持其止血及創面的開放狀態,而暫時以塞子紗布塡塞創腔之內，雖可隨時更換濕潤污染的覆蓋紗布，但其塡塞於創腔內的紗布以放置三天爲佳。三天後，待其出血停止，而塞子紗布也爲滲出液濕潤，如此拿除更換甚爲容易，也沒有疼痛感。其後淸潔創部，放入塞子，維持開放狀態，而使之於第二期癒合痊癒。

排液法的目的在使腔內的膿液排出，爲了易於膿液之流出，患者以採斜坡臥位（Fowler's position）爲佳。 排液管要待管道周圍癒著（三～四天）後，經由管子予以洗淨，膿液若漸少，則漸漸把排液管淺出。

(3)姿勢

有關手術後患者的姿勢,通常皆採以仰臥位。脊髓或脊椎的手術，亦有採取腹臥位。

無菌手術，於手術後靜養二十四小時，然後視其情況而積極地變換身體姿勢爲佳。有痰咳者以及老年人，最好不斷地更換其姿勢，而以斜坡臥位較佳。如此可便於咳痰，可以預防因循環不全而造成的沈積性肺炎（Hypostatic Pneumonia）之倂發，變更姿勢尙可防止褥瘡的發生。

留置排液管於胸腔及腹腔時，爲了盡快排出空氣、滲出液、血液及膿液，應使上身抬高約三十度的上身臥位（Fowler's position）。抬

高上身臥位在腦手術後，爲減少頭蓋內壓，常被使用。

　　新生兒在手術後，爲了體溫的調整，都收容在保有一定溫度和濕度的保育器內，同時爲了防止因溢奶或胃內容物吐出而導致氣管閉塞，均採以抬高上身臥位，並且將面部側放。

　　患者呈休克狀態時，則採以 Trendelenburg 姿勢，這是反而將頭部放低，而抬高骨盤部之姿勢，下肢一端的牀腳墊在八十公分左右的臺上。

　　⑷各種排液管的管理

　　患者因手術之類別，時有身附各種排液管而返回病房之情事。有關這些排液管之觀察與處理也是手術後管理的重要工作之一。

　　⒜開胸患者於閉胸後，一定插有胸腔引流管 (Chest tube)，並與水壓引流 (Waterceal) 的瓶子連結，甚者，尚得以吸引抽出胸腔內之空氣、血液等，儘快地使虛脫的肺部再度擴張。在此刻要注意：

　　①患者採以斜坡臥位。

　　②變換姿勢時，胸腔管有否紐結，或被患者身體壓住，使得排液發生障礙。

　　③在移動患者及更換瓶子之際，胸腔管一定要先一時性的用鉗子挾住，以防外界空氣被吸入胸腔內。

　　④連結胸腔管於 Waterceal 時，一定要連結於挿入水中的玻璃管。

　　⑤要時時刻刻測定並記錄從胸腔管流出之血液量及流出速度。普通出血多半只在手術後當初，全部流出 200～300cc，翌日即止血。出血一小時即流出 100～200cc，而且還繼續不斷流出時，即意味著胸腔內出血，在予大量輸血的同時，要查知有無纖維蛋白溶解 (Fibrinolysis) 的病態發生。空氣呈大量而接續脫氣時，要考慮

是否有肺損傷，　若是肺切除，　則要考慮是否氣管枝斷端的縫合不全。

　　⑥胸腔內之出血看似不再經由胸腔管流出時，有時實因管子閉塞之故，想確定胸腔管開放（Patent）與否，只稍看看 Water ceal 之玻璃管內隨著胸腔內壓之變化而移動的水柱。若呈移動狀態，卽顯示管子開放，最後以胸部 X 光片觀其肺部之擴張狀態以及有無胸腔內殘液，以決定胸腔管之拔去與否。

　　⑦不管閉胸及胸腔揷管做得完整，手術後在開胸側皮下發生全面性廣範圍之皮下氣腫時，乃因胸腔管揷入過淺，管壁之側孔突出皮下之故，因此胸腔管應以深揷爲宜。

　　(b)胃切除，胃腸吻合手術後，必須經由鼻孔將胃軟管揷入胃內，其目的在於因爲開腹之後，胃腸的蠕動暫時痲痺，吻合創之出血、胃液、膽汁（Billroth II 的情況之下）停留於胃內，故要排除之，以減少胃部內壓。

　　胃軟管之流出物就自然流向置放於牀下的瓶子,恐或有內塞情況,只要以生理食鹽水偶而略爲清洗卽可,不可強力吸引,手術完畢,就得觀察其血液樣液。第一天應爲可可餅色的樣液,第二天出血卽止,呈膽汁混合之色調（Billroth II 的情況之下）,　最初份量 100～300cc 左右,一待腸子開始蠕動,也有了排氣之後,流出量就漸次顯著地減少。

　　如前所述，血液之流出見於手術後不久結束，有時在術後第一天內尚可見及，怕會導致危險，但大抵皆能自然停止。但若新鮮血液的流出量多，而且經過數日之後，仍多量流出時，要考慮到是否吻合部縫合線的關係，亦或發生邊緣性潰瘍（Marginal ulcer），施以胃鏡檢查，亦有不得不再施行手術的少數例。

　　不管排氣是否旺盛,若見到胃軟管繼續不斷地排出多量的膽汁時,

要注意是否吻合部下行腳的閉塞 (Ileus 在 Billroth II 的情況之下)。

發生腹痛情形，上腹部並見管狀的膨脹部，而胃軟管排出液中又不見膽汁之情況時 (Billroth II 的情況下)，要慮及是否內赫尼亞形成 (Internal herniation)，上述兩種情況，均有緊急再手術之必要。因而挿入胃軟管，並不僅減少胃內壓，亦可作爲判斷有無前述病態發生的一個重要的指針，故在病房中，不可忽視胃軟管的觀察。

隨著排氣的開始，胃內流出量會減量，若無上述併發症，通常都能在手術第一～二天內拔出去胃軟管。

(c)因結石或炎症切開總輸膽管時，一定要挿入丁字管 (T-tube)，將總輸膽管的切開創緊密地縫合閉鎖。挿入丁字管的目的還是爲了減壓 (Decompression)，以預防總輸膽管縫合創的裂開，膽汁漏出以及預防膽汁性腹膜炎的併發，尤其是長期性的總輸膽管結石症，其總輸膽管壁及膽管開口部，會發生炎症浮腫，乃至膽汁流出不佳，暫時卽可以丁字管誘導排出，以減少內壓。

手術後最初幾天，流出管要低於放牀下的瓶子，利用吸虹原理，以易於流出，膽汁流出量隨著膽管開口部浮腫之減少而量減，但流出量過多時，要將流入的瓶子高舉以予管制。膽汁若流入腸管內，糞便會呈黃綠色，但若膽汁流出量未減少，而且糞便又缺乏黃色時，此乃膽管開口部有問題的癥象，必須作丁字管膽管攝影 (T-tube Cholangiography)。丁字管的使用，作用及經過卽使都很順利，但其拔除要在手術後十天,前一天先以鉗子挾住管子檢視,若無異狀始可拔去。放置於總輸膽管外的洩管 (Cignarette drain, Penrose drain) 及紗布於其後徐徐拉引，經過數日方可全部拿除。丁字管太早拿掉，會因保護管道之癒著尙未完成而使得漏出之膽汁擴散至腹膜腔內而引起腹膜炎之危險。

(d)腦膿瘍，污染腦外傷之際，亦有置放洩管於頭蓋腔內者。此時若長期留置洩管，反而有再感染之虞，故應注意觀察其局部之情況，並視狀況而拔去之。

(5)胃——腸瘻的管理

人爲的或自然發生的胃、腸瘻，其管理方法如下：

(a)腸瘻的管理

腸瘻時有腸內容液流出，它不只是腸子所分泌的消化液，就是經由口部給予的營養物以及水份也會大量地脫出體外，造成脫水及營養喪失，給生物動力之補給帶來嚴重的障害。

腸瘻若發生在十二指腸及上部空腸時，膽汁、膵液、十二指腸液、胃液等會排泄於腹腔內或體外，除了水份、電解質、各營養成份漏出之外，於腹腔內時會遭至嚴重的腹膜炎，於腹腔外側會使皮膚靡爛，患者的管理變得極其困難，因此一旦判明爲十二指腸瘻、上部空腸瘻時，必須及早治療。

十二指腸瘻、上部空腸瘻的處理，原則上要馬上施以腸瘻之閉鎖，但因胃切除後所造成的十二指腸斷端縫合不全，只要在十二指腸斷端瘻局部插入排液洩管，使漏出的膽汁排出體外卽可，多牛因爲腸子的蠕動運動，膽汁流入空腸之故，其漏出量會漸次減少，而且自然閉鎖，通常毋須做閉鎖手術，何況實際上經由手術閉鎖實屬困難。

下部空腸或回腸瘻，皮膚之靡爛較輕微，所排出的腸內容比較固體化，水份之漏出不一定會予患者重大的影響，故視其一般的狀態，在適當的時期予以瘻孔閉鎖，它的管理與通常腸管的吻合相同。

(b)胃瘻的管理

胃瘻有 Witzel 胃瘻及 Kader 胃瘻之分。Witzel 胃瘻，其胃管固定於胃壁內形成隧道，故幾無胃液漏出，腹壁之靡爛也甚少發生，

因此 Witzel 胃瘻把胃瘻管周圍保持乾淨卽可。若不需要胃瘻時，將插入的奈拉東氏導管拔去，瘻則自然痊癒。

Kader 胃瘻時，胃管從腹壁直接通過胃壁，插入胃內，故胃瘻管插入部周圍因胃液之漏出會造成靡爛，此時，要在胃管插入部周圍以亞鉛華油塗布或噴霧所形成的膠棉膜來保護皮膚。胃液之漏出乃緣由胃管的動搖致使插入部開大，故胃管的固定是最基本的要項。

(c)人工肛門的管理

人工肛門只需保持人工肛門四周的清潔卽可。手術後的重要管理事項在於人工肛門開口部之狹窄及粘膜之脫出。是否狹窄可以食指插入試之，如果食指被套鎖，卽表示狹窄，如果能夠自由插入，表示不狹窄，倘若狹窄便得將人工肛門行切開的手術。在處理糞便時，卽可知道粘膜的脫出，脫出通常不會給患者帶來太大的痛苦，嚴重時會有腹痛，顯示腸痰塞（Ileus）樣症狀。必要時，得再接受手術。

VI. 一般管理

除上述特殊管理之外，尙有必須每日數次觀察患者的呼吸、脈搏、體溫、尿量、排氣和通便、排出量（output）以及攝入量（Intake）之平衡以及一般狀態，有何異狀要馬上追根究底，予以適當的處置。例如見到體溫上昇，要立刻查知有無創傷之感染，有無和手術相關連的其他部位感染（例如橫隔膜下膿瘍、突格拉斯氏陷凹膿瘍等），無此症狀時，再看與手術無關之部位有無感染（例如膀胱火、扁桃腺炎、肺炎或肺結核再活動等）。

術後之患者，每爲打嗝兒所苦，打嗝有中樞性和末梢性兩種，術後所見之打嗝一般多爲末梢性，原因在於橫隔膜下膿瘍、上腹部腹膜炎、胃膨脹、鼓腸等。針對本症，首先在吸引胃內容物及洗淨胃部的同時，藉補充液以彌補水份、電解質之失調，再吸入 90％ 之氧氣及

凡此種種的處理，泛而言之，便是「抗菌技術」，亦即「消毒法」的施行。

在正式述及消毒法之前，吾人擬先簡介以下幾個專有名詞的定義。

消毒 （Disinfection），這是一個籠統的名詞，大意是指殺死致病細菌的繁殖型，但不一定能消滅其芽胞型。

抗菌 （Antisepsis），意義與消毒差不多，高氏醫學辭譯彙為「防膿法、制腐法」。

滅菌 （Sterilization），是殺死所有的微生物，但殺死後的微生物遺體仍可能存在，並對組織引起反應。

無菌 （Asepsis），為無致病微生物存在的狀態。

最理想的情況，當然是無菌狀態。不過，微生物的存在，可說是無所不在而又肉眼不見；以消毒的對象言，物品器材的無菌狀態或許不難達成，唯對活動的醫護人員及病患，卻要如何去達到這一境界呢？即使達到了無菌狀態，又如何去維持呢？所以在實際上，今天的種種消毒法，不論是對人、對物或對環境，都還沒有達到盡善盡美的地步。但經驗也告訴我們，只要時時心存無菌觀念，確實施行抗菌技術，它預防感染的功效，雖非高達百分之一百，但也非常卓著明顯而無可否認。

至於消毒法的內容，以消毒的方法言，可大分為物理學的與化學的兩大類；其對象則不外為人員（醫護人員及病患）、器材（一般的與特殊的）及環境（手術室、病房……等）三大類。本章限於篇幅，僅能就最基本的消毒方法略作介紹，至於實際施用的詳細辦法請參閱著者編著之「消毒學」（盧光舜編著民國 64 年南山堂出版社發行）

以下謹就目前使用的各種消毒方法簡介如后：

第一節　物理學消毒與滅菌法

應用物理學的原理設計出來的消毒法，可分爲四大類。卽：一、熱能消毒與滅菌。二、幅射能消毒與滅菌。三、超音波消毒。四、細孔過濾器的過濾消毒。

I. 熱能消毒與滅菌

加熱可以殺死微生物，是因爲熱能可以使生物細胞體內的蛋白質凝固、變性、並溶解細胞膜內的脂質，破壞其新陳代謝之故。

熱是能的一種型態，必須依附某種媒介體，例如空氣或水，才能使人感受到它的存在。加熱時，如以水爲媒體進行消毒，因水分子能促成微生物細胞體內蛋白質分子的氫結合鍵的分裂（如下圖），加速其變性，死亡而可以縮短消毒或滅菌的過程，節省耗費的熱能。

此外，水分子本身，無論爲汽態或液態，對其它物質幾乎都有很大的穿透力，能均勻地把熱能散佈或傳導到所欲消毒、滅菌的物品器

$$H_2N-C-H \quad \quad C=O \cdots H-N-C-H \quad +2H_2O \longrightarrow$$
$$C=O$$

$$H_2N-C-H \quad C=O\cdots H \quad + \quad O\cdots H-N-C-H$$
$$C=O$$

水分子促進蛋白質分子內氫結合鍵的分裂

材內部，目前滅菌效果最好的高壓蒸汽滅菌，卽是利用汽態的水分子做爲導熱媒體。

熱的作用範圍廣泛，過程快速，對絕大多數的外科器械均能適用；且能有效穿透各種細菌或其叢體，對化學藥品不能發揮作用的地方，可發揮其滅菌作用，是其最大特點。它的實際應用方法可分爲低溫消毒法 (Pasteurization)，煮沸消毒法，高壓蒸汽滅菌法，乾熱法等。

⑴低溫消毒法

原用於酒類消毒，防止其變酸，現多用於牛奶消毒。一般情況下，在攝氏五十至七十度的水中，黴菌，大部份的濾過性病毒及多種細菌，僅需數分鐘卽被摧毀。應用於牛奶的消毒時，其標準爲加熱至攝氏六十二度，持續三十分鐘。對牛奶中常見的致病性病原體如結核桿菌，沙門氏痢疾桿菌、鏈球菌及布魯氏桿菌均有可靠的消毒效果，對其細菌總量可減少百分之九十七至百分之九十九。目前另有「瞬間高溫消毒法」(Flash pasteurization)，在攝氏一百三十度下加溫二、三秒鐘，亦可獲得相同效果。

此法不適用於外科器械的滅菌，因爲它僅是消毒而不是滅菌。

⑵煮沸消毒法

通常在沸水中（攝氏一百度），三十分鐘後，卽可殺死多數致病性細菌的芽胞和肝炎病毒，但部分腐生菌的芽胞卻仍可生存數小時之久，所以沸水只能用以「消毒」，減低有害微生物的量，而無法用以「滅菌」，消滅所有的微生物。不過在沒有高壓蒸汽滅菌設備的場合中，使用沸水消毒醫用器材，仍不失爲勉強可行的代用方法。

沸水的殺菌效力，可因加入少量鈉鹽，如碳酸鈉 (Na_2CO_3) 使成百分之二的溶液而增強。依實驗得知，在中性水中耐熱十小時的細菌芽胞在百分之二的碳酸鈉溶液中，攝氏九十八度下，僅需十至三十分

鐘，卽被殺死。

沸水消毒的最低標準，在海平面高度爲至少煮沸三十分鐘，海拔每增高一千呎（304 公尺），應多煮五分鐘。

欲用沸水消毒的器械，需先清洗乾淨，不可沾有血跡或油脂污物。有關節接榫的器械，必須鬆開。

在硬水區，鈣質化合物的沈渣常易沈澱附著在器械上，影響器械的使用壽命。這種情形最好先行軟化用水，否則可待水沸十分鐘左右，鈣化物已大部分沈澱後，再投入器械。此外，盡量一次加足水量，避免中間添加冷水，也可減少鈣質沈垢。

煮沸消毒除了在不得已的情況下，可用以準備手術器械，供應外科手術之用外，在手術完了後的清潔器械，最值推介。尤其是在污穢的手術後，先將器械在百分之二磷酸鈉溶液中煮沸十五分鐘，再依常態清洗保養器械，對工作人員的被污染機會，可以大量減低。在醫院中，煮沸消毒尙可推廣到病人用具，例如床單、被褥、尿壺、便盆、碗、筷、杯、盤等的清潔消毒，減少疾病擴散傳染的機會。

(3)高壓蒸汽滅菌法

　(a)高壓蒸汽滅菌的物理學原理。

高壓蒸汽滅菌的應用，實際涉及的物理因素有熱能、濕度、壓力及時間。

一克攝氏一百度的液態水吸收 540 卡的熱量卽汽化成爲一克攝氏一百度的水蒸汽；反之一克攝氏一百度的水蒸汽放出 540 卡的熱量時，卽凝縮成一克攝氏一百度的水。當壓力增高時，若容積不變，繼續加熱，則水蒸汽所携帶的熱量，亦卽水蒸汽的溫度，卽可繼續增高。當水蒸汽與其它較冷的物體接觸時，卽行凝縮而放出熱量。此一過程不斷重複，一定的時間之後，該一較冷物體必然被加熱至與水蒸汽相

同的溫度，其中所含有的微生物也勢必因高溫而被消滅。

　　使用於滅菌目的的水蒸汽必須是飽和水蒸汽，卽液態的汽化速度等於汽態水的凝縮速度狀態下的水蒸汽。若水蒸汽的凝縮速度高於液態水的汽化速度，水蒸汽便將不够，所帶的熱量也就不足。若汽化速度高於凝縮速度，則水蒸汽的溫度升高，較其飽和狀態下更高，更乾（Superheated steam）加以濕度不足，熱的穿透力減低，物品接受的熱量便不均匀，此外由於高溫，常易燒焦外層包布，乃至損毀所欲滅菌的物品。

　　與飽和水蒸汽同樣重要的是滅菌器內以及物品包內的空氣必須完全排盡。根據壓力與溫度的變化關係，如果滅菌器內存有剩餘空氣，與水蒸汽混合後，滅菌器內整體或是局部的水蒸汽壓力便行降低，如此溫度也就不能升高。這種水蒸汽壓力不足，熱量不足的情形，非附設在滅菌器外殼上的壓力及溫度計所能指示出來。因此，在進行消毒滅菌時，必須仔細依照廠家的操作指示，力求步驟正確，尤其應注意在滅菌程序尙未正式開始前滅菌器內空氣之完全排除，才能獲致可靠的滅菌效果。

　　(b)高壓蒸汽滅菌器設計上的最低要求：

　　①適當的水蒸汽來源以源源不斷供應足够壓力及熱量的飽和水蒸汽。

　　②堅固的容器（蒸汽鍋），容納所欲滅菌的物品,以及能够密封的門，可以承受高壓、高溫。

　　③良好的排氣和排水設備，以排除空氣和多餘水份。

　　④壓力及溫度指示裝置。

　　⑤能自動或手動控制的操作程序。

　　⑥某種預熱裝置，減除水蒸汽對容器的凝縮作用。

⑦一種細孔過濾器，以便滅菌過程完畢後，讓無菌空氣流入容器內，加速乾燥過程，並且解除器內高壓。

(c)高壓蒸汽滅菌的最低標準：

為求節省人力、物力，以最短時間，在一定的溫度及壓力下，從事蒸汽滅菌，並能獲得可靠的滅菌效果，乃有高壓蒸汽滅菌最低標準的訂定。目前為一般人普遍接受的標準為；

壓力	溫度	時間
2. 1 kg/cm² (30ib/in²)	134°C (280°F)	三分鐘
1. 4 kg/cm² (20ib/in²)	126°C (260°F)	十分鐘
1. 05 kg/cm² (15ib/in²)	121°C (250°F)	十五分鐘

榮民總醫院中心供應室目前採取的標準近於第一項，即壓力三十磅，溫度華氏 280 度，時間四分鐘，對器械進行滅菌。若以老式的重力排氣滅菌器，則蒸汽壓力十五至十七磅，溫度 250°F，不同器材所需的滅菌時間為：

①橡皮類　　　十五分鐘
②器械類　　　三十分鐘
③布　類　　　四十五分鐘
④溶液類　　　　50～ 250c. c 瓶裝　　二十分鐘
　　　　　　　　500～1000c. c 瓶裝　　三十分鐘
　　　　　　　1000～2000c. c 瓶裝　　四十五分鐘

(d)高壓蒸汽滅菌的控制

由於許多原因可以導致滅菌效果不全，所以在滅菌過程中，需有滅菌管制的裝備以便測知滅菌的結果是否完善。其法可分為：

①機械的：通常為高壓蒸汽滅菌器基本設計的一部份，即溫度記錄器，溫度指示計以及壓力指示計，可以知道所使用的溫度及壓

力是否適當，從而調整所需的滅菌時間。

　　②生物學的：細菌培養試驗，爲最可靠的確定物品滅菌程度，評估滅菌器功能的良好方法。其正確方式，應是將一定數量的已知耐熱細菌芽胞置放於滅菌器內溫度最低處，通常都在滅菌器前方底部靠近排氣及排水口處，經過一定的滅菌過程後，再送至檢驗室培養，如此卽可明確評定滅菌效果。此法在設備完善的醫院內，應無困難，必須列爲常規保養檢查的一項程序。其缺點是費時費事，對外科醫生來說，不能立刻知道當時需用器械的滅菌程度。

　　③化學的：利用某些化學藥品在一定的溫度下會熔化、變色的性質，以顯示滅菌器內確曾達到某種溫度。在實際應用上，具有警示作用，它不能代表無菌狀態，但明確指示所曾受到的加熱狀況。又可分爲：

　　（ⅰ）滅菌指示器（Sterilization indicator）

　　多半使用密封於小玻璃管內的純硫黃小塊,其溶點爲華氏248度,卽攝氏120度,在此一溫度下,它卽從原有的淡黃褐色溶化成朱紅色。依廠牌之不同，也有摻入它種化學物質的，使其熔點提高至121.5°C（250°F）的，但總不外是以熔化，變色做爲指示依據。（圖 13-2）

　　（ⅱ）滅菌指示帶（Sterilizer indicating tape）

　　與滅菌指示器同一原理，但爲紙帶上面塗有化學藥品所做成的寬線條。此紙帶可粘貼在物品包外，當溫度，濕度、時間均達一定標準時，帶上的線條卽由白色 0 ％，漸漸轉爲栗色 20 ％、棕色 40 ％、深棕色 60 ％、棕灰色 80 ％，最後變爲黑色 100 ％。（圖 13-3）

　　（ⅲ）眞空指示紙

　　爲印有特殊染料的紙張，在經過眞空狀態後均勻變色。通常置於測試包內，在每天正式消毒前，以此測試包進行 Ｌ滅菌⌐，檢視紙張

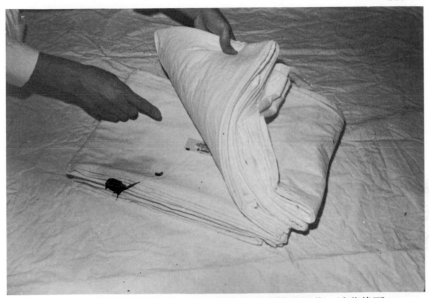

圖 13-1 生物學的指示器，器內密封有一定數量細菌，滅菌後再
　　　　做培養，若有細菌生長，卽表示滅菌不完全。

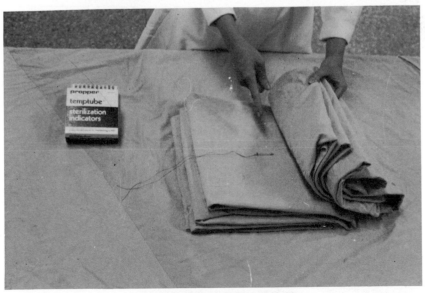

圖 13-2 置放消毒指示器情形。

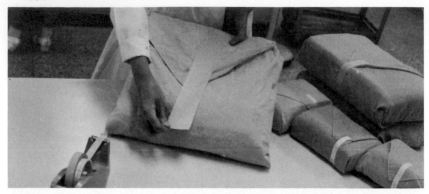

圖 13-3 消毒指示帶粘貼於包布外。

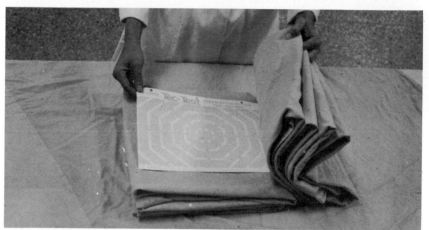

圖 13-4 真空指示紙。若滅菌器內存有殘餘空氣，變色卽不均勻。

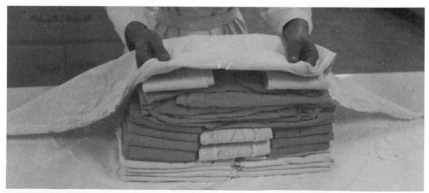

圖 13-5 手術用巾、袍打包時、避免緊密重叠、以利空氣排出，及熱能之滲入。

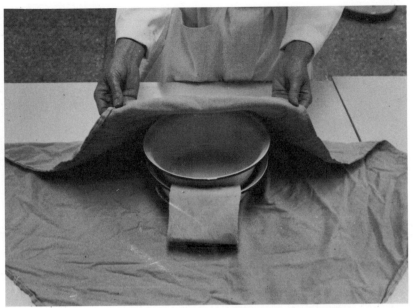

圖 13-6 金屬器皿打包時，中間墊以布料，保持空隙。

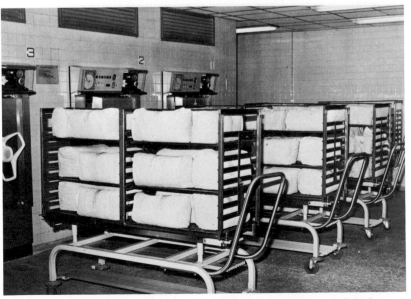

圖 13-7 榮民總醫院供應中心一瞥，消毒車架正準備推入滅菌器內。

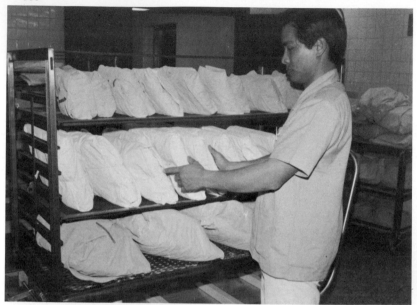

圖 13-8 包布置放於消毒車架的情形，注意避免擁擠。

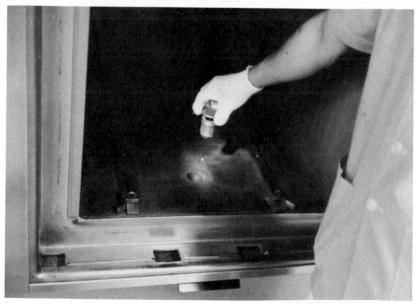

圖 13-9 滅菌器內的排水孔之過濾器必須每日清理。

變色的情形，任何不勻均表示滅菌器內有殘餘空氣。(圖 13-4)

以上三種可以同時併用。一般均例行在每包中央置放指示器，其附著之黑絲線則使露於醒目處；指示帶則粘貼於物品包外。

(e)高壓蒸汽滅菌的程序與操作

①洗清：無論何種質料的物品，欲行高壓蒸汽滅菌前，必須清洗乾淨，尤以外科金屬器械，其接榫，隱凹處沾有的血漬，污跡必須先行清除。使用的清潔溶液以中性或微鹼性為宜。

②包裝：為了便於傳遞、貯存，所欲滅菌的物品，必須包成包裹。使用的包布質料，應能使蒸汽容易透過，並能防微塵進入包內。目前常用的多為細棉布。

包裝時，最重要的就是不能過大、過緊。如果所欲滅菌的物品為手術檯上需要的布單、洞巾或手術衣時，其疊放應縱橫參差放置，目的總在使蒸汽易於透入，能接觸到每一個最微細，隱密的點而收到完全的滅菌效果。通常最大的包不大於 30.5×30.5×50.7 立方公分 (12×12×20 立方吋)，重不超過 5.4 公斤（十二磅）。(圖 13-5,圖 13-6)

無論是外層用的包布或手術檯上使用的布單、洞巾，每次滅菌使用後，都應洗滌乾淨，切忌連續滅菌使用，否則布類纖維必然變黑，失去彈性而減短使用期限。

③裝載：規模大的醫院或實驗室，使用的高壓蒸汽滅菌器，多半屬於大型（圖 13-7）。其蒸汽鍋內，一次可容納多量器材，同時進行滅菌；如此，包與包間的關係，如排列不當，便會妨礙蒸汽的進行而致滅菌不全。原則上，以下各點必須嚴格遵守。

（ⅰ）各包裹應豎立，包與包間，間隔 2.54 公分（一吋）。

（ⅱ）碗、盤、杯，皆應側放，不可仰放或倒置。

(iii)有蓋的器物應打開或墊以數層紗布，以利蒸汽進出。

(iv)瓶、罐與其他無氣孔容器 (Nonporous containers)，應放置兩側，以便其各面易與蒸汽接觸，烤乾也較易。

（ⅴ)液體物質應與其它各物分開滅菌，以免溶液噴灑時，沾濕它物。

(vi)如布類與硬物同在一起滅菌，硬物應放置下層，以免硬物表面凝結的水滴落在下方的布包上。(圖 13-8)

(vii)小件物品宜放入鋼絲筐中，便於裝卸。

(viii)橡皮類最好勿與需長時間滅菌的物品同時滅菌，以延長壽命。

④實際操作：滅菌器的實際操作，各廠家均會有詳細的說明指示。通常大型滅菌器均附有車架，將所欲消毒滅菌的物品包依前述裝載原則放置好在車架上，將其推送進入蒸汽鍋內，進行滅菌。其程序不外先把操作把手定在關閉位置，打開供應蒸汽的活塞，使蒸汽進入蒸汽套中，俟其壓力足夠後，再將已裝好欲滅菌物品中的車架或籃筐裝入蒸汽鍋中，將門關上，再依器材類別，轉動計時器，定好滅菌時間，然後再將溫度調節計定在所需的溫度上，再將操作把手轉到滅菌部位，蒸汽卽進入蒸汽鍋內，老式的重力排氣滅菌器，其蒸汽鍋內的空氣因較冷，較重，卽逐漸被上層源源而來的蒸汽向下壓迫，排出滅菌器外。物品包內的空氣，也同時依同樣的原理被排出滅菌器外。於是整個蒸汽鍋內逐爲蒸汽充塞，壓力足夠後，溫度漸行上升，俟其升至所預定的標準時，滅菌程序才告開始，計時器自動操作，直至滅菌完畢。滅菌完畢後，須待蒸汽鍋內蒸汽排盡，物品烤乾，始能取出使用。至於新式的滅菌器，鑑於老式重力排氣之不可靠，多附有馬達抽氣裝備，將蒸汽鍋內空氣抽成真空後，再放入蒸汽，過程快速，省時很多。

上述程序，其過程在新式消毒器均以電力自動進行，但如遇停電而仍有蒸汽供應時，可將選擇開關轉至手調部位，再按器材類別及所需滅菌時間，逐步將操作把手轉至每一部位，進行滅菌手續。

(f)高壓蒸汽滅菌不完全的原因

在實際應用場合中，偶有雖然小心操作滅菌器，而細菌培養試驗結果卻爲陽性的情形。其最主要的原因，多半爲滅菌器內仍有空氣存在，以致壓力不足，溫度不夠，直接使得滅菌效果不完全。總之，這種滅菌不完全的原因約可分爲下列數點：

①滅菌器內，空氣存在

（ⅰ）超載：滅菌器內的物品包太多，包與包間空隙不足三公分，蒸汽不能自由流動透入包內，如此包內空氣無法排盡。局部遺留的空氣產生低溫，滅菌不完全。這種情形，滅菌器外的儀表不能指出，需要依靠滅菌指示器或細菌培養試驗，才能知道。

（ⅱ）包裝不當：滅菌物品的打包，過緊或過大，影響蒸汽流動，使得空氣排除困難。

②操作不當

未依照正確的方法使用滅菌器，或由於急用，滅菌時間不足，即行取出。

③機器維護不良

除了滅菌器本身的老舊耗損，直接影響其性能外，平常對機器的濾塞，排氣系統的清潔工作欠妥，未作定期維護、檢查，均可能使機器性能不能完全發揮。

④人員不當

外行人充內行，擅自操作或試圖修護器械，以致機器受損，影響性能。

(g)高壓蒸汽滅菌器的管理及保養

①每日使用滅菌器前，以溫和的肥皂水和清水清洗內部。排氣口的濾塞更應取出，在水龍頭下刷清附着於上的纖維及渣物。（圖13-9）

②外殼部份應每日以濕布揩抹乾淨，並塗敷少許石蠟油以防生銹，保持光亮。

③滅菌器門上的橡皮墊圈須經常檢查，以免漏氣。

④每週一次於清洗滅菌器內部後，濾塞未放回前，以熱磷酸鈉溶液（30gm. trisodium phosphate ＋ 1000ml. hot water）沖洗引流管，再以自來水清洗，確保排氣引流系統的暢通。

⑤裝載滅菌物品的車架，亦應每日以溫和的肥皂水，清水洗淨各部，連腳輪也不例外，擦拭乾淨後，再塗以少許石蠟油，以免銹蝕。

(4)乾熱滅菌

不能忍耐水蒸汽或不爲蒸汽透入的某些物品，可以使用不用水分的乾熱來進行滅菌。

(a)乾熱滅菌的物理學原理

乾熱滅菌熱能的傳佈，以空氣爲帶熱媒體，使熱能均勻散佈在物品的四週表面，再依靠物品本身的傳導作用（Conduction），使熱力透入物品內部而達到摧毀微生物的目的。它所需要的時間較諸濕熱要長得多。依實驗得知，蛋白（Egg albumin）在無水環境中，需加熱至160°C～170°C（320°F～338°F）才會凝固，但有 50 ％水分參予時，僅需 56°C(133°F)，卽行凝固。

實際應用的乾熱滅菌器，約可分爲兩類，其差別在滅菌器內使熱空氣對流的動力不同。一爲利用自然重力，依熱氣上升，冷氣下降的

原理，使熱度均勻散佈；另一則爲內裝馬達，鼓動空氣對流。至於熱能的來源，最好使用電力，較易控制溫度。另外有人以普通的高壓蒸汽滅菌器，將蒸汽引入蒸汽套後，以手操作，不使蒸汽進入蒸汽鍋，在 250°F～280°F, 15～30 磅的壓力下，進行乾熱滅菌。惟此種方法由於溫度較低，需時長久，不值採用。

(b)乾熱與濕熱滅菌（高壓蒸汽）的比較。

	乾熱	高壓蒸汽
溫度	較高，至少 160°C (320°F)	較低，120°C～134°C(250°F～280°F)
時間	較長，至少一小時。	較短，不超過一小時。
對象	不爲蒸汽透入或易被蒸汽損壞的物品。	不怕水分及熱度的多種物品。

(c)乾熱滅菌的對象

①粉類：三十公克（一兩）裝的容器，放在乾熱滅菌器中，在 160°C(320°F)，需二小時。

②油類：凡士林，礦物油，甘油，及其他油類，其容器爲三十公克裝，160°C 下，需二小時。

③玻璃類：玻璃瓶，培養試管，注射器，洗乾淨後,包裝滅菌，在 160°C 下，需一小時。

④銳邊器械：精細的銳邊外科器械，易爲蒸汽蝕損，需以乾熱滅菌，在 160°C 下，需時一小時。

(d)乾熱滅菌的最低標準，

溫度	暴露時間
170°C （340°F）	一小時
160°C （320°F）	二小時

150°C (300°F)　　　　　　　　二小時半

140°C (285°F)　　　　　　　　三小時

121°C (250°F)　　　　　　　　六小時（最好過夜）

(e)乾熱滅菌之操作

欲行乾熱滅菌的物品，實際操作時，必須注意下列幾點原則：

①限制數量，切勿超載。

②各種容器或包裹間，空間應大。

③各種器材包裹避免與滅菌器的絕緣內壁接觸。

④玻璃，陶器器皿及金屬器械，必須清潔乾淨，不可沾有油脂污物。

⑤在滅菌過程中，必須隨時注意溫度的控制，勿令過熱或偏低。

⑥滅菌完畢時，滅菌器應維持乾淨，隨時修護。

II. 輻射能消毒與滅菌

Radiation 一詞常譯做「放射」、「輻射」或「射線」，本意指任何形態的能量經由空間或某物質媒介，向四週發散傳導的狀態，例如電磁波、聲波或熱能的傳佈。在放射學上則用以指「游離輻射」(Ionizing radiation)，即在任何情況下，能直接或間接電解空氣的輻射，例如電磁波或其它微粒輻射物 (Corpuscular emissions)。電磁波按其波長可區分為紅內線，可視光，紫外線，X光及丙輻射 (Gamma rays 伽瑪射線) 等。微粒輻射則包括甲輻射 (Alpha rays)，乙輻射 (Beta rays) 或混合輻射如宇宙線 (Cosmic rays)。

輻射能對生物的影響，專書頗多，難以詳介。最重要的，它可以引起生物細胞分子的「激化」(Excitation) 和「離子化」(Ionization)，從而使細胞的生命現象發生變態或終止。其來源，可經由電磁學，核子能學的人為設計或從自然界取得。其應用，除了軍事上的殺傷效能外，

在和平用途上，農業和醫學上的應用，都極廣泛。醫學上，它除了直接用以診斷和治療疾病外，也用於消毒和滅菌。可資應用於消毒和滅菌目的的輻射能種類不少，但較爲實際，值得推介的，尚只限於紫外線，X光線和丙輻射（伽瑪線）。這些輻射能的特性如下表：

CHARACTERISTICS OF RADIANT ENERGY FOR STERILIZATION

RADIATION	TYPE	APPROXIMATE ENERGY PER PARTICLE OR QUANTUM	APPROXIMATE RADIATION WAVE LENGTH
Microwaves	Electromagnetic	$\sim 0.210^{-5}$ 6. 10^{-5} ev	$1\sim35$ cm
Infrared	Electromagnetic	~ 0.01–1.6 ev	$0.78\sim 100\mu$
Ultraviolet	Electromagnetic	3.3–5.2 ev	2000–3800 Å
Vacuum ultraviolet	Electromagnetic	6.2–310 ev	40–2000 Å
X rays	Electromagnetic	0.0003–$\sim$1.5 Mev	~ 0.008–40 Å
γ rays	Electromagnetic	0.008–9 Mev	0.0014–1.6 Å
β rays	Particulate (corpuscular)	0.02–13 Mev	——

(1)紫外線消毒

　　紫外線爲一種波長短於可視光而長於X光的電磁輻射能。在此一範圍內，波長愈短時，其殺菌能力愈強。其殺菌作用，依靠它所釋放的高能量光子被生物細胞內核酸，主要爲 DNA 吸收後起的激化作用。細胞內分子構造因激化而變化，喪失其「複製」（Replication）的能力，新陳代謝的過程受到阻斷，乃至喪失生命。

　　理論上，紫外線的波長、強度適當，而照射時間又足夠時，任何微生物均可殺滅。但經由實驗與觀察得知，它的穿透力低，易被微塵顆粒吸收，對多數微生物細胞產生的傷害，穩定且易於修護，所以其殺菌能力，只能稱爲消毒而不能稱爲滅菌。此外它對大部分有機物質和塑膠製品，能引發分子間的聚合作用，並使其結合力衰退。這些缺點，使其實際應用被圍限於空氣及水的消毒外，便只能在近距離內就外形簡單的器物，做表面照射消毒。

　　(a)空氣的紫外線消毒

　　在醫院裏，外科手術後，創口感染發炎，其原因當然是多方面的，諸如病人本身的體能狀態，疾病的本質，醫護人員的人爲因素以及器械的消毒等，均有關連；但空氣中病原體的媒介污染，也早經證實爲重要因素。

　　使用紫外線消毒空氣的價值，美國國家研究院（National Research Council) 1964 的調查報告，曾做如下的結論：

　　①無論有無紫外線照射，手術室中的空氣必有不同程度的細菌污染。此種細菌不斷地沈著在所有暴露的表面上。

　　②紫外線的照射，確有殺死空氣中細菌的效力，可以減低開刀房的空氣媒介傳染。

　　③在適當的保護下（衣服、眼鏡），紫外線雖直接照射在病人或工作人員身上，仍屬安全。

　　④對精細的乾淨手術，適當強度（波長 2537 Å）的紫外線空氣消毒，確能減低手術後的創口感染。

　　以消毒空氣爲目的而在手術室裏安置紫外線，除了效率問題外，安全因素也必須考慮。由於手術室裏，人員的走動，人體放散的體溫，各種電器裝置發散的熱力，均能激動空氣，使室內空氣充分對流。如

此，若在室內上方安裝足夠強度的紫外光源，使光線只照射上層空氣，便可避免照射到下方的病患和工作人員；而下方的污染空氣可因對流而升到上方接受消毒。如此不斷循環對流，空氣不斷接受消毒，污染的程度自然可以減輕。這種「上層空氣紫外線照射消毒」的裝置，在無外力介入，室內空氣自然對流的情況下，空氣中細菌數目的消失，相當於每小時六十一次的空氣交換*。若以風扇在天花板上鼓動空氣流動，其效果可以倍增。其後的實驗並指出若在室內上方引入低於室內下層 10～15°F 的冷空氣，同時進行上層空氣紫外線照射消毒，則其效果更可提高到相當於每小時 150～300 次的空氣交換。

除了照射上層空氣外，也可將可以移動的紫外線光源置放於室內中央，人員避開，以強烈光線快速進行空氣消毒。此外，也可將紫外線安裝在空氣調節系統中的風管中，消毒進入或排出的空氣，它遠離人員，安全方面，更無問題。

這些裝置，光源多為密封於玻璃管中的水銀蒸汽，通電後發出而得。其波長多為 2537 Å。

手術室中的空氣污染，除了以紫外線照射做為對抗的工具外，另有許多人使用穩定單向斷層氣流裝置 (Laminar air flow system)，可使每立方呎空氣中，0.5 μ 以上的塵粒降到五十個。如果再加裝高效率空氣濾過器 (High efficiency particulate air filter, HEPA filter)，並有適當流速，更可消除手術室空氣中 99.97 % 超過 0.3 μ 以上的塵粒。同時，有許多報告指出這種單向斷層氣流的裝置確有降低傷口感染的功能，並認為以目前的標準，這種通風裝置只要達到每小

---

*Richard L. Riley et al: Room air disinfection by ultraviolet irradiation of upper air. Arch. Environ. Health, Vol. 22: 208, 1971.

時十二次的空氣置換卽可。但是 1975 年，美國外科學會開會討論時，並不認可這種裝置的功效，而且與紫外線裝置的費用比較起來，它也顯得昂貴。

至於紫外線的裝置，因爲紫外線管的壽命有限，若大規模使用，其維持費勢必頗爲可觀，但對小型或私人醫院來說，應是較爲方便、經濟。對藥廠、化學工廠、食品工廠、飲料工廠、一般細菌實驗室，醫院裏的候診室、急診室、走廊、病房，電梯間及廚房等,均可應用。

(b)水的紫外線消毒

在飲料，食品與藥劑的用水消毒上，應用較廣。其方式多半爲使水流以一定速度，均勻地流經光源周圍，接受照射。其好處是不須添加化學殺菌劑，不影響水的味道，不改變水分中的礦物質成分，也沒有照射過度的問題。

(2)X光與丙輻射（伽瑪線）——輻射滅菌

以滅菌爲目的而被應用的電磁輻射，主要爲波長在 $0.001\sim40$ Å 的部分。它包括了X光和丙輻射。

X光爲一種電磁游離輻射，具高穿透力，波長在 $0.008\sim40$ Å。其能量發自原子核周圍的電子。丙輻射則爲波長介於 $0.0014\sim1.6$ Å，發自原子核內的高能量X光，是所有輻射能中，穿透力最強的一種。

X光線與丙輻射的殺菌效果，可分直接與間接兩種。其直接的作用爲對細胞內分子構造的「離子化」。間接的效果，則來自細胞內分子周圍新「游離基 radicals」形成後的擴散作用。這些作用使得微生物細胞分子間構造發生變化而喪失生命。

微生物對輻射線的耐受力，受到下列各種因素的影響很大。卽是否有充分氧氣，有無外加保護設備，微生物本身的生理狀態，含水情形，溫度，培養液的成分等。不同的微生物有不同的耐受性，而卽使

同一種屬，各個個體也呈現不同的耐受性。這是因爲輻射線波長範圍頗大，釋放的能量也大小不等，對同一種屬生物遂呈現不同程度的效應。一般來說，細菌芽胞仍最具有耐受性，濾過性病毒，酵母菌，黴菌也具有相當的抗力；至於革蘭氏陰性細菌，則最爲敏感。

X光與丙輻射的滅菌效能，首先被應用於保存食物，其後廣被應用於醫院消耗性補給品的滅菌。例如注射針筒（塑膠製），縫合用線等。此種裝置，其放射線源，多半採用鈷六十或銫一三七。其劑量依維也納國際原子能總署的建議爲 4. 5 Megarads。

輻射滅菌的主要好處是可以不間斷地對大宗物品進行滅菌。缺點則爲需要厚重的資本，特殊訓練的人員；同時被照射的物質材料不同，吸收到的輻射能也不同；又容易受到溫度、細菌數目和耐受性差異的影響，滅菌效果不能一致。此外，需要特別注意的是，凡是以 PVC (polyvinylchloride) 製成的醫療器材，以輻射能滅菌處理，使用過後，絕不可再以 ethylene oxide 重新消毒使用。其原因在輻射能處理過的 PVC, 其氯離子極易與 ethylene oxide 結合成有毒的 ethylene chloro-hydrin。另外，對以 PTFE (polytetrafluoro-ethylene) 製成的人工心臟瓣膜，也被發現經輻射處理後，植入心臟，易爲動脈血氧化而喪失其韌度。

總之，輻射能滅菌，實際上尚非萬靈滅菌法，仍有許多限制。可是對於用完卽行抛棄的消耗性器材的消毒滅菌，卻不失其可以推廣發展的潛力。

(3)其他

以上所述輻射線，如紫外線，X光線，丙輻射，均爲短波電磁輻射。對於波長較長的電磁輻射，或稱微波 (microwaves)，最近也有人實驗硏究其滅菌、消毒的可行性。此種微波，波長在 1～35 cm。

其特點是在照射時，除了使被照射的物質分子間，發生化學和物理變化外，尚能產生熱量而有「熱能消毒」的效果。其實際應用，除了農業上消毒土壤，驅除雜草外，醫學上已有人報告在低溫下，以「無熱微波」成功地對人血進行滅菌。

此外，甲輻射（阿爾發射線），乙輻射（貝他射線）的運用於滅菌，也有多人報告成功結果。但昂貴的費用，令人望而卻步。

III. 超音波消毒

音波本身，無論其強度多強，頻率多高，罕能百分之一百殺死所有微生物。不過它能使蛋白質變質，對某些物質有震盪分散的作用，所以有些種屬的微生物還是可以被它少量殺死。通常引用到消毒目的的音波，頻率較高，超出人耳能收聽的範圍，故稱超音波。

無論是音波或超音波，被引入液體中後，其沿一定方向進行的震盪作用，對液體中的分子形成一種交替的，重複進行的「等熱性壓擠 (Adiabatic compression)」和「疏鬆」(Rarefaction)」作用，從而使液體分子間發生相應的密度與溫度的變化。當音波能量增高，其疏鬆作用高於液體的自然結合力時，液體內部便產生了局部部分眞空的狀態，謂之「部分眞空化」或「成腔作用」(Cavitation)。這種部分眞空化的能力以音頻介於 10~100 Khz 的部分最爲明顯。這種部分眞空化的間隙因壓擠作用而被充滿時，可以產生強烈的局部震波，局部溫度也大量增高，並可能產生電波。這些作用合在一起，對微生物自然具有相當程度的殺傷作用。這種因音波震動而使液體發生部分眞空化的現象，也可用來做爲洗滌之用，使附著在表面上的污垢易於脫離。

一般來說，音頻低於 100 KHz 的音波，其部分眞空化的能力較強。唯音頻越低時，越接近人耳的收聽範圍而有相當的噪音。

根據實驗得知，接受超音波放射的生物，除了發生新陳代謝機轉

的變化外，局部會有充血，血管擴張的作用。這種性質，多年來被應用做爲物理治療的一種工具。而這種音波多爲音頻在 450～1500 KHz 的部分。至於目前商人大力推銷的洗手消毒，器械清洗消毒的器械，其音頻多半在 22～29 KHz，到目前尚無對人體有不良影響的報告。

目前，超音波臨床應用最大的價値，在於配合它種消毒方式，例如紫外線，化學殺菌劑，發揮相生相輔的協同作用，殺滅細菌，節省時間與金錢的耗費。應用這種原理，在水的消毒方面，以紫外線配合超音波來淨化太空旅行時的用水，已被認爲是可行之法。此外，配合化學殺菌劑的使用，日本方面，廣泛用以清洗，消毒外科器械和手術小組成員的雙手消毒。

IV. 細孔過濾器消毒

微生物學上，爲分離濾過性病毒，使用孔大不超過 10 Å 的過濾器，可以獲得不含細菌的濾液。這種濾器種類不一，多以石綿，硅藻土，素燒瓷胚，半熔玻璃或是硝化纖維製成。應用到臨床醫學上，可以過濾靜脈注射液，減低因靜脈注射而引起的細菌感染率。此外，在空氣調節系統的設計，高壓蒸汽滅菌器的設計等，皆有應用。

第二節　化學消毒法

高壓蒸汽滅菌雖是目前公認的最好滅菌方法，然而一些橡膠、塑膠製品及精巧器械，易受熱能破壞；地板，牆壁、傢俱及醫護人員的手及病人手術範圍的皮膚等，不宜或無法以高壓蒸汽來施行滅菌，所以我們終須追尋其它的消毒或滅菌方法。

所謂化學消毒法，就是以塗布，浸泡或氣薰的方式，使化學藥品對附著在物體上的微生物產生化學作用，來殺死它或抑制它的生長的

一種處理。因爲尙無理想的,可以簡易安全使用的完全滅菌劑的發明,對於化學消毒所用的藥品,我們現在仍只能稱之爲化學消毒劑。

化學消毒劑如何去殺死或抑制微生物的生長,詳確的機轉,仍不明瞭。一般來說,依照消毒劑本身的化學性質而各有不同。例如氯可以引起氧化作用;酸、鹼和熱水接觸時起水解作用;一些強力消毒劑則可引起細胞質的蛋白凝結。

目前常用的化學消毒劑,普遍存有如下缺點:

(1)殺菌力不够強,不能殺死芽胞及肝炎病毒。

(2)化學性質不穩定,曝露於空氣或與其它物質接觸時,常會改變殺菌力。

(3)作用慢,常需長時間作用後,方能有效殺菌。

(4)有腐蝕性,不適於某些物質（如紡織品）或限制了可以使用的最高濃度。

(5)刺激性大,殘存的化學藥品常引起組織的刺激反應。

故反而言之,我們可希望的理想化學消毒劑應備有如下的特點,即:

(1)快速滅菌能力。

(2)穩定,不因有機物質（如油脂、血漬）的存在而改變殺菌能力。

(3)小的表面張力,可以滲透油脂、薄膜及微細管道,且易以清水洗淨。

(4)最低的毒性,沒有刺激性,可用於身體任何部位。

(5)對器械沒有腐蝕性。

(6)價錢便宜,可以大量使用。

(7)容易操作。

總之,爲了使化學消毒劑易於發揮效力,在實際操作時,必須注

意以下各項能實際影響殺菌力的因素。

(1)表面乾淨度

物體表面或人體皮膚越乾淨，消毒劑與微生物的接觸面便越大而會有較好的殺菌效果。

(2)濃度

一般的消毒劑，濃度越高，效力越強（但乙醇例外，百分之七十或八十的酒精殺菌力比純酒精強），所以在不引起組織刺激反應的範圍內，盡量使用高濃度製劑。

(3)時間

微生物並非與消毒劑一經接觸卽被殺死，所需的時間，從數秒至數小時不等。

(4)溫度

加溫可以增進殺菌力，主要的原因或爲熱能殺菌之故。

(5)微生物的種屬

有些微生物易被化學製劑殺死，有些則具抗藥性。例如僞單胞菌屬 (Pseudomonas)，結核菌，細菌芽胞和某些病毒均有很高的抗藥性。血清肝炎型病毒是否能爲一般消毒劑殺死，就頗可懷疑。

(6)有機物的存在

排泄物或分泌物，如血、膿、壞死組織或粘液及大小便等有機物的存在，常可減低消毒劑的作用，甚至使之失效。

以下謹將目前常用的化學消毒劑，就其特點及用途分別略述之。

I. 酚類 (Phenolic compounds)：

能使細胞內蛋白質變性，故可殺菌。

(1)苯酚 (Phenol, C_6H_5OH)

亦名石炭酸 (Carbolic acid), 1865 年英國 Lister 用以噴灑空氣，

洗滌包紮傷口而成爲醫學上最早使用的抗菌劑。易溶於水，酒精、甘油、氯仿及乙醚等。可殺死細菌繁殖體,結核桿菌及眞菌,但不能殺死芽胞及抗性病毒。殺菌力可因加溫而增強，遇肥皂或清潔劑則減弱。

毒性大，腐蝕性強，對組織具損傷力，故不易安全使用。目前，偶而以百分之二濃度的苯酚溶液加入沸水中，作爲菌血症污染器械的消毒劑。

其它 "Amphyl" 或 "O-syl" 苯酚衍生物，亦具同樣的性質。

(2)甲苯酚（Cresol, C_7H_8O）

無包或略呈黃棕色或粉紅色液體，易溶於水而混濁。

皂化的甲苯酚溶液稱爲 Lysol(煤餾油酚肥皂溶液 Liquor cresolis saponatus)，含 50 %的甲苯酚有強烈刺鼻氣味，殺菌力爲苯酚的六倍，雖在有機物，如痰，糞便的存在下，仍保有殺菌力。腐蝕性強，不適用以消毒皮膚。過去被廣泛使用爲地板、牆壁等的消毒劑。

苯酚和甲苯酚因腐蝕性太強，其作爲醫院一般消毒劑的用途已爲新的合成苯酚製劑，如 Lamar SP-63, Vestal vasphene 及 Western polyphene 等所取代。

(3)六氯苯酚（Hexachlorophene, $C_{13}H_6Cl_6O_2$）

俗稱 G-11，是一種苯酚衍生物，爲白色無臭的結晶性粉末，不溶於水，可溶於酒精、丙酮、乙醚、氯仿和稀釋鹼類。與肥皂合用，仍保有殺菌力，含 G-11 0.25 %的水性鉀肥皂，便常被用作外科刷手及皮膚消毒用。

3 %的 G-11 與合成清潔劑基 Phisoderm（一種陰性肥皂）的混合液叫 PhisoHex。它的 pH 值和正常皮膚同爲 5.5。有相當的抑菌作用，對革蘭氏陽性菌（尤以金黃葡萄球菌爲然）的效力比革蘭氏陰性菌爲佳,也曾廣泛應用爲外科刷手,皮膚消毒，甚至於嬰兒洗澡之用。

目前已知長期使用含 G-11 的製劑後，它可經由皮膚或傷口吸收，進入人體，引起中樞神經（特別是嬰兒）的傷害，故在使用含 G-11 的製劑後，應以淨水徹底沖洗。

II. 多溴化水楊酸苯胺 (Polybrominated salicylanilides 簡稱 PBS)

殺菌力和殘餘表面效力與酚類相似。若以 PBS 製劑洗濯紡織品可達到洗淨與消毒的雙重效果。其缺點為乾燥後，常在物品表面（金屬為甚）形成白色粉狀薄膜。商品 Lamar L-300 的主要成分就是 PBS

III. 鹵素及鹵素化合物 (Halogens & Halogen-containing Compounds)

(1)碘 (Iodine)

碘素 (Elemental iodine) 是最有效的殺菌劑之一。其殺菌機轉不明，可能與經由鹵化作用 (Halogenation) 和細胞蛋白結合成鹽類有關。在廣 pH 值中，均有良好殺菌作用。

一般常用濃度的碘，多為 70 ％酒精中，含 1 ％～3 ％的碘及等量的碘化鈉的溶液，稱為碘酊，或稱碘酒。是長久以來傳統使用的手術前皮膚消毒劑，具有高度的殺菌力和低組織毒性，是其優點。其主要缺點為偶而引起過敏性皮膚炎及組織的深染色，為了避免此一缺點的發生，可於碘酊塗布後，急以 70 ％的乙醚酒精 (Ethyl alcohol) 或 95 ％的異丙烷醇 (Isopropyl alcohol) 將其塗去洗淨。

(2)Povidone-iodine

Povidone-iodine 是一種 Polyvinylpyrrolidone (Povidone, 簡稱 P. V. P.)* 和碘素結合而成的穩定複合物，亦稱 P. V. P. -Iodine。市

---

*: P. V. P. 是一種合成的化學聚合體 (Synthetic polymer)，具有形成薄膜、粘貼、去毒化及易溶等獨特性質。起初被用來做為代血漿 (Blood plasma expander)，現被廣泛應用於化粧、製藥，紡織、造紙及其它工業。

面售賣的 Betadine, isodine, Disadine, Better-Iodine 等，卽是此物。
一分碘素（Iodine）可結合二或三分 PVP，結合後，大部份的碘素仍
保留原狀：少部份則氧化 PVP 的未飽和根而形成碘化物 (Iodide)，所
以一般 PVP-Iodine 所含的有效殺菌的碘素量約爲原有的三分之二，
將稱之爲有效碘 (Available iodine)。臨床適用的 PVP-Iodine 製劑，
其配方此種有效碘所佔的比例爲百分之十。

　　PVP-Iodine　無碘的毒性而仍保有碘的殺菌力，爲最近最爲廣泛
使用的消毒劑，茲就其特性與優點，列述於下：

　　(a)廣效殺菌性

　　經由接觸，PVP-Iodine 可以殺死廣泛種屬的病原性微生物,包括
細菌，病毒、眞菌，原生動物和酵母等；此外,它也可殺死部份芽胞，
抑制某些昆蟲，圓蟲和線蟲。它的活動力（Activity）相當於或高於碘
素，殺菌的機轉相信與碘素相同，可能是對細胞蛋白質氨基酸的碘化
和氧化作用，抑制了微生物的新陳代謝過程之故。到目前爲止，尚無
報告指出對 PVP-Iodine 有產生抗藥性的菌種。

　　對濾過性病毒，它也有強力作用。常見的單純性疱疹病毒、小兒
麻痺病毒、風疹病毒及牛痘病毒等，在十五秒內，卽可被完全殺滅。
其作用機轉被認爲與嗜脂性病毒結合，切斷營養之故。唯對肝炎病毒
的殺菌力，認爲只有部分作用，未能完全殺滅。

　　又，其殺菌力雖在稀釋液中，仍有效。

　　(b)低組織毒性

　　口服毒性較其它碘製劑爲小，卽使誤食有效殺菌濃度的溶液，其
傷害性也不大；　對皮膚，粘膜的刺激或過敏性反應，　僅限於極少數
的輕微暫時性反應。與其它碘製劑（碘酊或 Lugol's 溶液）成顯明對
比。PVP-Iodine　對開放性傷口的肉芽組織形成，　也沒有類似碘製劑

的不良抑制作用，可以長久與組織接觸，縱令密封包紮，亦無不良反應。在動物組織上，除了中樞神經組織，未見試驗報告外,其它試驗，包括喉嚨及眼睛的直接與 PVP-Iodine 接觸試驗，均證明它毒性低，反應時間短。

(c)安定

PVP-Iodine 是一種有機碘化物，正確的化學構造及其理化性質，尚未完全了解。但知它須在酸性溶液中，才能防止雙原子碘（Diatomic iodine）的解離。在含有氨或其它還原劑的鹼性溶液中,消毒力卽會減低。塑膠，木器或不銹鋼製品，均可盛裝 PVP-Iodine。但含有 2％有效碘的水溶液，兩小時內卽能侵蝕銀器。

它可以粉劑狀態儲存而不喪失碘素成份。在 65°C 下，存放於不密封的玻璃瓶中三年，其有效碘的喪失，不超過0.5％。這是因爲它有很低的，低於 0.1 毫米水銀柱的蒸氣壓，卽使加溫，所含的碘素也不昇華散失之故。唯其親水性強，必須防潮保存。至於以溶液的狀態保存時，其安定性亦遠較碘酊和 Lugol's 溶液爲高。含 20％ PVP-Iodine 的水溶液，在室溫下保存一年，其有效碘在實際上，並無多大改變。

由於它的性質安定，故在臨床上，一旦塗布,不受血、膿、油脂、皂沫的影響，依然可以快速作用，實爲一大優點。

(d)易溶

PVP-Iodine 可完全溶於冷水，若加攪拌，溶量可超過10％（相當於 1％有效碘），而碘素在 25°C 時，溶解度只有0.034％。此外，PVP-Iodine 又可溶於5％氫氧化鈉及乙醇等，易於處方調劑，製成粉劑，酊劑，溶液、霜劑或噴霧劑使用。但不溶於醋酸、六烷、丙酮、氯仿和四氯化碳等。

臨床上，無論使用何種形態製劑。都有均勻濃度，以水或酒精，均易洗淨，沒有濃染組織或包布的缺點。

(e)形成薄膜

PVP-Iodine 塗敷於皮膚上令其乾燥，即形成薄膜而可延長殺菌力，並且區劃治療範圍。唯此種薄膜極易爲水洗掉。

總之，PVP-Iodine 的臨床使用經驗，自 1956 年六月被正式在醫學雜誌*上發表以後,陸續累積的經驗報告早已證實它作爲局部殺菌劑 (Topical germicide) 卓越的預防與治療效果。只要情況需要，PVP-Iodine 可任意以有效濃度塗布於皮膚、粘膜上而歷久無害。它的使用，可說是百無禁忌，即使在血，血漿、膿、脂肪、肥皂，油脂及自然分泌物中，均有良好作用。因此，在治療的目的上，它可應用於任何部位的皮膚、粘膜或軟組織的各種原發或繼發性感染；而在預防的目的上，它是更廣被採用爲手術前的皮膚消毒及刷手劑。

(3)氯和無機氯化物

氯或無機氯化物溶解於中性或酸性水中即可形成 Hypochlorous acid(HOCI) 而有強力殺菌作用。在實用濃度中，十分鐘內可消滅細菌繁殖體、芽胞和結核桿菌，三小時內可消除病毒。唯其殺菌力易受有機物質的作用而減低，而且對器械有相當的腐蝕性，故主要的用途限於水的消毒。臨床上，偶而以5% NaOCl 溶液做爲污染傷口的清潔冲洗之用。

(4)氯呱

氯呱, Chlorhexidine 或 Chlorguanidine, 學名爲 1,6-di-(N-P-

---

*Shelanski H. A. and Shelanski M. V.: PVP-Iodine: History, Toxicity, and Therapeutic Uses. J. Intern. Colledge Surg. 25(6):727, Jun.1956.

Bogash, R.C.: Polyvinylpyrrolidone-Iodine. Bull. Am. Soc. Hosp. Pharmacists 13:226 May-June. 1956.

chlorphenyldiguanido) hexane, 商品名 Hibitane 或 Chlorohex, 是含氯的一種非離子性界面活性劑，是合成的有機化物, 殺菌機轉不明。對革蘭氏陽性或陰性細菌效力異常強大，卽使在極度稀釋後，對繁殖體仍保有消滅效力。其 0.5 ％的酒精溶液（含 70 ％酒精）與 2 ％碘酊（含 70 ％酒精）有同樣的殺菌力。但對結核桿菌，其水溶液僅具抑制作用，酒精溶液才有殺菌作用。在高溫下才能殺死芽胞，對病毒也沒有效力。

除了廣泛強力的殺滅細菌的能力外，它作用迅速，用法簡單，不受血液或其它體液存在的影響，與青黴素或磺胺劑等的抗菌劑沒有頡頏作用，無全身性毒性，耐受性也良好，所以在臨床上，用途也頗為廣泛。茲分述如下:

(a)麻醉器械的消毒

麻醉裝備如面罩、氣管內管、縐紋通氣管等，以自來水徹底冲洗擦乾後，浸入 0.1 ％的 Hibitane 水溶液三十分鐘卽可。唯我們並不主張以此方法消毒麻醉裝備，怕有結核桿菌殘留之故。

(b)器械、塑膠和橡皮製品的緊急消毒。

可使用 70 ％酒精含 0.5 ％ Hibitane 的溶液浸泡兩分鐘，再以無菌水、鹽水或 1:5000 的 Hibitane 稀釋水溶液冲洗卽可。

(c)產褥會陰和傷口塗布冲洗

可以使用 1:2,000 的 Hibitane 水溶液行之。臍索斷端的塗布則以含 0.5 ％ Hibitane 的 70 ％酒精溶液為宜。

(d)膀胱冲洗

使用 1:5,000 的 Hibitane 水溶液，在骨盆腔手術後，由導尿管注入 50c.c，有明確的預防感染的效果。

(e)手術區域皮膚的消毒

使用含 0.5 % Hibitane 的 70 %酒精溶液。

(f)手術小組成員雙手的消毒。

使用含有 Hibitane 的製劑來做外科刷手劑，最大的優點就是刷手後的立卽效果最好。可以應用的製劑有:

(a)0.5 % Chlorhexidine 的 70 %酒精溶液。

(b)0.75 % Chlorhexidine detergent solution 內含

Chlorhexidine digluconate B. P. (0.75 % W/V)

Pendecamaine (Betaine L7) (1.5 % W/V)

Urea B. P. C. (10 % W/V)

with propylene glycol, hydroxyethyl cellulose as thickener,

perfume and colouring agents.

(c)4 % Chlorhexidine detergent solution (Hibiscrub)

(d)0.5 % Chlorhexidine in 95% ethyl alcohol

以上四種製劑中，以第四項爲最佳，一次洗手（不用刷子刷）後的立卽效果爲減少細菌 97.9 %。

總之，採用 Hibitane 消毒的優點是①在高度稀釋下仍具有殺菌力。②消毒時間短，在緊急狀況下，浸入溶液中二分鐘卽有消毒效果。缺點則有①略具腐蝕性，尤其是對附有鏡片的器械損害大，但可在溶液中加入 Sodium nitrite，卽可減少腐蝕性。②對芽胞和病毒的效力差。此外，最近連續有人報告卽使在極低濃度 Chlorhexidine，對動物的各種細胞都會構成毒害，它們包括實驗室內觀察發現使用 Hibitane 消毒後的老鼠皮膚切口癒合較差以及試管內人體細胞組織培養的遭受毒害。據實驗指出低到 0.004 %的濃度就已可以阻礙人類細胞培養的正常機能或甚至造成細胞的死亡。

除了 Hibitane Hibiscrub 外，以 Chlorhexidine 配方而成的抗菌

劑尚有 Savlon(商品名)。這是含 1.5% W/V hibitane(Chlorhexidine gluoonate) 及 15% W/V cetavlon(Cetrimide B. P.) 的製劑。事實上，這二者可依任何比例混合使用，不過通常都依 1:10 的比例來配方。例如 0.015% Hibitane 和 0.15% Cetavlon 可使用於活組織。0.0075% Hibitane 和 0.075% Cetavlon 則可用於醫院裝備、桌椅、盆碗、面罩等的消毒。

Chlorhexidine 所以與 Cetrimide 併用乃因後者對葡萄球菌、鏈球菌等革蘭氏陽性細菌有很強的抗菌力，而前者則對陰性細菌有強效，二者併用，有良好的協同作用之故。

不過從 Chlorhexidine 的人體細胞毒性看，我們認為 Savlon 最好還是應用來消毒器械或環境為宜。浸泡過的器械，使用前也應以無菌水或鹽水徹底沖洗。又 Savlon 溶液不可用以浸泡消毒各種內視鏡，否則固定鏡片用的白堊質 (Cement) 會鬆散，橡皮製品也不宜長久在 Savlon 中浸泡。此外，它的貯存以有玻璃蓋或橡皮蓋的瓶子為宜，並應注意勿與次氯酸鹽漂白液接觸。

IV. 酒精 (Alcohol)

1875 年 Bucholtz 發現酒精具有抑制細菌生長的能力。1904 年 Wirgin 把酒精分類成甲、乙、丙、丁和戊醇後，酒精便逐漸被引為臨床消毒之用。其抗菌作用，主要來自凝結細胞蛋白質。通常分子量大的醇類具有較強的殺菌力。

臨床上最常用的醇類為乙醇 (Ethyl alcohol, C_2H_5OH)，具潮濕性。可溶解脂肪。它在50%～95%濃度範圍內，有高度的殺菌力，其中又以70%者為最佳。這是因為適量的水份可以促進酒精對蛋白質的凝結作用之故，其缺點為不能殺死芽胞，也不能殺死肝炎病毒。對蛋

白質的凝結作用，使它也不適用於傷口或粘膜。對精密器械的鏡片有侵蝕作用，加以不完全的殺菌力，所以也少用以消毒器械。目前臨床上主要用爲一般抽血，靜脈注射前的皮膚消毒及體溫劑的消毒之用。

另一常用的醇類爲異丙醇 (Isopropyl alcohol), 有較強的殺菌力，也是良好的脂肪溶劑。70 ％～90 ％的異丙醇也被廣用以消毒皮膚。

V. 第四銨化合物 (Quaternary ammonium compounds)

爲四價銨離子的化合物，同時含有一個嫌水根及嗜水根，能降低溶液的表面張力及界面張力，故爲界面活性劑的一種。以銨離子屬陽性，故又通稱爲陽性肥皂。無色無臭，略帶苦味，能分解角質，又能乳化，攪拌卽起泡沫，易溶於水及酒精，略溶於苯，但不溶於乙醚。性質安定，無刺激性。

能破壞細胞膜的酵素系統而有抗菌作用，對大部分的革蘭氏陽性及陰性菌有效，殺菌力因鹼度之增加而加強。唯對芽胞及病毒無效。殺菌力又易受肥皂之頡頏作用而隋化。塗布皮膚上，可形成一層肉眼看不見的無菌薄膜，但在薄膜下面的皮膚卻仍可能存有殘留細菌在活動繁殖。又易爲纖維吸收而減低溶液中的有效成份。

臨床上常用的本類製劑可以 Zephiran (Bezalkonium cholorid) 爲代表。 Phemerol, Ceepryn 等亦屬之。使用濃度 1:1000 至 1:10, 000。含 10％ Zephiran 及 10％ Alkyl-aryl polyether alcohol 的水溶液叫 Antiseptol。1 ％的 Antiseptol。可用來洗手及冲洗污染的傷口。用爲外科器械消毒用時，多以 1:1000 濃度溶液浸泡三十分鐘，並須加入 0.5 ％的亞硝酸鈉，以減低其侵蝕力。

Zephiran 雖然不是很好的殺菌劑,但因爲它安定，又無刺激性，目前仍是廣被使用的抗菌劑，其用途及濃度表列如下：

(I)：1,000 酊劑

術前皮膚準備，表淺外傷及眞菌感染治療。

1:2,000〜1:10,000	水溶液	粘膜及細嫩皮膚的消毒
1:2,000	水溶液	膀胱、尿道冲洗
1:4,000	水溶液	持續性膀胱冲洗
1:2,000〜1:5,000	水溶液	塗布眼睛、會陰及陰道等
1:1,000	水溶液	深部裂傷
1:3,000	水溶液	深部感染傷口冲洗
1:5,000	水溶液	濕敷 (Wet dressing)

以其目前仍被廣泛使用，故應注意若被誤用爲腹腔內或靜脈內注射時，會引起類似箭毒的痲痺作用 (Curare-like effect)，阻斷橫紋肌的肌神經終末板，引起肌肉癱瘓。

Zephiran 除了以酊劑及水溶液的形態使用外，另有廠商將它與其它藥劑配方而成 "Resiguard"。這是一種橙黃色液體，pH 值在 4.0 到 6.0 之間，其 1:160 稀釋液的 pH 值近於 7，主要的成份有三：

Picloxydine (as digluconate) 1 %

Octylphenoxypolyethoxyethanol 11%

Bezalkonium chloride 12%

臨床上，1:2 或 1:3 的稀釋液，可用做外科手術時的刷手劑，（刷手時間平均八分鐘）。1:80 的稀釋液，用於痲醉器械及便盆的消毒之用（時間 15〜20 分鐘）。1:160 者，則廣用於餐具，體溫計，塑膠器皿，手術器械，氣管內挿管，膀胱內視鏡及皮膚或傷口的消毒（可用水溶液或含 70 %酒精的酊劑，時間爲 10〜30 分鐘。

VI. 醛 (Aldehydes)

醛類的殺菌作用頗強，能殺死芽胞及病毒，在適當的濃度、溫度

及時間條件下，可以達到滅菌的境界。缺點是刺激性太強，毒性大，不但刺鼻，而且刺眼，不能應用到人體上，但對於不能以高溫消毒的器械物品，卻是相當優良的抗菌劑。目前臨床上，熱敏感物質的消毒滅菌，醛類的應用，仍佔有極重要的地位。

其殺菌效應主要來自對微生物體內蛋白質的 Alkylating（烴化）作用。

(1)甲醛

甲醛（HCHO），是一種無色而有刺鼻味道的氣體，80°C 以上才能達到高濃度，易溶於水及酒精。室溫下，它以多種形態的聚合體呈固體狀態存在。最多見者爲 Paraformaldehyde，爲線狀結構的甲醛聚合體，除水分外，含 93 ％～99 ％的甲醛，遇熱卽釋放出甲醛氣及水蒸氣。室溫下，甲醛氣對水的溶解度爲37％，此種水溶液卽是福馬林 （Formalin)。爲了減少固態聚合體的形成，廠商多加入百分之八至十五的甲醇（Methanol）做爲安定劑。

福馬林和 Paraformaldehyde 是甲醛氣的主要來源。臨床上，以熱板或電熱系統加熱，卽可獲得甲醛氣而對物品器械進行氣薰消毒滅菌。實驗證明在 20°C 的溫度及 70 ％的濕度下，把福馬林蒸氣注入密閉的容器中，可在二小時內消滅細菌繁殖體，十二小時破壞芽胞。1971 年 Alder 等人報告，減低密閉容器的壓力至 355 mmHg，同時加溫到 80°C，可使甲醛氣的效應大爲增高。且對熱敏感物品的損傷很小，因此這種低壓加溫的方法能兼顧殺菌力和器械的保養，是良好的特殊器械滅菌法之一，其操作方法如後；

(a)抽出容器內的空氣，使壓力降至 12mmHg。

(b)由蒸發器，以每立方呎含 2c. c.，福馬林蒸氣的比例注入容器中，然後抽出。如此反覆兩三次，使鍋內佈滿甲醛氣。

(c)把每立方呎含 8c.c 的福馬林蒸氣注入，保持 355mmHg 的壓力和 80°C 的溫度。

(d)二小時後，以眞空唧筒抽空，使壓力降到 15mmHg。

(e)然後把過濾的空氣注入，使容器壓力回復到 760mmHg，取出消毒物，可以立刻使用。

用這種方法，五分鐘內殺減所有細菌繁殖體，二小時內破壞芽胞。藏於螺絲細縫中的細菌繁殖體同樣在五分鐘內死亡，芽胞則無法完全消減，所以在消毒前，應盡量可能的把器械上的螺絲接榫解開，以獲得良好的滅菌效果。若以傳統的福馬林蒸氣消毒，非但需時久，附著在器械上的福馬林雖經沖洗，還會刺激粘膜和眼結膜，故消毒後必須放置很久才能使用。此外，它還有侵蝕電器接頭的缺點。而低壓 80°C 甲醛氣消毒後,其在橡皮或塑膠製品上殘留的甲醛只有百萬分之四至八。金屬製品的殘留量則幾近於零，因此也不會損壞電器接頭。

(2)戊二醛

早在 1962 年以前，就已經知道飽和雙醛類 (Saturated dialdehydes)，包括 Malonaldehyde, Succinylaldehyde, Glyoxal, Adipaldehyde 和 Glutaraldehyde 等，有殺菌及輕度殺芽胞的能力。其中較引人注意者爲 Glutaraldehyde 戊二醛。這是一種弱酸，化性穩定，但對芽胞沒有消滅力。1962 年 Pepper 和 Lieberman* 發現戊二醛的水或酒精溶液若予適度鹼化 (Alkalinize)，雖在室溫下，仍顯示有極好的殺芽胞能力。唯在鹼化後，溶液中的戊二醛卽逐漸因不可逆的聚合作用 (Polymerization) 而減低菌力。這種聚合作用當 pH 值在 9.0 以上時，非常快速；若在 7.5～8.5 間，則聚合較慢。目前市

---

*Pepper R.E. and Lieberman E.R,: Dialdehyde alcoholic sporicidal composition, U.S. Patent No.3. 016, 328, 1962.

面上的商品 Cidex，就是以 2 ％的戊二醛水溶液，加入 0.3 ％的重碳酸鈉，緩衝成 pH 值 7.5～8.5 間的「緩衝鹼化戊二醛」溶液。由於戊二醛水溶液一旦鹼化卽起聚合作用，Cidex 的包裝便必須將酸性的戊二醛溶液與固態的緩衝鹼化劑分開。臨使用前，才把二者混合，混合後，其有效滅菌期爲二週。浸泡若超過十小時以上時，Cidex 所釋放出來的一個醛根對精細的塑膠器械會造成損壞，溫度若在 45°C 以上，緩衝鹼化物卽遭破壞而成爲不一定有殺芽胞力的不安定溶液。此外，它對人體的刺激性，尤其是對眼睛的反應，仍爲主要缺點之一。話雖如此，Cidex 在臨床上是被許多醫院廣泛採用來消毒麻醉器械，特殊外科器械及各種內視鏡的。

1969 年, Sierra 及 Boucher* 等人發現酸性之戊二醛水溶液 (2 ％ Acid glutaraldehyde)，在較高溫度中，有比鹼化戊二醛更快速的滅菌效能。所加溫度的範圍在 45°C 至 70°C 間。實驗顯示鹼化戊二醛在室溫下，需要 180 分鐘才能完全殺死的芽胞，酸化戊二醛在 70°C, pH 值在 2.6 到 7.0 之間，只需五分鐘卽可獲得相同效果。其後又發現在酸化戊二醛溶液中若加入少量（重量比，0.3 ％）的 Nonionic ethoxylate of isomeric linear alcohol, 其滅菌效果可以更快更完全。Ontario Research Foundation 1971 年報告 2 ％鹼化戊二醛需十小時才能百分之百殺死的芽胞，酸化戊二醛的百分之二溶液在加入前述物質後，於 60°C 下，只需二十分鐘就可完全滅菌。這種奇異的快速殺滅芽胞的能力，一般認爲是因爲這種 Nonionic ethoxylate of isomeric linear alcohol 的加入，增加了芽胞壁的 Wetability，使得戊二醛可以很快速穿透芽胞的堅厚胞壁而殺死芽胞。目前市面上的商品Sonacide，卽是這種配方下的產品。其優點除了快速廣泛的滅菌力

*Sierra G. and Boucher R.M.G.: Appl. Microb. 22: 160-164, 1971.

外，配好後在室溫下滅菌能力至少可維持六個月而不滅，而且使用前也不需再加入其它的藥。——目前已有人將它與超音波併用，可以快速消毒熱敏感的物品，相信它的臨床使用價值將會日益增大。

VII. 氧化乙烯

1929 年以後，關於氧化乙烯 (Ethylene oxide) 就有零星的報告。1964 年 Griffith 和 Hall 對此氣體的滅菌手續才作了有系統的報告。它是一種無色氣體，在 108°C 時溶於水，冰點在 −113.3°C。味道並不難聞，有劇毒，吸入此氣，可使人發生噁心、嘔吐和心神缺失；與皮膚接觸，可使皮膚起泡。與空氣混合（3％濃度），在密閉室中會引起燃燒和爆炸，但與二氧化碳或其它含氟、碳、氫化合物混合後，再與空氣混合時，便不再有爆炸性質。唯其滅菌作用也因之而變緩慢，除了濃度外，消毒環境的溫度對氧化乙烯的滅菌力也有影響。當相對溫度為 30％到 40％時，其滅菌作用最快；相對溫度達到 100％時，作用減慢。此外，表面乾淨的物品，所需消毒時間也較短。

其殺菌效應與醛類一樣來自其烴化作用 (Alkylating)，即它可從蛋白分子中取代一個氫原子，而阻斷其新陳代謝過程。它不只破壞細菌繁殖體，也消滅芽胞、結核桿菌、黴菌和抗性病毒。

市面上的氧化乙烯製品有四種，即

①純氧化乙烯 (Pure form in cartridge)

②10% Ethylene oxide+90% CO_2，商名 Cartox。

③與 50% Methyl formiate 的混合物，商名 Etoxiate。

④90% Ethylene oxide+10% CO_2，商名 T-gas。

實施氣薰消毒滅菌，一定要有特別的設備，防止氣體的散失、污染。使用氧化乙烯氣薰滅菌最大的好處，不在於它的滅菌完全，操作快速、簡單、經濟，而是在它對滅菌物質的損傷最少，因此它一直是

工業上和醫藥業上最廣用的大宗物品的消毒滅菌劑。

它除了本身的毒性外，經過水化 (Hydrolyzation) 作用所生的乙烯二醇 (Ethylene glycol)，與氯原子結合成的乙烯氫氯化物 (Ethlene chlorohydrin)，都對人體有毒，因此經過氧化乙烯處理的物品，必須充分曝露於空氣 (Airation) 後，才可使用。通常的標準是外科塑膠器械須在室溫下曝露五天或在 120°F 下,曝露八小時以上，才可使用。這種長時間的空氣曝露， 加上滅菌時間（如 30°C 180 分鐘），使得氧化乙烯滅菌法必須大規模使用，才能符合經濟的原則。不過最近市面上也有較小型的（一立方呎體積）氧化乙烯滅菌器出售，可對各種纖維內視鏡，膀胱鏡、塑膠及橡皮製品等進行消毒滅菌。其步驟為先將 100c.c 的蒸餾水注入消毒鍋內，並把 Ethylene cartridge 裝入 Cartridge chamber，然後關牢鍋門，按上「開始」鈕，消毒鍋就開始自動作業。在前 45 分鐘內重覆抽氣，使消毒鍋達到眞空狀態，同時把溫度昇高到 50°C～55°C。從第 46 分鐘開始，氧化乙烯自動灌入鍋中，開始眞正消毒。經過 90 分鐘的氧化乙烯消毒後，另外以 45 分鐘重複抽出鍋內的氧化乙烯,並放進空氣。整個過程需時 180 分鐘。消毒後的器械，仍附有殘存的氧化乙烯，必需放置空氣中 24 小時以上，才能安全使用。

總而言之，氧化乙烯氣薰滅菌的方法，效果確實,不損傷器械,是其優點。但氧化乙烯相當貴，消毒後又需要長時間暴露後才能使用，所以就時間與費用的觀點來看，使用氧化乙烯消毒器械，不能算是符合理想的消毒法。

VIII. Beta-propiolactone

Beta-Propiolactone, 商品名 Betaprone，濃縮時，爲無色、穩定（可能形成聚合體）的液體，但水溶液則呈現不安定性。其殺菌能力

亦來自烴化 (Alkylating) 作用。當相對濕度在 70 ％以上時，氣態的 (Beta-propiolactone) 有極好的殺菌效果，其含 2-5mg/L 濃度的氣體殺菌力與 500mg/L 濃度的氧化乙烯相當，能殺死芽胞。若以液態使用，則作用時間需加長。

本劑最大的好處是安全域較廣，但其處置頗煩，需要冷藏，半衰期短，有撲鼻氣味，同時有人發現它具有致癌性，能否獲得廣泛採用，實爲一大疑問。

IX. 汞劑 (**Mercurials**)

首先由阿拉伯醫生使用，以治療皮膚疾患爲主，其抑菌機轉與蛋白質凝結沈澱有關。含汞製劑有：

(1)Metaphen $C_7H_5O_4HgN$，含汞量爲 56~57 ％，pH 值 10.5，宜以 1:2,500 水溶液使用。

(2)Mercresin，是 Mercabolide 和五種 Isomeric amylorthocresol 的混合物，pH 值 5.4，宜以酊劑使用之。

(3)Mercurochrome，卽 Mebromin N. F. $C_{10}H_8O_5Br_2HgNa_2$，是雙溴含汞螢光素鈉鹽，含汞量爲 24~26 ％，pH 值爲 9.1，常以 1:50 水溶液做皮膚塗布消毒，特別是傷口，陰部及嬌嫩皮膚的消毒。

(4)Merthiolate，卽 Thimerol N.F. $C_9H_9O_2SHgNa$ 含汞量 49 ％，pH 值 9.8，宜以 1:1,000 等張溶液塗布使用。無刺激性，可作傷口，會陰部皮膚消毒用。抑菌作用弱，皮膚塗布二分鐘後菌數減少率只有 18 ％。

(5)Mercury chloride $HgCl_2$ 氯化汞，含汞量 83.3 ％，pH 值 5.9，侵蝕性大，以 1:1,000 水溶液謹愼使用。

這幾種汞鹽製劑在塗布皮膚二分鐘後，最好的菌數減少率，連一半都不到，這是因爲汞劑作用於表皮角質層卽形成薄膜，作用不再能

及於寄生在薄膜下的微生物,所以本類製劑的臨床用途,已漸被淘汰。

第三節　消毒法的協同作用

　　由於各種物理的或化學的消毒方法，在過去均爲單獨使用，而又各有缺點,近年來,乃有組合不同的消毒法來施行消毒的嚐試與發明;希望在併用不同機轉的消毒方法時，能各自發揮其長處，互相加強，產生所謂「良好的協同效果」(Positive synergistic effect)。因此，只有當合併使用的殺菌效果大於原來單獨使用的效果時，才能稱之爲起協同作用。

　　目前經實驗證實確有優異效果的組合，計有如下四類:

I. 熱能與幅射能的組合

　　1970 年，Sandia's Planetary Quarantine Laboratory 報告乾熱與伽瑪線併用，對於殺滅枯草桿菌所需的時間及耗費的能量，均可大大減低。

II. 超音波與幅射能的組合

　　以超音波配合紫外線淨化太空艙用水已被公認爲是可行之法。

III. 超音波與化學製劑的組合

　　不論爲氣態或液態的化學藥品，配合超音波使用，殺菌率均可大爲提高。

IV. 化學製劑相互間的組合

　　兩種不同的化學藥品，以適當的形態或次序混合，也會展現協同作用。

　　下表卽爲目前有文獻可徵的各種組合及其結果。

消毒法的協同作用

製劑	特性	實驗狀況	試驗菌種	處理後菌活數 (A)	(B)	(A)+(B)	參考文獻
(A)Beta-propiol-actone (BPL)	水溶液，3,500 mg/liter	以 ACD 血漿處理到 250, 流速：300 cc/min	大腸桿菌—T_3 噬菌體濃度：2.10^7/ml	200/ml	700/ml	0/ml	①
(B)紫外線 (UV)	2537 Å, 12–18 mw/cm²/sec						
(A)紫外線 (UV)	2537 Å, 20,000 mw/cm²/sec	時間：50sec，水厚度：10cm 流速：50 liter/hr，色指數：50°	大腸桿菌 濃度：250,000/liter	10,000–2,500/liter	250–167/liter	7–4/liter	②
(B)超音波	800 kHz						
(A)氧化丙烯 (Propylene oxide)	250mg/liter (氣體)	時間：1hr，相對濕度：40% 溫度：40°C	枯草桿菌及黑色桿菌 ATCC 9372	312,000/ml	1,458,000/ml	31,000/ml	③
(B)超音波	161 db, 34.8 kHz 下		濃度：1,620,000/ml				
(A)酸化戊二醛	1%濃度	溫度：60–55°C pH=3.3 時間：4–10min	枯草桿菌 ATCC 6051 加水裸芽胞，濃度：10^7/ml	10min 後無菌	10min 後 9,500,000/min	4min 後無菌	④
(B)超音波	>20w/liter, 20kHz 下						
(A)酸化戊二醛 (Sonacide)	2%濃度	溫度：60°C pH=5.4 時間：10–20min	枯草桿菌 ATCC 19659，真空乾燥芽胞，濃度＞10^7/ml	20min 後無菌	無作用	10min 後無菌	⑤

消毒法	條件	溫度及時間	試驗菌	結果			文獻
(B)超音波	>20w/liter, 23kHz 下		枯草桿菌 ATCC 6051, 加水裸芽胞, 濃度: 10^7/ml	180min 後無菌	無作用	30min 後無菌	④
(A)鹼化戊二醛 (Cidex)	2％濃度	溫度: 25°C pH=8, 時間: 30–180min					
(B)超音波	3w/ml —250 kHz		枯草桿菌和產芽胞桿菌 (AOAC 試驗所需高帶菌筒)	50min 後無菌	數小時後不能滅菌	18min 後無菌	⑥
(A)氧化乙烯	Flu–Carb 中含 12% ETO, 濃度: 445mg/liter	溫度: 50°C 時間: 18–50min					
(B)甲酸	塑膠袋內含 0.1 g 液態酸		金屬箔上沈積有枯草桿菌	40hr 後無菌	作用很小	12hr 後無菌	⑦
(A)乾熱法	221° F	時間: 12–40 hr					
(B)γ射線	0.15 Mrad						

①LoGrippo G. A. et al: Arch. Surg. 88: 721–4. 1964
②Elpiner, I. E.: Hyg. and Sanit. USSR 25: 8–12 1960
③Boucher, R. M. G. et al: Appl. Microbiol. 15: 1257–1261. 1967
④Sierra, G. et al: Appl. Microbiol. 22: 160–164, 1971
⑤Anon: News–letter, Ontario Research Foundation 15: (Jan.) 1972
⑥Kaye, S.: COSPAR, Manual No. 4 (Nov,) 1968
⑦Reynolds, M.: Contam. Contr. 20–22 (Feb.) 1970

第 十 四 章

繃　帶　法　　張寬敏

第一節　繃帶使用之目的

㈠保護創傷部。㈡保持創傷部位之安靜。㈢創傷部位之止血。㈣保溫。㈤促使創傷部位之排液。㈥尤其在骨科是一種對骨折脫臼之非觀血的整復固定法。㈦矯正變型部位。

第二節　各種繃帶法

分三種。（Ⅰ）軟性繃帶。（Ⅱ）硬性繃帶。（Ⅲ）夾板。

I. 軟性繃帶

(1)軟性繃帶之材料：即狹義之繃帶。材料由紗布、木棉，膠布或防水紙。其形狀有捲軸帶，四方巾，丁字巾等。

紗布（Gauze）；為保敷料（Dressing）一般使用有網孔的紗布繃帶。分一吋，二吋，三吋寬之捲軸帶。

細薄棉布（Muslin），為會陰部包紮固定之丁字帶，或為牽引四肢時，保護皮膚之墊子使用。有三吋，四吋，六吋寬度之規格。

外翻法蘭絨（Outing flannel）；過去為四肢尤其為關節之創傷部使用。有3吋，4吋寬度之規格。現在漸漸由棉花彈性繃帶代替。

棉花彈性繃帶（Cotton elastic bandage）；有二吋，三吋，四吋寬度之規格。因有彈性對身體任何部份都可緊縛，而卻不引起皮膚之任

何壓傷。卽對任何部份之軟部組織都只加平均之壓力。這種材料雖然價格昂貴，但用後可洗乾淨供再應用。

粘黏繃帶 (Adhesive bandage)；卽膠帶之一種。一面附有氧化鋅（鋅華）或其他粘黏劑。 Gibney 創始使用爲足關節之捻挫。卽粘黏繃帶適用於足部或腕部，予防捻挫部位之再發有著效。其他對膝關節部挫傷，鎖骨骨折，肘頭骨折，肋骨骨折，膝蓋骨骨折，指伸肌腱斷裂，肩鎖關節脫臼等也適應。爲固定外傷部位以外也可利用牽引。牽引側之肢部兩側緊貼這粘黏繃帶而其末端連接牽引板而施行介達牽引。

彈性粘黏繃帶 (Elastic adhesive bandage)，擴張會收縮之部份因動作不易緊縛之部位，如胸壁會適用之。

四方巾 (Square bandage)；一般使用白洋布 (Calico) 之正方形巾摺疊做等邊三角形之三角巾使用。卽其底邊之長度要比兩上肢展開之寬度更長才充份爲使用。

(2)繃帶包紮注意事項：繃帶之包紮需整齊且小心。包紮後之外觀之好壞是表示施行包紮之醫療人員之熟練與否及影響到病人之心理。繃帶如所要之一定時間能堅定保持創傷部位之包紮著，會給病人良好之安靜感。繃帶包紮時要緊貼，但不要太緊，解縛繃帶後還留下緊縛之痕跡在皮膚面者卽是包紮過緊之故。包紮時不要有縐狀，但必要時要反轉 180 度捲轉使繃帶之包紮更緊貼。但如使用彈性繃帶不要反轉也能緊貼。脫落或鬆解之包紮會讓病人不舒適應該要重新包紮以防止鬆解脫落，包紮的繃帶之末端要結紮或使用粘黏繃帶或膠布固定之。

如用紗布繃帶包紮，其紗布之網孔能使創傷部有空氣之流通。所以包紮部之表面再用膠布貼附全面是不對。膠布只可貼在包紮之末端。如對四肢施行繃帶包紮之表面要貼膠布時，須要貼螺旋狀（不要環狀）不然會使四肢發生血行循環障礙。

　　一般大家喜歡使用細繃帶之傾向。應該使用寬繃帶來包紮才能使病人有舒適之感覺。一吋寬度之繃帶只可對指趾之包紮使用。兩吋寬度可對手足或頭部使用。對其他之部位使用三吋寬度之繃帶。

　　使用彈性繃帶時不要拉長至界限。如這樣使用時與使用無彈性繃帶無異，即不發揮其彈性之作用。如用彈性繃帶包紮四肢時，對肢部之近側要綁鬆一點，而對遠側要緊一點。這樣包紮法才不會太緊，解綁後也才不會留下任何痕跡在肢部表皮上。如彈性繃帶要綁下肢時一定要綁至足趾部末端，不然沒有綁到之末梢部（足部或下腿部）會因循環障礙腫脹。如對創傷部位要使用彈性繃帶緊縛時先填加更多之棉花，紗布或海棉等之墊褥才包紮，墊褥可使包紮之壓力更平衡而不引起壓害組織。

　　(3)繃紮法（Bandaging method）

　　捲軸帶（Roller bandage）；也稱環形繃帶（Circular bandage）管狀部位例如肢部包紮時，捲轉的繃帶須對包紮過的繃帶要重疊半乃至一吋之寬度。如只一次之捲轉還掩蔽不够時要回反再包紮一層或數層。此時為予防脫落或鬆解，繃帶有時要旋轉180度反折捲轉。（圖14-1）。

　　八字形繃帶(Figure of eight bandage)；包紮關節時，先在關節近側捲轉兩三次繃帶做起始點，而斜行跨過關節部至關節遠側再做兩三次之捲轉從結紮。斜行之繃帶可回反幾次至掩蔽關節之全面為止。但捲轉之環形繃帶不要施於關節部，只彈性繃帶可在關節面施行環形繃帶（圖 14-2）

　　回反繃帶（Recurrent bandage）；適用於指、趾或被切斷之四肢等身體之末端部及頭部。即先用一堆之墊褥包裹末端部，伸展跨過末端部以後捲轉數次之環形繃帶，然後在近側某一點(A)用手指固定該繃

帶後這繃帶轉90度向末端部伸展跨過末端部再伸展至近側，與(A)點對側之某點(B)（甲）然後在(B)點用另一指固定繃帶再轉 90 度而繃帶經同徑路回(A)點。（乙）這(A)(B)兩點間回反數次之繃帶後轉 90 度再回環形繃帶進行捲轉至掩蔽全長後結紮（丙）。（圖 14-3）。頭部之回反繃帶包紮請參照──└特殊部位之包紮：頭部；┐

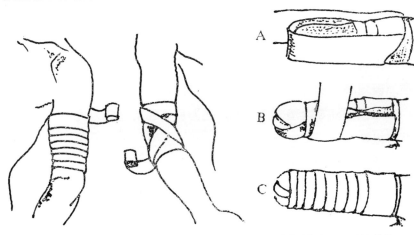

圖 14-1: 捲軸帶法或　　圖 14-2: 八字形繃　　圖 14-3: 回反繃帶法
　　　　環形繃帶法　　　　　　　帶法

螺旋反轉繃帶 (Reverse spiral bandage)；例如前膊或下腿，管狀而其近側與遠側之直徑不相同之部位，在近側捲轉兩三次環形繃帶後左旋 180 度做螺旋反轉繃帶進行掩蔽前膊或下腿之全長。反轉之繃帶更緊貼。但這方法不要適用於關節部。（圖 14-4）。

人字形(穗形)繃帶 (Spica bandage)：適用於大小不相同之兩部位之接合部位，

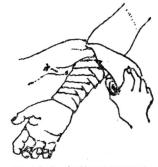

圖 14-4: 螺旋反轉繃帶法

例如肩胛部關節部，鼠蹊部或拇指部。請參照（圖14-15、14-20）自遠側開始捲轉的是上行性人字形繃帶（Spica ascending）及自近側開始的是下行性人字形繃帶（Spica descending）。

　　丁字形繃帶（T-shape bandage）；請參照——「特殊部位之包紮：會陰部；」請參照（圖 14-21）。

特殊部位之包紮：

　　頭部；回反繃帶是最普遍的方法。二吋寬之繃帶圍繞頭部周圍兩次後按照四肢斷端包紮之要領，在前頭部中央(A)點轉 90 度向後方跨過頭頂部至後頭部中央(B)點，再回至前頭部(A)點，回反數次至頭蓋部全面掩蔽爲止。而再轉 90 度做環形繃帶圍繞頭部周圍後結紮。該時特別要留意 (A) (B) 兩點之數層前後回反之繃帶翻轉部，要用環形繃帶緊貼之包紮。上述包紮完成後爲補強尚使用膠帶對繃帶上全面做左右前後各一條之粘黏固定。（圖 14-5）。其他還有用帽子狀之各種包紮法。（圖 14-6）

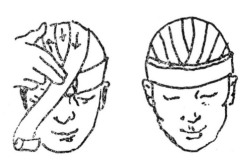

圖 14-5: 頭部回反繃帶法

　　頭部及頸部；後頭部或眉部之創傷，可使用二吋寬之繃帶，自前頸部向後頭部做環形繃帶數次後，在後頭部施行八字形繃帶包紮捲頭部一乃至一・五轉後再回前頸部之環形繃帶。有時回反上述之繃帶數

次。（圖 14-7）

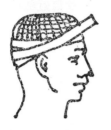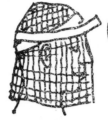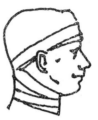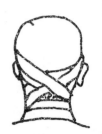

圖 14-6: 頭部帽子狀包紮法　　圖 14-7: 八字形繃帶法

　　頷骨部； 如要固定下頷骨或下頷骨下部之敷料, 使用巴唐式繃帶。(Barton bandage) 卽二吋寬繃帶自後頭部開始轉前上方跨過頭頂部而下去對側耳前部至下頷骨下部。經過該部後再上至頭頂部與原來之繃帶交叉向下至後頭部而捲轉頸部回後頭部起點。按照上述之徑路反復包紮兩三次後結紮。（圖14-8）。其他還有十字型包紮（圖 14-9-A）及四尾繃帶包紮等之方法。 （圖 14-9-B）

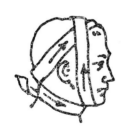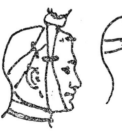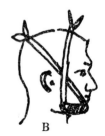

圖 14-8: 巴唐式繃帶法　　圖 14-9　（A）十字型包紮法
　　　　　　　　　　　　　　　　　　　（B）四尾繃帶法

　　肩部　對肩部最有效之包紮是人字形（穗形）繃帶。 創傷部用敷料貼布後自傷側上膊部中央向上施行螺旋反轉繃帶至腋窩部。經過該部後捲轉胸部周圍而回起點。這時繃帶須經過對側腋窩部。上述之包

紮反復兩三次後才結紮。（圖 14-10）

　　手部；手部之包紮是倂用各種之方法。卽用二吋寬繃帶先對手脊手掌部施行兩三次環形繃帶再加八字形繃帶數次，然後至腕關節部施行環形繃帶。這包紮做兩三次後在腕關節部結紮。繃帶上更加膠帶之交叉狀固定，（圖 14-11）。如手部有出血而需施行壓迫包紮時，先用大量之布塊或棉花塊放手掌裏讓給病人緊握該塊，然後手部，手腕部保持機能的位置施行包紮。自手部至前膊部捲轉回反環形繃帶再加上二～三吋寬之棉彈性繃帶。（圖 14-12）。

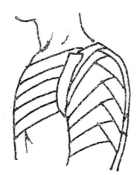

圖 14-10: 人字形（穗形）繃帶法

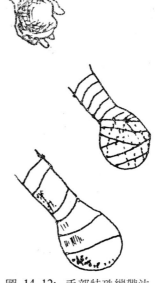

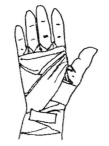

圖 14-11: 手部特殊繃帶
　　　　法（I）

圖 14-12: 手部特殊繃帶法
（Ⅱ）

腹部　腹壁創傷部使用四方形之大紗布（由數層紗布或中層包裹

棉花造成）加四條布
帶之大墊子來貼上而
其布帶捲轉過脊側後
在腹側結紮。

　會陰部；用細薄
棉布或三吋寬繃帶造
成丁字帶來包紮會陰
創傷部。供男性使用
時須縱走帶要在遠側
剪做分歧之兩條繞過
陰囊兩側向前。結紮
部要在腹側（圖 14-
13）。

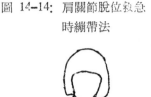

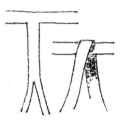
圖 14-13: 丁字形繃帶法

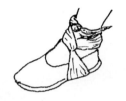
圖 14-15: 足關節扭轉救
急時繃帶法

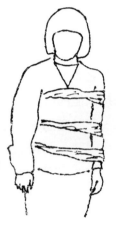
圖 14-14: 肩關節脫位救急
時繃帶法

　　肩關節部脫臼；身體各部關節中脫臼最頻發在肩關節。肩關節脫臼由骨科專家整復前之救急處理法是用三條繃帶相互平行緊縛患側上肢與軀幹。（圖 14-14）。

　　足關節之扭轉；各關節中扭轉頻發在足關節。在野外行走發生扭轉時使用繃帶或巾條緊縛足部及足關節部固定該關節後慢走。(圖14-15)

　　三角巾之包紮法；其用途有㈠止血創傷部㈡固定創傷部之敷料，㈢使用繃帶不容易固定之部位例如頭部臉部及關節部之包紮。三角巾自對角線長度約一公尺半之四方巾來造成。㈠做全巾使用，㈡摺疊二層做等邊三角形之三角巾使用，㈢再摺疊數層做細長之布條使用。各末端之結紮之要領是要考究結紮後不易鬆散而要解綁時使容易拉開之方法。各部包紮之方法如下；

　　頭部；三角巾之底邊反折二公分後，這底邊之中央部放於前頸部。

該時其底部要位在眉毛部上面，然後拉緊底邊之兩端轉至後頭部交叉再至前頭部而結紮。結紮要緊一點，不讓脫落，但不要太緊使頭痛。巾之下線要向下拉緊，不讓頭部巾面有縐褶，布之末端要押進巾與頭皮之中間整齊外觀（圖 14-16）。

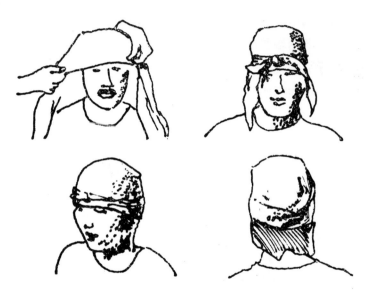

圖 14-16：頭部三角巾包紮法

眼、臉部；使用兩條之摺疊之布條。一條之中央位於頭頂部，其一端放在健側眼部，另一端垂下於後頭部。另一條布條掩蔽患側眼部做環形繃帶圍繞頭部周圍後結紮，然後拉前者巾條之兩端至頭頂部結紮，卽讓健側之眼睛露出。（圖 14-17）。

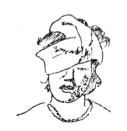

圖 14-17：眼，臉部包紮法。

耳部　三角巾摺疊後之巾條中央部位於患側耳部，兩端經過頭頂部及下頜骨下部至對側耳前部才交叉而轉90度

後之兩端圍繞頭部前後回至患側耳部而結紮。
但結紮部位要避開耳創傷部位。（圖 14-18）。

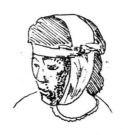

　　臉部全面；臉上創傷如小部份可貼紗布後
用膠布固定。但創傷廣泛時須使用三角巾包紮
全面。卽用三角巾包全臉部，其方法是㈠等邊
三角形之底邊角兩端要結紮。㈡於底邊之另一
角，兩層之巾分開後使頭放入其間。㈢然後頭部

圖 14-18：耳部包紮法

兩側之角巾端要在兩側頸部各側部結紮。㈣臉側之巾面剪開眼睛部及
鼻部之洞孔。（圖 14-19）。

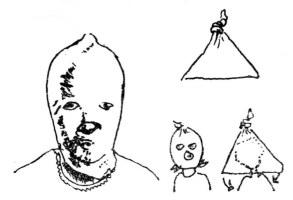

圖 14-19：臉部全面包紮法

　　胸部、脊部；包紮胸部時三角巾之中央部位於胸壁創傷部。底邊
反折數公分，兩端在脊部結紮。其結紮部位不要在脊中央部，要在傷側
之脊部。三角巾頂點之巾端拉高而跨過患側肩部與上述底邊兩端結紮
部相互縛好。如要包紮脊部卽施行與上述前後相反之過程。（圖 14-
20）。

　　肩部、腰部；要準備四方巾，三角巾各一條。四方巾全巾捲做細

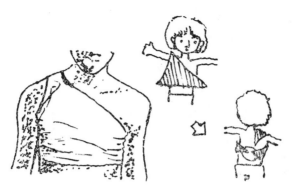

圖 14-20: 胸、脊部包紮法

長之巾條。三角巾之頂點捲在這巾條之中央兩三轉後這三角巾懸在患側肩部。其底邊之兩端在腋窩部交叉而結紮在上膊部。然後拉緊細長之巾條兩端至健側腋窩部緊縛（圖 14-21）

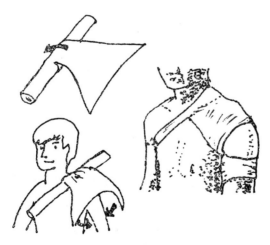

圖 14-21: 肩部包紮法

懸吊傷側上肢；三角巾為包紮用外，上肢有骨折、脫臼或外傷時做懸吊該上肢用。即對骨折，脫臼有整復固定或對創傷有敷料後懸吊

保持安靜及減輕疼痛有效果。三角巾之頂點位於患側肘關節部，患側之前膊抬高至胸前水平之位置後巾底邊之兩端經過前膊前後側吊高跨過頸部後面而結紮。（圖 14-22）。

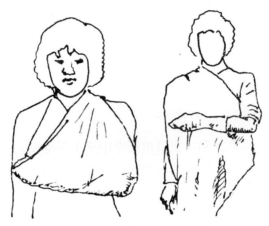

圖 14-22: 傷側上肢懸吊法

II. 硬性繃帶

(1)硬性繃帶之材料利用各種材料例如石膏、紙漿、石蠟等之硬性來固定。尤其石膏普遍地被使用。

石膏繃帶 (Plaster bandage) 由 Mathysen 發明。對 $CaSO_4 \cdot HO_2$ 加熱 $100 \sim 120°C$ 後 H_2O 喪失 70% 變成 $CaSO_4 \cdot \frac{1}{2}H_2O$ 就是石膏粉。這石膏粉化學上不穩定，隨時潮濕時會凝固。利用這性質按照患部隨時造形固定。石膏繃帶是對紗布捲軸帶混撒石膏粉，使用時泡在 $42 \sim 45°C$ 溫水後來包紮患部。 如溫水中混入 $1 \sim 2\%$ 明礬時凝固反應更快。使用之溫水更高溫時雖然凝固更快但凝固後之硬度更脆弱易崩壞。包紮患部時盡量對每一層之石膏繃帶用手加壓撫摸讓每層密接，不讓空氣進入其間隙才獲得堅固之包紮，包紮前患部需要先捲數層之

棉繃帶使保留患部組織與石膏繃帶之間一點間隙，來適應組織之浮腫及保護軟部組織面。石膏繃帶捲轉後如要對創傷部治療時對凝固後不久馬上要開洞孔在創傷部。有時不捲轉於四肢患部之全周圍，只對四肢患部之脊側或腹側施行石膏夾板。這方法對患部有高度之浮腫或有需治療之創傷時方便。有時只對患部近側及遠側捲轉石膏繃帶，其間該當患部之空隙使用金屬製架子來連接為傷口之治療及觀察之便。(Mayer-Moellenhauer 架橋石膏繃帶。)

(2)石膏繃帶施行時注意事項；為保持患部之安靜，需限制其患部之近側及遠側之關節運動，因此石膏繃帶要捲至跨過近遠側關節。包紮太緊時會引起患部血行障礙及神經麻痺甚者發生組織壞死。因此捲轉時要保留生理的緊張度，而捲後過一段時間後要觀察遠側軟部組織之狀況。即查有無浮腫、冷感鬱血等。如有上述所見者即時要打開部份石膏讓它鬆緩。

固定之姿勢；在各部位不相同。要選擇如下之肢位使予防固定後之關節硬著及運動機能之障礙。即

肩關節部；上肢要外轉位（70 度抬舉向前方而轉外 45 度）。

肘關節部；90 度屈曲位。

腕關節部，脊屈、掌屈中間位。

前腕部；內旋，外旋中間位。（左腕時，或職業之性質上有時要外旋位。）

指關節部；輕度屈曲位，約 60 度。

股關節部；屈曲 20 度而外轉 20 度。

膝關節部，輕度屈曲位，約 160 度。

足關節部；脊屈、蹠屈中間位。

只肘頭部骨折，膝蓋骨骨折時要伸展位。

III. 夾板固定:

夾板（Splint）是爲固定骨折部位所使用之材料。其材料有木板、竹片、皮革、金屬板、塑膠或人工樹脂材料（Polycast）等。因木板更普遍被使用，因此夾板也有 ㇄副木㇀ 之名稱，夾板塡上骨折部位及近側遠側之關節部而使用環形繃帶捲轉固定。該時夾板須有適當之硬性長度寬度。有時兼用爲牽引。爲骨折之整復後固定雖然比上述之石膏繃帶稍遜色，但對創傷部之浮腫更有適應性。

要用夾板之前對患部皮膚上要捲轉數層之紗布、棉布或海綿之包紮爲避免夾板之壓傷及緩和夾板引起之壓痛。夾板適用患部後捲轉環形繃帶固定。患部在上膊者更加上肢夾板軀幹之雙重繃帶包紮。前膊者夾板與前膊包紮後使用吊巾自頸部懸在胸前讓患部緩和痛感。下肢骨折者需自肢部內外側用兩支夾板夾起來包紮更安定。大腿骨骨折時夾板需伸展至軀幹，用繃帶對下半軀幹一起包紮。

人工樹脂材料造成之板狀夾板是像石膏材料，卽泡進 60～80 度溫水裏或使用吹風器吹熱風後這材料會軟化，然後密接貼上患部後經只五～十分卽時硬化。其形狀，大小可用剪刀隨時修整，而比一般之夾板有重量減輕之利。

IV. 新的包紮固定法及各種材料:

最近使用特殊材料之包紮固定裝具漸漸代替原來的捲軸繃帶膠布帶或石膏繃帶。

Tenderskin. 貼得舒緊式——無過敏，通氣，外科紙膠布（美國 Kendall 出品），由通孔性紙材料造成而附彈性之捲軸帶。

Anti-burn support. 四寶彈性帶（美國，登斯出品）使用彈性布料造成的捲軸帶爲防止燙傷後表皮形成肥厚性瘢痕或收縮性瘢痕引起難看之變型，在燙傷恢復期裝着對局部表面平衡加壓控制皮膚變型之

治療,二度燙傷者需五～六個月。
三度燙傷者需六～十二個月之適
用。（圖 14-23）

Trex. 特麗矽（日本，富士
公司出品）由化學合成纖維製
造的多孔性布料而有加工附添
Organo-polysiloxane，而不會粘
黏在軟部組織之紗布。因加工附
添矽質而多孔性，容易使患部之
膿瀦溜液之流出而換藥時使敷料
自傷口容易剝離。這材料耐於各
種之消毒。

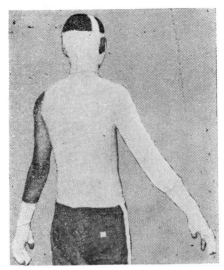

圖 14-23: 四寶彈性帶

Elatex.（日本，東京衞材出品。）與 Anti-burn support 大略相
同。（圖 14-24）

Retelast.（義大利 Instituto ortopedico 出品。）由布料造成之管
狀彈性之網孔性繃帶。用原來之繃帶難於包紮之部位適用。使用時包
紮容易，迅速且緊貼後不引起任何血行障礙，不要再加膠布粘黏。適
用中也不障礙任何運動，例如適用於足部也不妨穿靴。換藥時摘除也
容易。可反復數次的使用，也可耐多次之高溫消毒。這布條因管狀特
別方便於四肢患部之包紮。（圖 14-25）。

Tubigrip.（英國，SETON 公司出品。）與上述 Retelast 大略
相同之管狀布製繃帶，但不是網孔性。用途與 Retelast 相同。（圖
14-26）。

Seamless support.（日本，東京衞材出品。）與前者相同管狀彈
性布條。爲關節之外傷或疾患之固定或保溫之用。（圖 14-27）。

New clavicle band. (Clavicle splint)（日本，東京衞材出品。）

New arm suspender, (Arm sling)（日本，東京衞材出品。）

由棉布及彈性帶配合之固定具。前者爲鎖骨骨折，後者爲前膊外傷或骨折之固定使用。（圖 14-28）

New bust band. (Elastic rib belt with non-elastic part)（日本，東京衞材出品。）彈性寬布帶內側附粘黏劑，使用於胸壁創傷部或肋骨骨折部。繃帶之一側有彈性不妨呼吸運動，另一側沒有彈性能固定保持患部在正常位置之便。（圖 14-29）。

Sacro support. (Waister belt or Better air circulated support for lumbar and abdomen)（日本，東京衞材出品。）由彈性軟性纖維造成之寬布帶，內側付粘黏劑爲腹部，腰部之創傷或肌痛部位適用，對胃下垂也有效。

Traction-kit.（日本，東京衞材出品。）爲上肢或下腿之變型、脫臼、骨折施行牽引治療時使用之彈性包紮用具。有 SPEED-trac,（圖 14-30）AD-trac,（圖 14-31）HI-trac,（圖 14-32）HEL-trac等各種。AD-trac 是對 SPEED-trac 加上膠帶之裝具，HI-trac 是由多氨基甲酸乙酯泡沫 Polyurethane foam 所製之夾板爲防止足垂症之用。HEL-trac 是內側附添柔軟之墊褥，外側使用彈性壓力寬布帶爲牽引腰部之用。

Knee brace.（日本，東京衞材出品）由多氨基甲酸乙酯泡沫造成的輕而堅固之對膝部捻挫，肌腱創傷部之固定具。（圖 14-33）

Foot boad.（日本，東京衞材出品。）由上述之材料造成之坐褥予防足垂症之裝具。

Yuncar (Arm boad).（日本，·東京衞材出品。）由上述同樣之材料造成之夾板附加固定上肢用的金屬夾板保持固定靜脈注射中之上

肢。（圖 14-34）

Kainos gyps.（臺灣，臺北昇拓公司。）使用布及橡皮套形成，而裏面裝入一種植物種子之萬能氣墊。吹入空氣後墊褥可在任何所要之形狀膨脹而保持其位置緊貼患部。也可保持患者全身伸直之姿勢耐爲長途之運搬。（圖 14-35）。

Stockinet.（日本，東京嚙材出品。）彈性厚棉布之襪子。四肢要包石膏之前，爲保護皮膚面使用。也可爲四肢創傷之包紮使用。（圖 14-36）

Alfence.（日本，東京嚙材出品）由鋁板與海綿墊褥配合造成的夾板。爲指、前膊之外傷部適用。（圖 14-37。）

Gypsonia.（英國，Smith & Nephew公司出品。）由石膏布六層造成之方形布，按照患部包紮時需要的形狀剪形後與一般石膏繃帶一樣泡進溫水後對患部緊貼適用。

Mesh P-P cast.（Hexcelite orthopedic splints）. 對原來之石膏繃帶加上網孔讓給患部包紮後還可能良好之通氣。

Genetic sterile storable porcine cutaneous dressing. 勤尼地∟消毒猪表皮敷料7（美國，勤尼地研究所出品。）一種異種皮膚移植之敷料。對灼傷之傷口貼布。猪表皮內層與傷口接觸後能促進重生傷口部表皮細胞。經一～三星期後因表皮形成角化，猪皮即可自行脫落。這期間這種敷料可簡省每天之換藥，禦防體液之漏出，避免電解質之損失，防止細菌之感染，使病人減少痛苦。不僅對灼傷病例有效，另外可用對潰爛之傷口。不易癒合之病例使縮短癒合時間。對傷口直接貼附這敷料後可自上面再貼 Trex 而用 Tenderskin 固定。（圖14-38）。

Op-site spray. 歐普賽得（英國，Smith & Nephew 公司出品。）對乾燥之傷口部噴射使形成一層被膜爲保護傷口。對敷料不易固定之

頭毛部傷口或易被消化液糜爛之胃瘻、腸瘻之傷口部位或燙傷創口適用。也可使用於整形手術後之創口為減少縫合所引起之疤痕。其他水浴療法時噴射該材料可防傷口變濕。尙在動物實驗時之開刀創口也可利用。（圖 14-39）

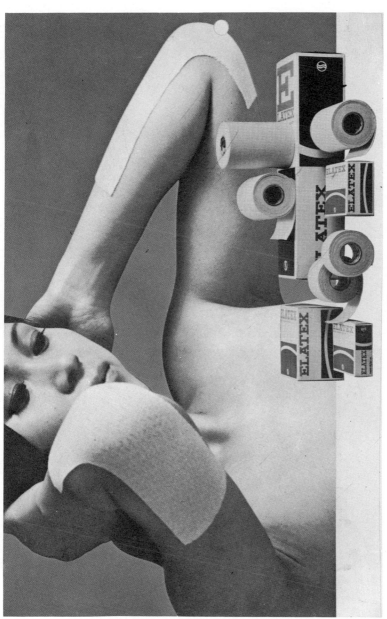

圖 14-24 Elatex

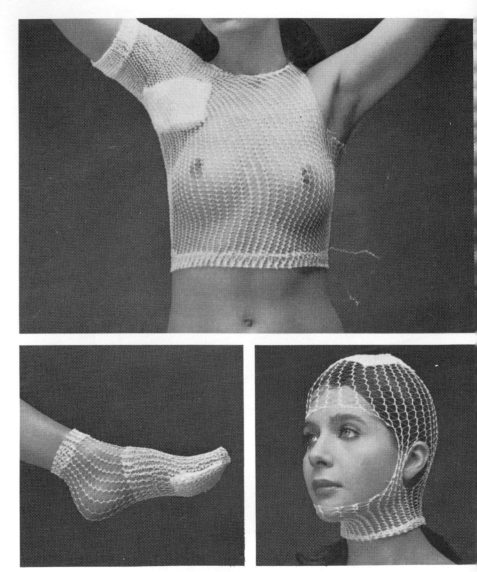

圖 14-25 Retelast (1)

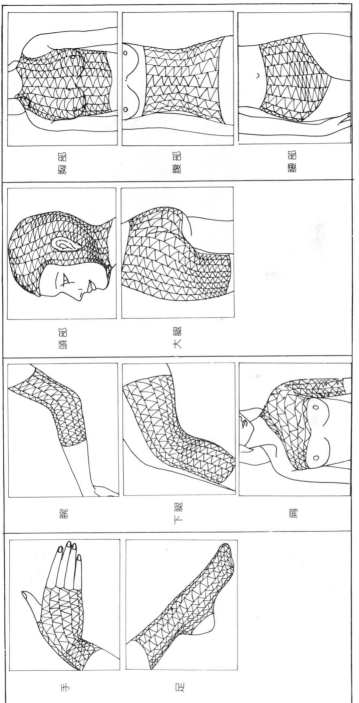

胸部　腹部　腰部　頭部　大腿　腕　下腿　胸　手　足

圖 14-25 Retelast (2)

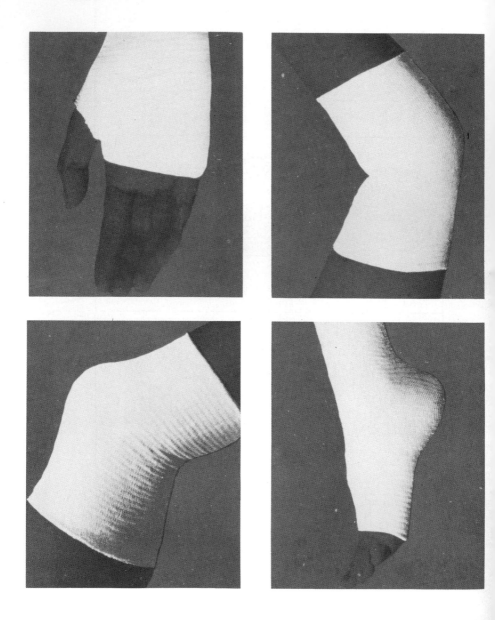

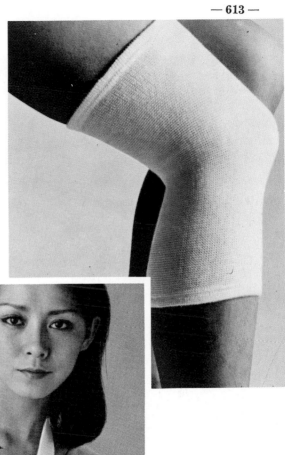

圖 14-27 Seamless support

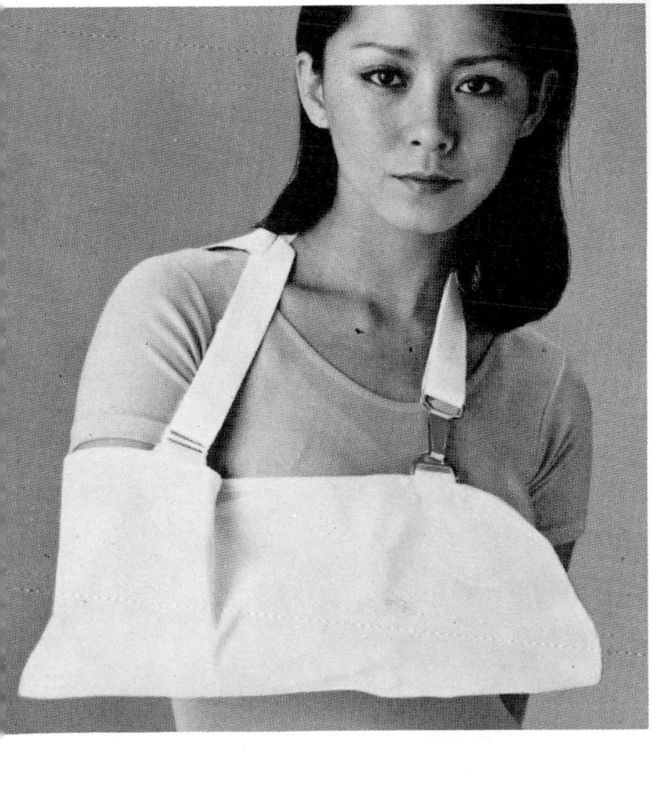

圖 14-28 New arm suspender

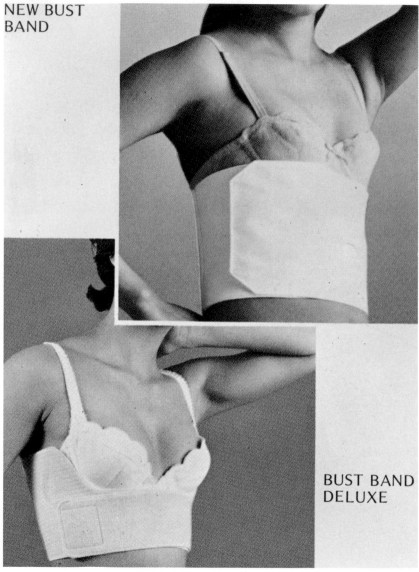

NEW BUST
BAND

BUST BAND
DELUXE

圖 14–29 New bust band

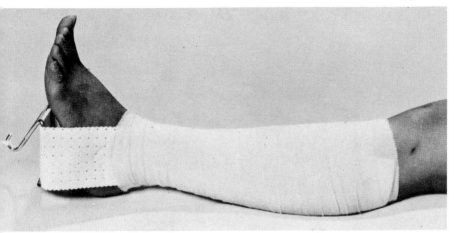

圖 14-30 Speed-trac

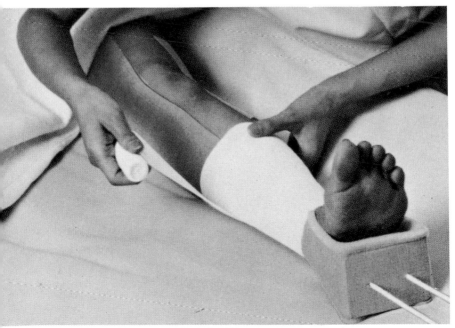

圖 14-31 AP-trac

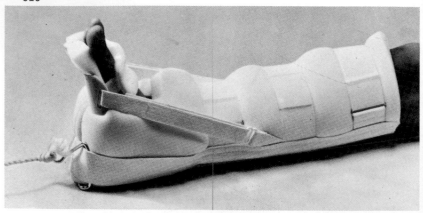

圖 14–32 HI--trac

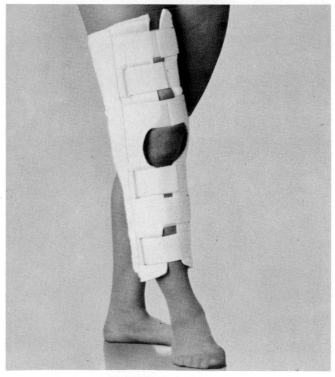

圖 14–33 Knee brace

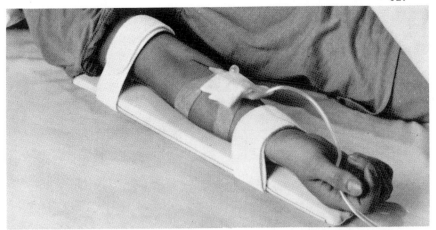

圖 14-34 Arm boad

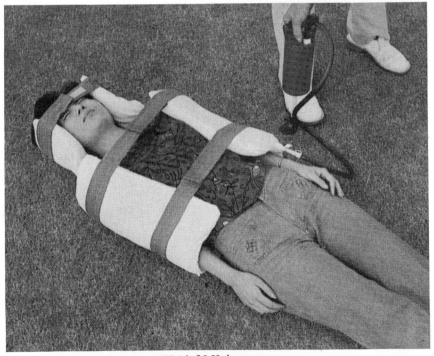

圖 14-35 Kainos gyps

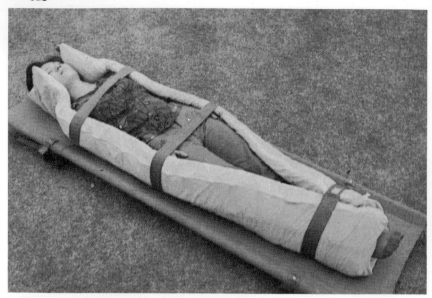

圖 14–35 Kainos gyps (2)

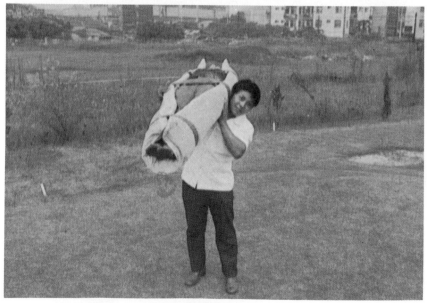

圖 14–35 Kainos gyps (3)

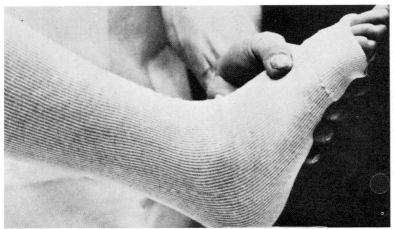

圖 14-36 Stockinet

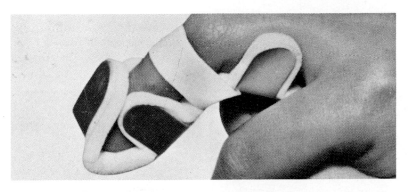

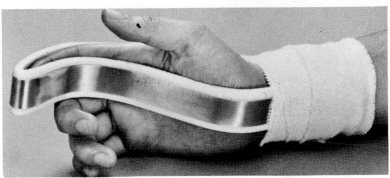

圖 14-37 Alfence

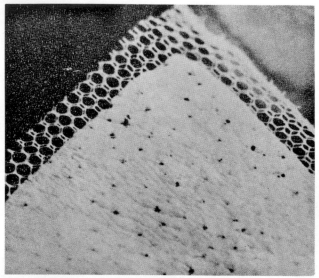

圖 14-38 Genetic sterile storable porcine cutaneous dressing

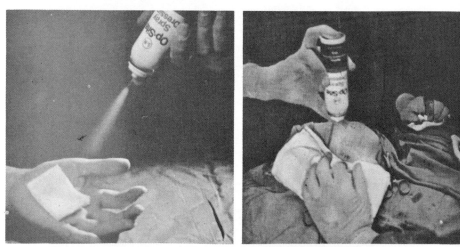

圖 14-39 Op-site spray

基本外科學／林天祐主編. 初版. 臺北市
　：臺灣商務，民72
　　面；　公分. （中華現代外科學全書；
1）
　　ISBN 957-05-0653-9（精裝）

　　1. 外科論文，講詞等

416.07　　　　　　　　　　　81006456

中華現代外科學全書①
基本外科學
基本定價十二元六角

總　主　編	林　天　祐
本　冊　主　編	林　天　祐
校　對　者	于慧娟　王秀雲
發　行　人	張　連　生
出　版　者 印　刷　所	臺灣商務印書館股份有限公司

臺北市 10036 重慶南路 1 段 37 號
電話：(02)3116118・3115538
傳眞：(02)3710274
郵政劃撥：0000165－1 號
出版事業
登　記　證：局版臺業字第 0836 號

- 中華民國七十二年六月初版第一次印刷
- 中華民國八十二年二月初版第二次印刷

ISBN　957-05-0653-9（精裝）　　　　　45223

ISBN 957-05-0653-9　(416.07)

《中華現代外科學全書》

林天祐總主編

精裝十二種